Ingrid Olbricht · Was Frauen krank macht

Ingrid Olbricht

Was Frauen krank macht

*Der Einfluß der Seele
auf die Gesundheit der Frau*

Kösel

ISBN 3-466-30341-9

Druck und Bindung: Kösel, Kempten
Umschlag: Kaselow-Design, München
Umschlagmotiv: Oskar Schlemmer, »Emporgereckter weiblicher Akt«, © Oskar Schlemmer, Familien-Nachlaß, Badenweiler; Photoarchiv C Raman Schlemmer, Oggebbio, Italien

2 3 4 5 6 7 · 98 97 96 95 94 93

Gedruckt auf umweltfreundlich hergestelltem Werkdruckpapier (säurefrei und chlorfrei gebleicht)

Inhalt

Einleitung

Was will dieses Buch?

Wir beschäftigen uns hier mit einem Thema, über das bereits eine Fülle von Büchern geschrieben wurde. Schon in der Antike regte der fremde und wesensmäßig nicht direkt erfaßbare Körper der Frau Philosophen und Ärzte zum Nachdenken, zu Phantasien und zu ganz abenteuerlichen Spekulationen an. Die Frage nach der Frau, ihrem »Anders«-Sein, nach der Art ihrer körperlichen und seelischen Beschaffenheit ist eine auffallend häufig behandelte Thematik in theologischen, philosophischen, psychologischen und medizinischen Schriften. Wir begegnen einer Fülle von Behauptungen, Zuschreibungen, Phantasien, Theorien und Statistiken, die uns ein Bild von der Frau entworfen haben, das recht einheitlich ist. Dieses Bild scheint einleuchtend, befriedigt es doch menschliches Zuordnungsdenken und Kausalitätsbedürfnis ebenso wie hierarchische Vorstellungen. Es lohnt sich jedoch, dieses Bild näher zu betrachten.
Die Beschäftigung mit dem Weiblichen, mit der körperlichen und seelischen Entwicklung der Frau und mit ihren sozialen Gegebenheiten, mit ihrer Identität und mit ihren speziellen psychosomatischen Problemen ist aus ganz unterschiedlichen Gründen immer noch ein schwieriges Thema.
Zum einen betrifft es mich persönlich, denn ich bin als Frau eine Betroffene. Es geht um inneres und äußeres Erleben, das auch Teil meines persönlichen Erlebens ist. Damit berührt die geforderte und notwendige Objektivität dem Thema gegenüber gleichzeitig meine Subjektivität, meine Assoziationen und eigenen Erinnerungen. Und das kann auch der Leserin geschehen: das Thema kann persönlich ansprechen, vielleicht tauchen Fragen auf: Wie habe ich es erlebt? Wie war es bei mir? Was hat mein Erleben in mir bewirkt und ausgelöst? Vielleicht taucht Trauer über Verpaßtes und Versäumtes auf, Ärger über Hemmungen und Hindernisse – und vielleicht – hoffentlich, der Wunsch, etwas zu verändern. Es geht also bei diesem zentralen Thema auch um inneres Erleben und damit um sehr persönliche Bereiche.

Zum zweiten fördert die Beschäftigung mit dem Thema Vorurteile und Klischees zutage, die zum Denk- und Organisationssystem unserer Kultur gehören. Aber diese Denkformen haben auch das eigene Denken und die eigene Meinungsbildung geprägt. Das erschwert es, zu hinterfragen, ohne in Fallen zu geraten. Unser Denksystem ist eine Einschränkung, die immer wieder Grenzen spüren läßt.
Zum dritten taucht eine prinzipielle Schwierigkeit auf, die bekannt ist, seit es Überlieferungen menschlicher Kultur gibt. Die etablierte Lehre ist immer ideologisiert und dogmatisiert worden, eine unendliche Geschichte von Lehren, Irrtümern, Restriktionen und Korrekturen zeugt davon. Die Reaktionen auf veränderte Sichtweisen, die uns überliefert sind, waren immer die gleichen, nur Methoden und Bezeichnungen wechselten. Die *realistischere* Betrachtungsweise weiblicher Lebenszusammenhänge erfolgt aus einer anderen als der üblichen Sichtweise und stellt damit Teile des bisher vorhandenen Wissens in Frage.
Zum vierten besteht eine besondere Abwehrform gegen eine einigermaßen sachliche Beschäftigung mit dem Thema »Frau«: Die Betrachtung weiblicher Lebenszusammenhänge wird sehr schnell »männerfeindlich« genannt; dabei fällt eine besondere Vehemenz und Emotionalität auf, als ob es um einen Angriff ginge. Aber was bedeutet es, sich angegriffen zu fühlen, ohne angegriffen zu sein? Wie kann denn etwas für den *einen* untrennbaren Teil des Ganzen – Männer – feindlich sein und für den *anderen* Teil – Frauen – gleichzeitig freundlich? Entweder ist dies ein feindliches Buch – dann aber für beide – oder es ist ein freundliches Buch und zeigt Bedingungen auf, die für beide belastend und krankmachend sind; und dadurch können Änderungsansätze – für beide natürlich – sichtbar gemacht werden. Es ist immer schmerzhaft, wenn bislang nicht deutlich Wahrgenommenes aufgegriffen wird, wenn Unbewußtes bewußter werden kann, ein Vorgang, der aus Therapie und Selbsterfahrung gut bekannt ist. In der Therapie pflegen an solchen Punkten häufig Abwehrmechanismen einzusetzen. Widerstände sind jedoch nur dann fruchtbar, wenn sie als Äußerungen des Unbewußten Hinweise auf das Abgewehrte, auf die Trieb- oder Affektstärke geben und wenn sie dadurch zu Weiterentwicklung und Veränderung führen. Die Abwehr gegenüber den Inhalten blinder Flekken ist immer heftig, und sie verhindert, daß das Abgewehrte überprüft und, in weiteren Schritten, integriert werden kann.
Zum fünften könnte die Beschäftigung mit dem Thema gleichzeitig entmutigen. Es hat sich nämlich trotz der Fülle von Veröffentlichungen in diesem Bereich – und darunter sind viele Bücher und Aktionen, die

zum Weiterdenken und Verändern anregen – noch wenig bewegt und viel zu wenig grundlegend verändert, weder in Lehre und Forschung, noch in der Realität von und für Frauen. Das kann natürlich auch dieses Buch nicht ändern, aber es bietet weitere Denkanstöße an und kann somit ein Beitrag zur Überprüfung von Veränderungsnotwendigkeiten und -möglichkeiten sein.

Der Anstoß zu diesem Buch kommt aus der praktischen Arbeit mit Frauen im stationären und ambulanten psychosomatischen Bereich. Jahrelange Erfahrungen zeigen, daß die gängigen Theorien von Weiblichkeit und vom Körper der Frau und ihren ganz eigenen körperlichen und sexuellen Möglichkeiten in der Therapie mit Frauen teilweise wenig wirksam sind. Sie erzeugen entweder starke Widerstände in der Therapie, die jedoch als »iatrogen«, also durch die Art der Therapie selbst ausgelöst, zu betrachten sind. Oft kommt es nach anfänglichen Therapieerfolgen bei guter Motivation der Frau wieder zu der Vorstellung, es sei doch alles körperlich bedingt, denn *so* könne es doch auch nicht sein. Und die Symptome bleiben. Also scheinen doch wieder nur Operationen gegen starke Menstruationsbeschwerden, Hormone gegen die Wechseljahre, Psychopharmaka gegen die Depressionen zu helfen. Eine Veränderung bleibt aus.

Oder aber es entsteht auf dem Boden gewohnheitsmäßiger Gefügigkeit eine resignative Einstellung, die zwar zum besseren Funktionieren, aber kaum zu einer Heilung führt. Die nächste Erschöpfung, die nächste Depression, die nächste Störung von Körperfunktionen kommt bestimmt – und damit ändert sich auch in diesem Fall nichts.

So erhebt sich die Frage: Sind nun Frauen »falsch«, unmotiviert, voller Widerstände, oder sollten die auf sie angewandten Theorien von ihren Erkrankungen und den körperlichen, seelischen und sozialen Voraussetzungen überprüft werden? Ein solches Unterfangen ist immer ein undankbares Geschäft. Es ist schwierig, die vorliegende Fülle von etablierten Theorien zu überprüfen und andere Perspektiven zu suchen. Dabei tauchen immer wieder Fragen auf: Warum wird das Problem gerade so gesehen? Warum gilt gerade dieser theoretische Ansatz? Warum wirkt er nicht im Sinne von Gesundung? Selbstzweifel können die Folge sein, denn vielleicht wende ich ja die Theorie falsch an? Oder ist vielleicht die Patientin wirklich nicht therapierbar? Ist es nicht vermessen zu glauben, ein anderes Vorgehen könnte wirksamer sein? Und welches Vorgehen könnte das sein? Wer sich selbst auf die Suche macht, wird einsam und angreifbar. Trotzdem ist dieser Weg notwendig.

Dieses Buch betrachtet die allgemeine Situation sowie die körperlichen, seelischen, sozialen und manchmal auch ökologisch bedingten Ursachen spezieller psychosomatischer Erkrankungen von Frauen. Es ist den Lebensphasen folgend aufgebaut.
In der Einführung wird kurz das Verständnis von Psychosomatik dargestellt. Dann folgt eine Darstellung des Abwehrsystems, das hinter den unterschiedlichen Lebensbedingungen von Frauen und Männern sichtbar wird. Es wird versucht, den Begriff von Gesundheit und Krankheit zu erfassen und auf die besonderen Lebensbedingungen von Frauen anzuwenden.
Das erste Kapitel beschäftigt sich mit Kindheit und Vorpubertät des Mädchens und den unterschiedlichen Bedingungen, die Jungen und Mädchen vorfinden. Dabei fällt vielleicht auf, daß der Begriff »sexuelle Traumatisierung« oder »Ausbeutung« benutzt wird und nicht der übliche des sexuellen »Mißbrauchs«. Aber das Wort *Mißbrauch* wirft Fragen auf. Wo es einen Miß-brauch gibt, gibt es auch einen *Ge-brauch* – und was können wir uns darunter vorstellen? Im übrigen wird ein *Gebrauchsgegenstand* ge- oder mißbraucht; durch diese Bezeichnung werden Mädchen also zum Objekt von Handlungen anderer gemacht. Auch betroffene Frauen selbst protestieren oft sehr vehement gegen die übliche Bezeichnung »Mißbrauch«.
Im zweiten Kapitel wird auf das Erleben in der Pubertät und die besonderen Bedingungen von jungen Frauen eingegangen.
Im dritten Kapitel geht es um die körperlichen Phänomene und das Erleben von erwachsenen Frauen unter Berücksichtigung von Menstruation und Brustentwicklung, von Sexualität, Gewalterfahrungen und Medikalisierung.
Im vierten Kapitel wird die Schwangerschaft als besondere Lebensmöglichkeit der Frau betrachtet, wie auch die besonderen Konflikte, die sich in diesem Bereich ergeben können.
Im fünften Kapitel geht es um die Erfahrungen von Frauen mit dem Klimakterium und die damit verbundenen Wertungen und Lebenszusammenhänge.
Das sechste Kapitel schließlich beschäftigt sich mit dem Alter und der Sicht der alten Frau.

Dieses Buch ist kein Lehrbuch, es enthält auch keine vollständige Darstellung der möglichen Erkrankungen von Frauen. Es bringt lediglich eine Auswahl, die den verschiedenen Entwicklungsstufen und Erlebnismöglichkeiten zugeordnet ist. Es will versuchen, das Bild der

Frau beziehungsweise die Frau selbst aus verschiedenen Blickwinkeln und unterschiedlichen Perspektiven zu erfassen. Es geht nicht von einem feministischen Bewußtsein im üblichen Sinne aus, denn dieses können wir nur bei wenigen Frauen voraussetzen und auch nicht bei Männern, die Frauen noch immer am häufigsten behandeln. Es soll Verständnis und Interesse an psychischen und psychosomatischen Zusammenhängen wecken und anregen, nach eigenen Fragen und Antworten zu suchen. Es könnte dazu beitragen, daß bei gesundheitlichen Störungen oder Erkrankungen auch der seelische Anteil, die sozialen Einflüsse und die Einwirkungen unserer gestörten Umwelt – unserer Lebenswelt – einbezogen werden. Es versucht auch, die Medikalisierung von Frauen aufzuzeigen und unnötige Belastungen durch Operationen und wiederholt körperliche Diagnostik zumindest in Frage zu stellen. Vielleicht kann es auch dazu verhelfen, Ängste verstehbar zu machen und abzubauen. Auf jeden Fall möchte es dazu beitragen, daß Frauen sich selbst besser verstehen und schätzen lernen.

Vor allen Dingen kann dieses Buch keine Therapie ersetzen; es soll jedoch ermöglichen, Therapien daraufhin zu überprüfen, ob sie weiblichen Lebenszusammenhängen gerecht werden. Es ist kein »Selbsthilfebuch«, kann aber den Weg zum Selbstverständnis bahnen. Es kann schon deshalb keine Therapie ersetzen, weil hinter psychosomatischen Gesundheitsstörungen *unbewußte* Konflikte oder Defizite stehen, die nicht durch einfaches Verstehen plötzlich bewußt gemacht werden können. Das kann kein Buch leisten. Deshalb ist eine psychosomatische *Therapie* immer schwierig und langwierig. Sie ermöglicht jedoch eine seelische Entwicklung durch neue Sichtweisen, die Übernahme neuer Verantwortung für die eigene Gesundheit und das Ausprobieren anderer Konfliktlösungen. Sie bedeutet auch das Aufgeben von altbekannten und damit sehr bequemen Verhaltensweisen, von Abhängigkeiten und Zuschreibungen und krankmachendem Verhalten. Dabei könntc dieses Buch wiederum hilfreich sein. Wenn es Verständnis weckt, zu eigenen Gedanken und Überlegungen anregt und Heilungsmöglichkeiten aufzeigt, dann hat es seinen Zweck erfüllt.

Besonders herzlich möchte ich wieder Antje Peickert für ihre tätige und kritische Hilfe danken und für ihre Geduld beim Schreiben auch der zweiten oder vierten Fassung – und für die Wochenenden, die sie daran gewendet hat.

Einführung

Die Betrachtung psychosomatischer Zusammenhänge im Leben von Frauen und die Beschäftigung mit psychosomatischen Krankheiten, die nur spezifisch weibliche Organe betreffen, setzt eine kurze Erklärung des Begriffs Psychsomatik voraus. Nach wie vor löst dieses Wort Assoziationen mit »Psychiatrie« aus und damit Vorbehalte, Vorurteile und Ängste. Dabei enthält das Wort »Psychosomatik« selbst einen Teil seiner Bedeutung. Es setzt sich aus den beiden Wortbestandteilen »Psyche«, das heißt Seele, und »Soma«, Körper zusammen. In den herkömmlichen medizinischen Disziplinen, die vor allem chemische und operative Behandlungsmethoden einsetzen, steht der Körper ganz im Vordergrund des Interesses. Der Mensch wird meist so behandelt, als ob er nur aus einem kranken Körper bestehe, der nicht mehr funktioniert und deshalb repariert werden muß. In der Psychiatrie, aber auch in der Psychotherapie und besonders Psychoanalyse wird fast ausschließlich die kranke Seele als behandlungsbedürftig angesehen.[1] Hinter der Spaltung in Körper und Seele liegt ein Problem nicht nur der Medizin, sondern unserer Kultur überhaupt, dem wir in diesem Buch immer wieder begegnen werden.

Psychosomatik meint die Untrennbarkeit und die ständige Wechselwirkung zwischen Seele und Körper und strebt damit eine ganzheitliche Sichtweise an. Es gibt eine Fülle von Theorien, die versuchen, die Zusammenhänge zwischen Körper und Seele zu verstehen, und gleichzeitig auch das Einwirken anderer Faktoren einbeziehen.

Psychosomatische Krankheiten hat es schon immer gegeben. Die psychosomatische Medizin als Wissenschaft ist jedoch relativ jung und stammt aus den Anfängen des 19. Jahrhunderts. Die moderne psychosomatische Medizin hat ihre Wurzeln im wesentlichen in drei Bereichen:[2]

1. Sie versucht, den Körper und seine organisch nachweisbaren oder funktionellen Veränderungen oder Störungen mit Hilfe der naturwissenschaftlich-somatischen Medizin zu verstehen, zu diagnostizieren und zu behandeln.

2. Das Verständnis seelischer Phänomene, seelischer Entwicklungen und ihrer Störungen und Defizite benötigt die Methoden von Psychologie, Psychoanalyse und verwandten Gebieten.
3. Sie muß sich der Erkenntnisse der Soziologie und verwandter Bereiche bedienen, um historische und aktuell-gesellschaftliche Bezüge und psychosoziale Faktoren einzubeziehen und deren Bedeutung für die Gestaltung menschlicher Entwicklung und damit auch der Gesundheit zu verstehen.
4. Mehr und mehr erweist sich auch eine vierte Wurzel als wichtig, und zwar der Einfluß der weiteren Umwelt, nämlich unserer Lebenswelt, die mehr und mehr gestört ist und sowohl auf den Körper direkt einwirkt wie auch auf die seelische Befindlichkeit. Dabei haben seelische und soziale Hintergründe zu Störungen und teilweisen Zerstörungen der sogenannten »Umwelt« geführt. Diese sind wiederum zu berücksichtigen, denn die gleichen Faktoren, die dafür verantwortlich sind, haben auch ihrerseits eine Wirkung auf Körper und Seele sowie auf soziale und gesellschaftliche Zusammenhänge.[3]

In Zukunft wird die ökologische Dimension in ihren Auswirkungen mehr und mehr beachtet werden müssen.
Ein kompliziertes Geflecht von Theorien über Ursachen, Wirkungen und Rückwirkungen steht also hinter dem Konzept der psychosomatischen Medizin, das daher nur interdisziplinär zu erfassen ist.

Psychosomatische Zusammenhänge kennen wir alle aus unseren eigenen, alltäglichen Erfahrungen. Nehmen wir als Beispiel den Ärger, der als Gefühl im seelischen Bereich entsteht. Als Folge dieser oft sehr starken seelischen Regung reagiert der Körper mit einer Fülle von Veränderungen. Der Blutdruck steigt, das Herz schlägt schneller, auch die Atmung beschleunigt und vertieft sich. Die Muskulatur wird angespannt, die Haut wird besser oder schlechter durchblutet, wir können rot oder blaß vor Zorn werden. Alle Stoffwechselvorgänge, die der Gewinnung von Energie dienen, werden beschleunigt. Ursache für diese körperlichen Reaktionen ist die Bereitstellung und Ausschüttung von verschiedenen Hormonen, die durch das seelische Gefühl hervorgerufen werden. Diese ganze Reaktionskette hatte ursprünglich eine bedeutsame und oft lebensbewahrende Funktion. Ärger ist ein wichtiges Gefühl, das uns hilft, unsere Lebensberechtigung und unseren Lebensraum zu schützen und gegen Bedrohungen und Verletzungen zu verteidigen. Er schützt vor Übergriffen, Ausnutzung und Manipulierung. Für die Verteidigung und für die Abwehr von Gefahren be-

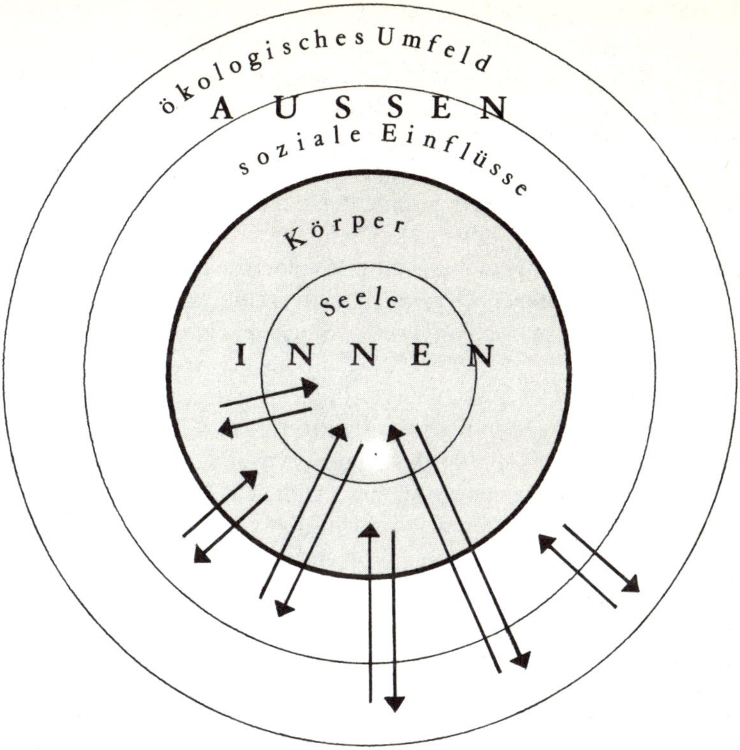

Wechselwirkungen in einem sehr einfachen psychosomatischen Modell der Einflüsse von Seele – Körper – sozialem Umfeld – ökologischem Umfeld.

nötigt jedes Lebewesen Kraft, die ihm durch die bei Ärger ablaufenden, körperlichen Vorgänge zur Verfügung gestellt wird. Das Gefühl aus dem seelischen Bereich wirkt auf den Körper ein, der seinerseits durch eine Fülle von Abläufen in die Lage versetzt wird, die Gefahr im Umfeld, im Außen, anzugehen und verändernd auf die Gefahrensituation einzuwirken.

Aus den verschiedensten Gründen können wir unseren Ärger nur noch selten direkt in verändernde Handlungen umsetzen. Das Gefühl ist uns allen mehr oder weniger gut bekannt, auch die damit verbundenen körperlichen Reaktionen, aber unsere aktiven Handlungs- und Veränderungsmöglichkeiten sind sehr eingeschränkt, besonders wenn, wie gerade bei Frauen üblich, schon früh in der Erziehung Aggressions-

hemmungen gesetzt werden. Also wird die gesamte Aktivierung von Kreislauf, Stoffwechsel und Muskulatur größtenteils umsonst in Gang gesetzt, nicht mehr verändernd genutzt und damit auch nicht abreagiert. Zudem bleibt die von außen drohende Schädigung oft unverändert. Die Aktivierung bleibt meist eine ganze Weile bestehen, bis schließlich die Funktionen langsam wieder auf den Ruhezustand zurück reguliert werden. Wenn dies sehr oft geschieht, kann die Aktivierung ganz oder teilweise über längere Zeit oder ständig bestehen bleiben. Oft lenken wir wegen fehlender Handlungsmöglichkeiten den Ärger auf uns selbst und auf unsere eigenen Organe ab; wir »schlucken« ihn und sagen dann beispielsweise: »Ich bin sauer.« Sauer sein kann der Mensch nur im Magen, denn nur dort wird Säure produziert. So erstaunt es nicht, daß als Ausdruck der allgemeinen Aktivierung durch den Ärger nachweislich mehr Magensäure erzeugt wird. Am Ende steht dann möglicherweise eine Schädigung des Magens, weil seine Schutzfaktoren gegen soviel Säure nicht ausreichen; vielleicht bildet sich sogar ein Magengeschwür als Folge der Autoaggressivität, also des nach innen gerichteten Ärgers. Oder es bleibt nach häufigem, frustriertem Ärger eine Muskelspannung bestehen, die sich mit jedem Anlaß zum Ärger weiter verstärkt, weil der Körper für immer neue Muskelspannung sorgt. Die Folgen sind absehbar, die Muskulatur ist verspannt und schmerzt, die Gelenke sind überlastet. Es kann eine »Fehlhaltung« – ein doppeldeutiges Wort in diesem Zusammenhang – entstehen. Quälende Rückenschmerzen sind oft die Folge bis hin zur Schädigung der Bandscheiben, oder es entwickeln sich andere Gelenkbeschwerden. Im Sinne einer Rückkopplung wirken die körperlichen Beschwerden dann wieder auf das seelische Befinden ein.
Wir müssen häufiger mit seelisch bedingten und damit psychosomatischen Erkrankungen rechnen, wenn Menschen oft Kränkungen, Abwertungen oder Bedrohungen ausgesetzt sind und gleichzeitig die Möglichkeiten, sich zu wehren und sich abzugrenzen, in besonderem Maße eingeschränkt sind – sei es durch geringere körperliche Kräfte oder durch eine Erziehung, die Ärger und ärgerliche Reaktionen verbietet. Die Folgen können sich im seelischen Bereich – und dann in der Rückwirkung wieder körperlich – zeigen. Solche Menschen, und das ist von Frauen bekannt, werden als Reaktionen auf ihre Unfähigkeit, sich wirkungsvoll zu wehren oder abzugrenzen, mehr Angst haben oder vielleicht auch eher resignieren und an Depressionen erkranken. Die Betroffenen werden als weitere Folge eher bereit sein, Medikamente, insbesondere Psychopharmaka, zu nehmen, und damit

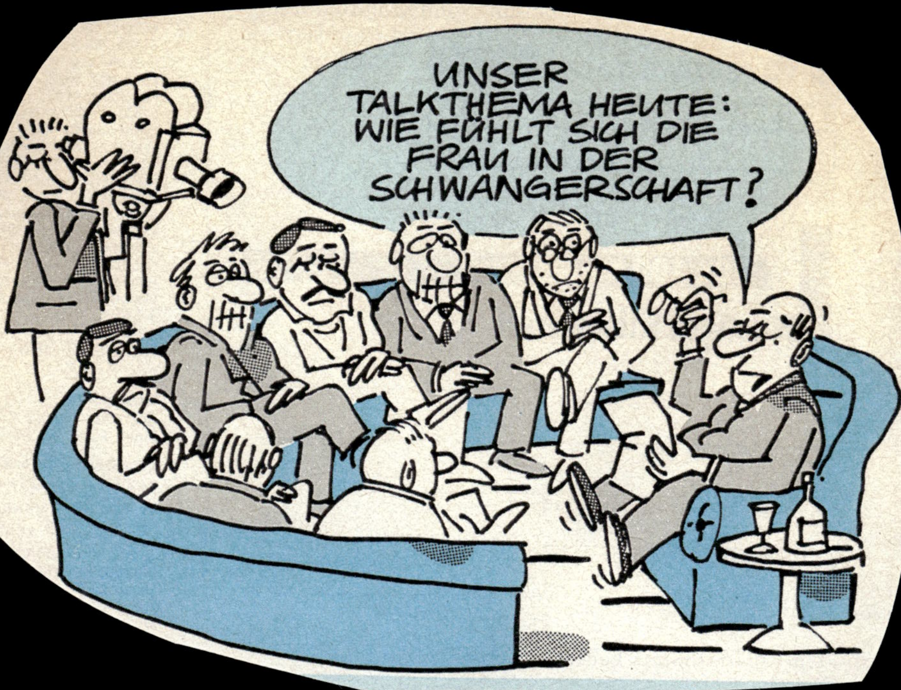
UNSER TALKTHEMA HEUTE: WIE FÜHLT SICH DIE FRAU IN DER SCHWANGERSCHAFT?

…ußlösung: zum Schlurfen von Getränken bestimmt

[K]reuzworträtsel

1	2	3	4	5	6	7	8	9

ben
bil-
tun-
um-
Die
ben
oben
eben-
chrie-
es
er –

30x 100 Mark

Lustiges Silbenrätsel

1. Verkehrsmittel für englische Marmelade

2. Jahreszeit für alte Damen

3. Geldinstitut eines Luther-Gegners

4. Verdauungstrakt eines Erbfaktors

5. kostbarer Techniker (Abk.)

6. mit Kaminschwärze bedecktes Gebiet

Gränz, 093…
31303 Burgd…
Gevelsberg; K…
seldorf; F. Kadl, …
Kammler, 44625 H…
66333 Völklingen; …
Edermünde; D. …
Wehr; M. Krohe, 497…
Lammers, 27616 Beve…
berl, 63454 Hanau; C. …
Marbach; J. Mony, 103…
Nörig, 87600 Kaufbeuren…
45473 Mülheim; P. Olsson…
stock; E. Pütz, 51061 Kö…
chaczewski, 60431 Frankf…
Tuschinski, 97688 Bad Kiss…
Vielau, 86152 Augsburg; …
89343 Jettingen.

Glücksrad-Gewinner aus Nr. 26

Lösungswort:
Aus einer Mücke einen Elefanten machen

Zum Glücksrad nach Be…
Ralf Nickel, 06124 Halle.

1x 1000 Mark gewann:
Wolfgang Nöll, 69115 …

Je 100 Mark für U…
Mellensee; Me…
Engelschoff; …
Geseke; …
Kirch…

werden sie in besonderem Maß Medikamentenabhängigkeit und Sucht entwickeln.
Die vielfältigen Wechselwirkungen zwischen Seele, Körper und Außenwelt wirken aufeinander ein und lösen wechselseitige Reaktionen aus, wie wir auch an einem anderen Beispiel sehen: Wenn eine Frau Monat für Monat Beschwerden mit der Menstruation erlebt und sich deshalb zurückziehen und vielleicht sogar ins Bett legen muß, erlebt sie ihren Körper als besonders quälend. Wenn sie, wie viele Frauen, ihr Selbstwertgefühl vorwiegend daraus bezieht, daß sie Leistungen erbringt und dafür geschätzt oder gar geliebt wird, dann nimmt ihr die Menstruation auch diese – ohnehin nicht gesunde – Form von Bestätigung. Zusätzlich bringt sie Schmerzen und Unannehmlichkeiten mit sich. Die betroffene Frau wird vor ihrer nächsten Menstruation um so mehr Angst haben und sie voller Spannung erwarten, ihren Körper und seine Funktionen noch weniger akzeptieren oder noch mehr hassen und damit um so verkrampfter sein. Die Steigerung ihrer Beschwerden ist in diesem Teufelskreis abzusehen und damit ihr Selbsthaß und die Minderung ihres Selbstwertgefühls. Aber was ist die *eigentliche* Ursache für ihre Beschwerden?
Auf das körperliche wie auch das seelische Selbstbild wirken zusätzlich kulturelle, gesellschaftliche und soziale Faktoren ein, die körperliches wie seelisches Erleben mitbestimmen. Sie wirken bereits in der Kindheitsgeschichte prägend. Sie ist von großer Bedeutung, weil das früh Erlernte und die damit gemachten Erfahrungen das aktuelle Erleben färben können – wobei die aktuellen Erfahrungen allerdings oft eindrücklich genug sind.
Welche Erfahrungen könnten auf Frauen einwirken und dazu beitragen, daß sie Beschwerden bei ganz natürlichen, normalen körperlichen Funktionen entwickeln? Es müßte sich um Erfahrungen handeln, die schmerzhaft sind und die das Frau-Sein oder die »Weiblichkeit« betreffen. Aber was ist das eigentlich, »Frau« oder »Weiblichkeit«? Der Gegensatz dazu wäre »Mann« und »Männlichkeit«.
Es ist eine der Eigenheiten unserer Kultur, daß wir in Gegensatzpaaren denken. Es ist uns geradezu ein Grundbedürfnis, Dinge zu unterscheiden und zuzuordnen. Das macht Verständigung möglich und erleichtert Definitionen. Doch zusätzlich steht dahinter ein Grundbedürfnis nach Kontrolle und Sicherheit, das der Unsicherheit und damit der Angst vor Unstrukturiertem, Nichteinordenbarem, vor dem Chaos entgegenwirkt. Unterscheidungen sind nicht zwangsläufig Gegensätze, können es aber sein. So orientieren wir uns an oben und unten, rechts und

links, hell und dunkel, aktiv und passiv, abstrakt und konkret, männlich und weiblich. Auch unsere Gefühle werden durch Gegensatzpaare bestimmt wie Liebe und Haß, Lust und Unlust, Freude und Trauer, Gutes und Böses. Dieses Denken ist für unsere Kultur so selbstverständlich, daß es geradezu als strukturelles Prinzip menschlichen Denkens angesehen wurde.

Für sich genommen sind Gegensatzpaare wertfrei, sie gehören untrennbar zusammen und bilden damit gleichsam erst das Ganze. Sie sind ursprünglich gleichwertig, denn nichts kann existieren ohne sein Gegen-Teil, wie die beiden Seiten einer Münze. Dabei muß das Gegenteil nicht unbedingt gegensätzlich sein, nur unterscheidbar, denn Teil und Gegen-Teil machen Unterscheidung möglich und damit ergeben sich Strukturen. So kann Helles nicht ohne Dunkles wahrgenommen werden, Gutes nicht ohne Böses, und am Gegensatzpaar Masse – Energie sehen wir, daß beide letztlich sogar identisch sind.[4] Sie sind Bestandteile alles Bestehenden. Diese Unterscheidungen führen zu einer ersten Differenzierung, der dann freilich weitere Differenzierungen folgen müßten.

Werden nun aber die Teile eines Gegensatzpaares bewertet, kommt dem einen Teil ein großer Wert, dem anderen eine Abwertung zu, dann werden die beiden Gegensätze voneinander abgerückt. Der »gute«, wertvolle, nützliche, richtige Teil wird gefördert und erhalten, der »böse«, wertlose, unnütze, falsche Teil wird abgelehnt, vielleicht sogar vernichtet. Es entsteht damit ein hierarchischer Dualismus, der eigentlich ein Monismus ist, in dem nur der eine Teil zählt und der andere lediglich den abgewehrten Schattenaspekt darstellt. So kommt es zur Spaltung und zu zwei weit voneinander entfernten, gegensätzlichen Deutungsbildern. Gleichzeitig werden in einem solchen System Richtung und Richtigkeit festgelegt. Die Entwicklungsrichtung sollte, so meinen wir, immer vom Schlechteren zum Besseren, vom Falschen zum Richtigen hin verlaufen. Damit wird der Fortschritt einseitig aufgewertet, da er angeblich im Dienste der Menschheitsentwicklung steht. Daß gerade durch ihn die Menschheit in tödliche Gefahren gerät, darf in einem solchen wertenden System nicht wahrgenommen werden. Die Spaltung wird vertieft, die Gegensatzpaare sind nicht mehr miteinander verbunden, sondern entfernt und entfremdet. Rückkopplung und Rückbindung fehlen, das Gleichgewicht ist gestört.

Diese Spaltung durchzieht alle Lebensbereiche, und unter der Perspektive dieses Phänomens können wir auch die Mann-Frau-Beziehung besser verstehen, denn auch bei diesem Gegensatzpaar handelt es sich

um ein künstliches Gebilde, geschaffen durch spaltende Definitionen, durch Wertungen, Zuschreibungen und Projektionen. Hier wurden aufgrund eines einzigen Merkmals, nämlich der Geschlechtszugehörigkeit, Gegensätze konstruiert, denen dann in einer Art Prokrustesbett alle anderen Eigenschaften zugeordnet werden. Weibliches und Männliches sind sehr wohl unterschiedlich. Wir haben hier aber nicht mit Gegensätzen zu tun, sondern mit den beiden Seiten der gleichen Münze, die nur als Ganzes Wert oder Unwert hat. Hier zeigen sich nicht nur die ganze Unsinnigkeit von Zuordnungen und Auf- und Abwertungen, sondern auch die Gefahren der Spaltung.
Wenn durch diese Definitionsweise dem Objekt Mann die Position der Stärke zugeordnet wird und Stärke in unserer Kultur als erwünschter, positiver Wert gilt, dann bleibt für die Frau als abgeleitete Ergänzung und Gegen-Teil nur die Position der Schwäche. Wenn Männer sich als aktiv definieren, so müssen Frauen in einem solchen System passiv genannt werden. Damit wird aber nichts über ihr eigentliches Wesen ausgesagt, sondern sie werden über die Ergänzung definiert.[5] Dieser Vorgang bleibt als solcher offenbar unbemerkt, also unbewußt, sonst wäre die Brüchigkeit solcher Definitionsgebilde sofort durchschaubar. Eine Fülle von Zuschreibungen wie initiativ, aggressiv, hart, mutig, dominant, logisch, kompetent, ordnend, sachlich und rational werden in unserer Kultur für typisch männlich gehalten. Frauen gelten demnach – was bleibt in einem solchen System der Spaltung und Ergänzungsbestimmung sonst übrig – als abwartend, unaggressiv, weich, ängstlich, abhängig, unlogisch, inkompetent, chaotisch, emotional und irrational. Auf der Symbolebene – und das ist immer auch die unbewußt wirksame Ebene – finden wir das Wirken der Spaltung bestätigt. Wir finden eine Zuordnung zu männlich und weiblich von hell und dunkel, Tag und Nacht, Sonne und Mond, Bewußtsein und Unbewußtem, Geistigkeit und Körperlichkeit, Logos und Mythos. Es entstehen zwei Wertebenen, die eine ist oben, die andere unten. Auf der oberen Ebene sind Eigenschaften angesiedelt, die in unserer Kultur als wertvoll gelten, auf der anderen, die als ergänzender Kontrast erforderlich ist, finden wir die weniger geschätzten Eigenschaften.
Diese Spaltung schafft das Ungleichgewicht, die Ungleichwertigkeit, die das gesamte Leben in unserer Kultur prägt. Dieser Spaltung und den Zuschreibungen des »Geschlechtscharakters« entspricht zudem auch die Zuordnung der verschiedenen Arbeits- und Lebensbereiche wie innen und außen, Haus und Beruf, privat und öffentlich, Wohn- und Arbeitswelt.

An dieser Stelle soll noch einmal mit aller Klarheit gesagt werden, daß unterschieden werden muß zwischen unserer von männlichem Denken und männlichen Werten bestimmten, patriarchalen Kultur und dem Einzelwesen »Mann«, der dieser Kultur, allerdings mit anderen Voraussetzungen, ebenso ausgesetzt ist wie das Einzelwesen »Frau«. An diesem Beispiel zeigt sich übrigens, daß Unterscheidungen nichts Gegensätzliches bedeuten und auch nicht Spaltung und Wertung enthalten müssen. Eine Darstellung der pathogenen patriarchalen Mechanismen kann niemals männerfeindlich sein, weil sie sich genauso schädigend auf den einzelnen Mann auswirken wie auf die einzelne Frau. Ein künstliches und unzutreffendes Ungleichgewicht ist geschaffen worden. Auf der männlichen Ebene resultieren durch die Zuschreibung von Macht, Wert und Bedeutung und durch die Erziehung zur Stärke unrealistische Größenvorstellungen[6], die in einen endlosen Leistungsdruck hineinführen. Diesem Druck kann auf Dauer kaum jemand standhalten, und er ist auch niemals befriedigend, weil das Ziel letztlich unerreichbar bleibt. Kein Mann kann dem *Bild* vom Mann entsprechen. Dabei ist der Leidensdruck beim Vorliegen von Größenvorstellungen reduziert, deshalb besteht wenig Handlungsbedürfnis zur Veränderung der Situation. Auf der weiblichen Ebene finden wir, ebenso unrealistisch, eine Entwertung und Festlegung auf eine inferiore Rolle, die zu Ohnmachtsgefühlen führen kann. Hier ist der Leidensdruck oft groß, die Veränderungsmöglichkeiten sind jedoch infolge fehlender realer Handlungskompetenzen eingeengt. Unsere Kultur hat die Symptome einer tiefen und schweren Störung entwickelt, denn Spaltung, zumal eine so tiefe und umfassende, ist immer eine bevorzugte Abwehrform bei sogenannten »frühen Störungen«, also bei einer ganz bestimmten Form defizitärer Fehlentwicklung. In der Psychotherapie ist es gestattet, aus Art und Stärke der Abwehr diagnostische Schlüsse zu ziehen. Gesunde Entwicklung, Konfliktfähigkeit, Fähigkeit zur Realitätsprüfung und ungestörte Funktionen sind, soweit es das überhaupt geben kann, auf einem solchen nicht tragfähigen Untergrund erschwert oder unmöglich.

Unter diesem Aspekt können wir auch verstehen, warum Frauen auf der unteren Ebene angesiedelt und gerade im Bereich ihrer spezifisch weiblichen und sexuellen Funktionen als besonders behandlungsbedürftig betrachtet werden. Frauen selbst klagen über eine Fülle von Symptomen, die mit ihrem körperlichen Frausein in Verbindung gebracht werden, insbesondere in der Gynäkologie. Und auch hier begegnen wir wieder einer Spaltung, die zu einem grundsätzlichen Mißverständnis führt. Die Medizin sieht die Patientin als biologisch-technisches System an, während die Frau selbst ihren Körper als lebendigen Teil von sich erlebt. Hier steht das objektive Bild vom funktionierenden Mechanismus dem subjektiven Bild vom lebendigen Organismus gegenüber. Zudem hat die Gynäkologie eigene Kriterien und Normen dafür entwickelt, was unter »gesunder Weiblichkeit« verstanden werden soll. Diese Kriterien entsprechen nur teilweise der körperlichen Wirklichkeit von Frauen, da jede natürliche Funktion eine gewisse Bandbreite möglicher Unterschiede umfaßt. Damit geraten an sich normale Vorgänge in den Verdacht, krankhaft zu sein. Ein Beispiel finden wir in den Myomen, gutartigen Geschwülsten der Gebärmutter, die sich so häufig bei Frauen über vierzig finden, daß wir von einem Normalbefund sprechen könnten. Ähnliches gilt für die sogenannte *Fibroadenose* der weiblichen Brust, die infolge ihrer Regelhaftigkeit ab einem bestimmten Lebensalter ebenfalls als Normalbefund gelten dürfte. Aber es gilt immer noch das Bild von der Frau, die durch ihre spezifisch weibliche Konstitution in Gefahr ist, Schaden zu nehmen; ihre Funktionen gelten zwar als normal, aber sie beeinträchtigen doch ihre Gesundheit. Der gängige Begriff vom »vulnerablen Genitale«, also von der besonderen Verwundbarkeit, gilt immer noch. Dabei liegen anatomisch die weiblichen Geschlechtsorgane besonders gut geschützt im Bauchraum. Und die erstaunliche Regenerationsfähigkeit und Selbstheilungskraft der Frau gerade im Bereich ihres Genitales wird genauso wenig wahrgenommen wie die große Veränderungsfähigkeit und Flexibilität im Ablauf ihrer Funktionen. Die vermeintliche Schwäche wird ihrer »Konstitution« und damit ihrer »Natur« zugeschrieben, und dagegen läßt sich ja bekanntlich wenig ausrichten, es sei denn mit Hormonen. Frauen werden in jeder Phase ihres Lebens ab der Pubertät mit Hormonen behandelt, sei es zur Auslösung, Verschiebung oder »Korrektur« der Menstruation, zur Verhütung, Auslösung oder Erhaltung einer Schwangerschaft, zur »Behandlung« verschiedener sogenannter Krankheiten wie etwa des Prämenstruellen Syndroms, aber auch der sogenannten *Involutionsdepression* oder bei dem als krankheitsähnlich bezeichneten Zustand des Klimakteriums. Auch zur Brustvergrößerung oder aus anderen kosmetischen Gründen werden Hormone verabreicht.

Auch Operationen werden auffallend oft an den weiblichen Organen vorgenommen, wie die Häufigkeit von Hysterektomien und »Totaloperationen« zeigt, aber auch die operative Korrektur der Lage der Gebärmutter, die unnötige, angeblich »vorsorgliche« Entfernung von

Eierstöcken, kosmetische Brustoperationen, »sicherheitshalber« entfernte Brustdrüsen, die durch Silikonprothesen ersetzt werden. Die Folge der Operationen sind oft erhebliche Beschwerden und Nebenwirkungen und nicht selten Folgeoperationen. Es gibt Frauen, und gar nicht so wenige, die nur noch mittels ihres äußeren Genitales, ihres Vornamens und ihrer Biographie als weiblich identifiziert werden können. Aber nicht einmal das unveränderte äußere Genitale ist selbstverständlich.
Natürlich hat solches Handeln Folgen, denn unnötige Verluste können nicht so leicht durch Trauerarbeit bewältigt werden; sie führen eher zu untergründiger Aggressivität, zu Resignation oder Depression. In stationäre, psychotherapeutische Behandlung kommen immer wieder Frauen, die solche Erlebnisse mit dem Medizinsystem hinter sich haben. Viele erzählen in der Therapie von sich aus nichts davon, weil sie sich schämen oder weil sie selbst den Verlust für nicht so wichtig halten.
Allerdings reagiert der weibliche Körper nach wie vor sehr stark auf die ihm fremden Spielregeln, die ihm aufgezwungen wurden. Wenn wir Krankheit als Körpersprache und als Mitteilung verstehen, dann können wir bei genauem und eingehendem Hinhören auf diese oft mißverständliche und mißverstandene Sprache den Protest hören, der sich gegen das Aufgezwungene und als falsch Erlebte richtet. Dahinter kann immer wieder etwas von der ursprünglichen, kraftvollen Mitteilung hörbar werden, und auch in Träumen kann sich dieses Wissen widerspiegeln, wenn wir genau hinhören.

Eine 54jährige Frau kam mit Migräne zur Behandlung, außerdem litt sie unter Depressionen nach einer operativen Gebärmutterentfernung (Hysterektomie), bei der zusätzlich auch zwei gutartige Knoten aus den Brüsten operativ entfernt worden waren. »Sicherheitshalber« hätten eigentlich sowohl Eierstöcke als auch Brustdrüsen mitentfernt werden sollen, die Frau hatte jedoch einer solchen Ausdehnung des operativen Eingriffs nicht zugestimmt. Sie hatte in einer ambulanten Psychoanalyse Hilfe gesucht, weil sie die Verluste verarbeiten wollte. Nach den üblichen Theorien der Psychoanalyse, in denen weibliche Organe keinen Stellenwert haben und in denen nur das Haben oder Nichthaben des Organs »Penis« maßgeblich ist, war offenbar versucht worden, sie in Weiblichkeitsklischees einzubinden. Es war für die Patientin in ihrer Situation sehr schwierig gewesen, diese Therapie zu beenden, in der sie sich in ihrem eigentlichen Anliegen nicht verstanden fühlte, nämlich den Verlust der Gebärmutter und die Entstellung durch die Operationen der Brüste zu betrauern und sich mit ihrer Weiblichkeit auseinanderzusetzen. Ihre Ver-

suche, dies anzusprechen, waren offenbar systematisch als »Widerstand« bearbeitet worden. Sie befürchtete, in der jetzigen stationären Therapie wieder ähnliche Erfahrungen zu machen. Das zeigte folgender Traum: »Ich werde verhört von einer Psychologin, die ich nicht kenne. Ich weiß, ich muß antworten, um etwas zu verstehen, aber ich weiß nicht, worum es eigentlich geht. Ihre erste Frage ist, ob ich mich als Frau noch attraktiv fühle. Ich lächele betont breit und antworte ihr ehrlich mit ›nein‹. Aber im Unterschied zu früher sei es mir egal. Sie sieht mich mit bedenklichen Blicken an und sagt, ich müsse mich bis ins hohe Alter – sie sagte »bis in die hohen Jahre« – attraktiv fühlen. Inzwischen waren mehrere Leute hereingekommen, ich hatte das Gefühl, sie machen sich irgendwie lustig, wußte aber nicht, über wen von uns beiden. Ich ging also hinaus und fand mich in einem Laden wieder. Die Psychologin ging voraus. Ich stahl hinter ihrem Rücken etwas in der Obst- und Gemüseabteilung. Es war rund, rot, hart und nicht eßbar, es war wohl ein Granatapfel. Ich stopfte ihn mir in den Ausschnitt meines Anoraks, damit sie es nicht bemerkt. Er rutschte bis an den Bund hinunter und lag auf meinem Bauch. Die Psychologin ging weiter und wählte hier und da, schließlich kaufte sie ein Plastikspielzeug, sehr bunt und kitschig. Es war eine kleine Waschmaschine. Sie sagte, daß dies für kleine Mädchen ein wichtiges Spielzeug sei, weil es ihr angeborenes Reinlichkeitsbedürfnis befriedigt.«
Im Traum erlebt die Patientin das Gespräch mit einer ihr unbekannten Psychologin als »Verhör«, eine unangenehme Situation, in der die Machtverhältnisse deutlich sind. Im Traum wiederholen sich die Konfrontationen mit den Weiblichkeitsklischees von Attraktivität und angeblich angeborenem Reinlichkeitsbedürfnis. Das Eigene, das sie sich heimlich stehlen muß, aber auch kann, ist ein Granatapfel. Der Granatapfel ist Symbol der roten Fülle der Menstruation[7] *und weckt mit seinen vielen Kernen im Inneren, Ursprung neuer Granatapfelbäume, Assoziationen zu den Eierstöcken, die die Patientin noch hat. Er ist ein sehr altes Symbol weiblicher Vollmacht, bis er durch Enteignung und Entfremdung von seinem ursprünglichen Symbolcharakter in Form des Reichsapfels zum Symbol männlicher Herrschermacht wurde. Im Traum trägt die Patientin ihn unter dem Anorak am Bauch, um ihn zu verbergen. Vielleicht liegt darin auch der unbewußte Versuch, symbolisch die Wunde zu heilen, die durch die medizinisch nicht klar indizierte Gebärmutteroperation entstand und die sie depressiv werden ließ, also der Versuch einer Rekonstruktion ihrer im seelischen Bereich repräsentierten, beschädigten Weiblichkeit. Sie hatte in ihrer ersten Therapie nur die Konfrontation mit sinnentleerten Rollenzuschreibungen, also mit den Folgen der Spaltung, gefunden, die sie im Traum ebenfalls erlebt. Deutlicher als in einem solchen Traum*

kann die Spaltung zwischen dem klischeehaften Bild von Weiblichkeit, *dem in aller Heimlichkeit ein altes* Symbol weiblicher Vollmacht *entgegen gestellt wird, nicht entlarvt werden.*

Solche direkten Reaktionen, eine derartige unbewußte Sicherheit, sind nicht mehr häufig zu finden.

Voraussetzung sowohl für die hormonelle wie auch die operative Behandlung ist eine Kontrolle des Unterleibs und damit der spezifisch weiblichen Organe, die auf eventuelle Krankheiten, Kränklichkeiten, Anomalien und damit Unvollkommenheiten untersucht werden. So entsteht Mißtrauen dem eigenen Körper gegenüber, Angst vor dessen Unzulänglichkeiten und eine Abhängigkeit vom Wissen der medizinischen Autoritäten, die entweder immer wieder die »Normalität« bestätigen müssen oder aber eine vorliegende Krankheit entdecken könnten. Ein unauffälliger Befund bestätigt dann nur noch, daß die Organe trotz des Verdachtes der Kränklichkeit noch funktionieren, jedenfalls im Augenblick. Aber die nächste Untersuchung kommt bestimmt und damit wieder die Zweifel am eigenen Körper, an der eigenen Gesundheit. So entgegnete einmal eine Patientin auf die übliche Visitenfrage, wie es ihr gehe: »Ich weiß nicht, die Befunde sind ja noch nicht da.« Gesundheit ist nichts Selbsterlebtes mehr, sie kann nur aus Befunden erschlossen werden.

Wenn die Wahrnehmung des eigenen Körpers durch Normierung und Zuschreibung als nicht gültig und nicht richtig dargestellt wird, wenn das als richtig *Bezeichnete* als richtig gilt und nicht mehr das *Erlebte,* entsteht ein Konflikt: was stimmt denn nun wirklich? Meist wird das für richtig Erklärte entgegen dem eigenen körperlichen Erleben für richtig gehalten, weil es von medizinischen »Autoritäten« stammt. Das kann zu einer permanenten Unsicherheit und zu einem erhöhten Kontrollbedürfnis führen. Frauen erfahren sich im Umgang mit ihren Körperfunktionen als inkompetent, die Verunsicherung dem eigenen Körper gegenüber und das Mißtrauen gegenüber der Selbstwahrnehmung sind oft groß. Die Erfahrungen des Mißtrauens, der Inkompetenz und der Abhängigkeit von den Kenntnissen der Fachleute machen unsicher, das kann zu Auslieferungsgefühlen, im schlimmsten Fall bis hin zu Ohnmachtsgefühlen, führen. Dadurch entsteht Aggressivität, Wut, narzißtische Wut, die meist jedoch unbewußt bleibt. Und es macht Angst. Es kränkt – und Kränkung macht ebenfalls krank, wie wir wissen.

So gelten denn Frauen auch als häufiger psychosomatisch krank. In den entsprechenden Kliniken werden meist 80 bis 90 Prozent Frauen behandelt. Sie leben jedoch im Durchschnitt sieben Jahre länger als

Männer. Dieser Unterschied zeigt sich schon lange vor der Geburt. Es entstehen wesentlich mehr männliche Embryonen, aber sie sterben viel häufiger vor der Geburt ab oder enden als Fehlgeburt. Auf hundert weibliche kommen einhundertfünfzehn männliche Totgeburten. Es werden dennoch mehr Jungen als Mädchen geboren, aber weibliche Säuglinge und Kleinkinder sind wesentlich weniger anfällig für Erkrankungen, so daß sich das Zahlenverhältnis nach der Kindheit ausgeglichen hat. Im Alter gibt es dann deutlich mehr Frauen als Männer, in der Altersstufe über 65 Jahre stehen 100 Männern 145 Frauen gegenüber. Der Mythos von der Schwächlichkeit und Kränklichkeit des weiblichen Geschlechts bestätigt sich also nicht, aber er wird dennoch, obwohl die Fakten dagegen sprechen, aufrechterhalten, so daß wir dahinter das Wirken der Spaltung vermuten müssen.
Was ist in diesem Sinne eigentlich Krankheit, was ist Gesundheit? Die Reichsversicherungsordnung (RVO) sagt dazu: krank ist, »wer arbeitsunfähig und behandlungsbedürftig ist«. Die Weltgesundheitsorganisation (WHO) definiert Gesundheit als »Zustand völligen körperlichen, seelischen und sozialen Wohlbefindens«, wobei wir hier drei Kriterien der psychosomatischen Medizin begegnen. Ein solcher Idealzustand ist offenbar etwas Statistisches, sich nicht Veränderndes, nichts Wechselhaftes. Wenn immer die gleiche körperliche Leistungsfähigkeit und immer die gleiche seelische Stimmungslage Gesundheit bedeutet, dann haben die normalen zyklischen Schwankungen des Befindens der Frau in einem solchen Gesundheitsbegriff keinen Platz. Er ist orientiert an männlichen Lebenszusammenhängen, und so kann jeder Aspekt des weiblichen Lebenszyklus, der vom Männlichen abweicht, als abnorm und pathologisch gesehen werden. Will eine Frau nach solchen Definitionen gesund sein, muß sie ihre weiblichen Besonderheiten verleugnen. Wenn sie das aber tut, ist sie keine »richtige Frau«, also nicht gesund. Solchen Konflikten werden wir noch öfter begegnen.
Es ist müßig, sich um eine genauere Definition zu bemühen. Jedenfalls gibt es Zustände, die nicht eindeutig Begriffen von Gesundheit oder Krankheit zugeordnet werden können. Sie können je nach Ausmaß als Befindlichkeitsschwankungen, Befindlichkeitsstörungen oder als Gesundheitsbeeinträchtigungen bezeichnet werden. Männer scheinen solche Störungen weniger zu kennen, außerdem gehen sie damit eher nicht in ärztliche Behandlung, denn für sie ist der häusliche Reparaturbetrieb »Familie« zuständig, dessen Betreiberin die Frau ist.[8] Hier werden mit Schonung, Ruhe, gegebenenfalls Diät und Hausmittelchen kleine Befindlichkeitsstörungen des Mannes repariert und seine Be-

handlungskosten gesenkt. Den Frauen dagegen bleibt diese Möglichkeit verschlossen, da sie für die Schaffung eines solchen Schonraums selbst zuständig sind. Sie begeben sich also in ärztliche Behandlung, da viele Frauen ab dem zwölften Lebensjahr unter unspezifischen Symptomen wie Schwächezuständen, Erschöpfung, Müdigkeit und Abgeschlagenheit, Stimmungsschwankungen und »Launen«, Nervosität, innerer Unruhe und Erregbarkeit, Depressivität, Angstzuständen, Kopfschmerzen, Kreislauf- und Schlafstörungen teilweise aber auch unter umschriebenen Symptomen wie Migräne, niedrigem Blutdruck, Verstopfung und Normabweichungen in der Funktion der spezifisch weiblichen Organe leiden. Es handelt sich dabei also eher um Befindlichkeitsstörungen als um schwerwiegende Erkrankungen, die weniger zu Hause behandelt werden, sondern eher in der ärztlichen Praxis – Frauen *erscheinen* also kränker.

Das hat Folgen, zum Beispiel unterschiedlich hohe Prämien in privaten Krankenversicherungen für Frauen und Männer. Als Argumente für höhere Frauenbeiträge werden Mehrkosten für Geburt und Schwangerschaft angegeben, die für Frauen im Alter zwischen zwanzig und fünfzig Jahren etwa zehn Prozent der angeblich höheren Aufwendungen ausmachen. Sie werden nicht gleichermaßen auf die Prämien verteilt,[9] obwohl doch schon lange bekannt ist, daß Männer an der Entstehung von Schwangerschaften beteiligt sind.

Eine Aufstellung der gleichen Versicherer läßt jedoch stutzen, sie zeigt das Kostenspektrum bei Frauen und Männern:

	Männer	*Frauen*
Psyche	3,70	4,20
Atmungsorgane	6,30	4,40
Nerven, Sinnesorgane	7,80	6,40
Harn-/Geschlechtsorgane	4,40	7,70
Kreislauf	15,30	10,20
Skelett, Muskeln	15,10	11,00
Verdauungsorgane	16,00	17,90
Krebs	6,90	10,00
Unfälle, Vergiftungen	10,60	5,10
	86,10	76,90

(Auf DM 100,– bezogene Leistungsausgaben.[10])

Nach dieser Tabelle sieht es so aus, daß Frauen weniger krank sind, denn die zusätzlichen Ausgaben für Frauen sollten den Bereich der Schwangerschaft nicht umfassen. Da Harn- und Geschlechtsorgane sowie Psyche und Nerven schon einbezogen sind, ist rätselhaft, worauf sich die Ausgabendifferenz bezieht, die Statistik wird undurchsichtig. Wir stehen immer wieder vor dem Phänomen, daß Aussagen in sich nicht logisch sind, sondern stets zu dem gleichen Bild der Frau führen. Der Konflikt zwischen dem im eigenen Leib als richtig *Erlebten*, wie etwa dem Wert der weiblichen Organe und ihrer Fähigkeiten, und dem für richtig *Erklärten* führt zu Selbstzweifeln. Wenn Frauen sich selbst, ihren Gefühlen, ihrer Lebenswirklichkeit glauben, so geraten sie in Konflikt mit den Zuschreibungen, also mit dem Medizinsystem und der gesamten Kultur. Glauben sie den Zuschreibungen, so geraten sie in Konflikte mit sich selbst und ihrem eigenen Erleben bis hin zur Selbstwertkrise. Frauen sind durch den Einfluß unserer Kultur, der natürlich auch auf ihre Mütter wirkte, durch ihre Erziehung, durch Schule und Medien dazu erzogen worden, den Zuschreibungen mehr Glauben zu schenken.

Wenn Frauen die Zuschreibungen hinterfragen und sich gegen die Abwertung zur Wehr setzen, wenn sie sich den Wert der Frau beweisen und an ihrer krankmachenden Situation etwas ändern wollen, geraten sie in einen weiteren Konflikt. Denn wenn Frauen für sich und ihr Selbstverständnis kämpfen, gelten sie als unweiblich, aggressiv, militant und emanzipiert. Es gilt ebenfalls als pathologisch, die »Frauenrolle« nicht anzunehmen oder sich gar dagegen aufzulehnen. Frauen können das falsche Bild von Weiblichkeit nicht wirksam korrigieren, denn genau das gilt als unweiblich.

Derartige Konflikte sind nicht zufriedenstellend lösbar. Das kann zu einer Verstärkung der Selbstwertproblematik führen und letztlich in Resignation und Depression enden. Diese wiederum werden medikamentös behandelt, Psychopharmaka werden vor allem Frauen verschrieben. Wenn Frauen sich auflehnen, wenn sie unbequem, reizbar oder gar aggressiv werden, dann werden sie ebenfalls medikamentös behandelt, nämlich mit Tranquilizern. In jedem Fall gelten sie damit als behandlungsbedürftig und krank. Die empfindsame Seele wird als Ursache der Befindlichkeitsstörungen ausgemacht.

Frauen können es offenbar nicht richtig machen, ganz gleich, wie sie sich entscheiden. Eine solche Konstellation, in der nur falsche Entscheidungen möglich sind, nennen wir »Double-bind«. Es ist bekannt, daß Double-binds krankmachen, weil es keine Konfliktlösungsmöglichkeiten gibt und jede Entscheidung falsch ist. Eigentlich könnten Frauen ihren Körper als etwas sehr Lebendiges erleben. Sie erfahren in der Pubertät und im Erwachsenenalter eindrucksvolle Veränderungen; ihre Körpererfahrungen fördern damit Flexibilität, Umstellungsvermögen, Selbstwahrnehmung und Selbstbewußtsein und bereiten auf weitere Veränderungen körperlicher wie seelischer Art im späteren Verlauf des Lebens vor, wie Menstruation, Schwangerschaft und schließlich die Veränderungen des Alterns. Allerdings wird diese Fähigkeit der Frau zur Flexibilität systematisch als »Labilität« benannt und verkannt und damit ebenfalls als »Störung« klassifiziert, die unter Umständen sogar als behandlungsbedürftig gilt, wie etwa die bekannten Stimmungsschwankungen.

Aber auch ökologische Gesichtspunkte und Hintergründe spielen heute für die psychosomatischen Erkrankungen von Frauen häufig eine Rolle. Die vielfachen Störungen, Vergiftungen und Zerstörungen unserer Lebenswelt enteignen insbesondere Funktionen von Frauen. In den fünfziger Jahren blieben in den Industrieländern durchschnittlich acht Prozent der Ehen durch fehlerhafte Entwicklung der Keimzellen kinderlos, heute liegt die Kinderlosigkeitsrate aus diesem Grund schon bei fünfzehn bis zwanzig Prozent.[11] In zunehmendem Maße sind Umweltbelastungen und Schadstoffe für die Störungen der Fortpflanzung und die Schädigung jüngster Embryonalstadien verantwortlich. Seit langem ist bekannt, daß Keimzellen auf ionisierende Strahlen und toxische Stoffe, selbst in kleinster Menge, außerordentlich empfindlich reagieren. Da die Frau sehr viel mehr als der Mann über ihre »Fortpflanzungsfähigkeit« definiert wird, trifft auch diese Entwicklung ganz entscheidend das weibliche Selbstwertgefühl. Ein weiteres Beispiel ist die Vergiftung der Muttermilch, die durch den Gehalt an schädlichen Stoffen in industrienahen Lebensräumen von einer Quelle der Gesundheit für das Kind zum Sondermüll geworden ist, der streng genommen entsorgt werden müßte.[12] Im seelischen Bereich resultieren aus diesen Tatsachen Angst, Ohnmachtsgefühle, Wut, Trauer, Verstörung und Störungen der weiblichen Funktionen und damit vermehrte Ursachen psychosomatischer Erkrankungen der Frau. Hinzu kommen organische Erkrankungen durch direkte oder Spätfolgen von Schadstoffen.

Nun zeigt sich ja in dieser Entwicklung, die zur Zerstörung der Natur und unseres Lebensraums führt, wiederum das spezifische Wirken der Spaltung, die den sogenannten Fortschritt einseitig aufgewertet hat und zyklische Vorgänge, die der Regeneration dienen, unmöglich macht. Diese Entwicklung hat etwas mit männlichen Prinzipien oder männlichen Formen des Denkens, Erlebens und Handelns zu tun. Dahinter können wir unbewußte Strukturen vermuten, die jedoch kaum in der Forschung und in der Lehre von der Seele bemerkt oder gar angesprochen werden. Das heißt nicht, daß Frauen nicht etwa indirekt beteiligt wären; Frauen in aller Welt lassen geschehen, was geschieht. Wir sind nicht nur verantwortlich für das, was wir *tun*, sondern auch für das, was wir *nicht tun*. Und es gibt auch immer wieder Männer, die versuchen, der gegenwärtigen Entwicklung entgegenzusteuern.

Weltuntergangsphantasien und -ängste hat es immer gegeben. Aber heute sind wir erstmals in der Lage, den Weltuntergang herbeizuführen, schleichend durch die kontinuierliche Ausbeutung und Vergiftung der Erde oder mit einem dramatischen nuklearen Knall. Folglich erleben immer mehr Menschen, insbesondere Frauen, als Untergrund ihrer emotionalen Befindlichkeit eine diffuse, unfaßbare und unbegreifliche Angst. Frauen sind aufgrund ihrer Körpererfahrungen eher auf das Erleben von Naturgesetzen eingestellt, sie sind mehr an ihren Kindern und an der Zukunft des Lebens orientiert. Auslieferungs- und Ohnmachtsgefühle erhöhen den Angstpegel enorm. Realitätsprüfungen helfen hier wenig, denn es handelt sich um Realängste.

Die hier außerordentlich verkürzt dargestellten Auswirkungen seelischer, sozialer und ökologischer Faktoren auf die Gesundheit von Frauen führen zu drei Gruppen von Gesundheitsstörungen, von denen vorwiegend Frauen betroffen sind. Frauen neigen

1. zu Selbstschädigungen, die körperliche, psychosomatische und seelische Erkrankungen bis hin zum Suizid zur Folge haben;
2. sie werden häufiger depressiv;
3. sie entwickeln Süchte verschiedenster Art.

Im wesentlichen neigen Frauen zu drei verschiedenen Formen der Selbstschädigung: Zum einen glauben sie nicht, daß sie in der Lage sind, auch wirklich große Schwierigkeiten zu bewältigen oder Großes zu schaffen. Hingegen glauben sie, daß es immer Belange gibt, die wichtiger sind als die eigene Arbeit und die eigenen Bedürfnisse. Hier spiegelt sich die Abwertung, die zur Selbstabwertung wird.

Zum anderen mißtrauen Frauen anderen Frauen, werten sie ab oder verachten sie. Hier erfolgt eine Umwandlung des Selbsthasses in der Projektion nach außen auf das eigene Geschlecht. Das ist eine Folge der Spaltung, die den Zusammenhalt unter Frauen zerstört, sie von anderen Frauen entfremdet und isoliert.

Zum dritten neigen Frauen häufig dazu, sich in andere einzufühlen und sie zu verstehen, dabei vernachlässigen sie eigene Bedürfnisse. Auf

diese Weise entsprechen sie den Weiblichkeitsstereotypen und gehorchen den Zuschreibungen.
Ursache und gleichzeitig eine weitere Folge der Selbstbeschädigung in diesem Teufelskreis ist die erhebliche Selbstwertproblematik. Andererseits sind Frauen nur durch solche Mechanismen überhaupt in der Lage, die an sie gerichteten Anforderungen und damit das Bild von Weiblichkeit zu erfüllen.

Die Diagnose einer Depression wird bei Frauen etwa doppelt bis viermal so häufig gestellt wie bei Männern. Es ist immer wieder versucht worden, diese Tatsache biologisch, hormonell oder psychoanalytisch zu deuten. Wir können uns solche Überlegungen aber sparen, wenn wir die Lebenssituation der Frau, ihre vielfachen Doublebinds, ihre soziale Rolle und die seelischen Folgen betrachten.
Schließlich entwickeln Frauen häufig Süchte verschiedenster Art. Eine Sucht ist »... jede zwanghafte Befriedigung eines Bedürfnisses mit dem Kennzeichen physischer und psychischer Abhängigkeit ... Befriedigung hebt den Zustand nur kurzfristig auf, er wiederholt sich dann gesteigert. Zur Sucht kann jedes Bedürfnis entarten.«[13]
Für Frauen geht es im wesentlichen um das Bedürfnis, Defizite auszufüllen und Konfliktlösungen zu finden. Wie schwierig das ist, haben wir gesehen.
Durch die häufig verschriebenen Medikamente wird das Suchtpotential von Frauen angesprochen – es ist offenbar das kleinere Übel. Lieber tablettensüchtig als süchtig nach Liebe, Anerkennung, Wertschätzung, dem eigentlichen, vorenthaltenen, aber noch oft undeutlich verspürten Wert, lieber süchtig als resigniert und depressiv. Wäre da nicht das Suchtpotential, wären Frauen sicherlich nicht bereit, in diesem Ausmaß Medikamente zu konsumieren.

Wir sehen bei aller Kürze der Darstellung, daß es für die Befindlichkeitsstörungen von Frauen ganz unterschiedliche, letztlich aber doch wieder recht ähnliche Hintergründe gibt. Wir sollten uns dabei eher wundern, daß Frauen nicht kränker sind und verhältnismäßig selten an schwerwiegenden körperlichen Erkrankungen leiden. Hier wird ihre Widerstandsfähigkeit, ihre eigentliche Gesundheit sichtbar. Ihre Symptome sind durchaus als Leiden zu betrachten, jedoch nicht an der eigenen unzulänglichen Körperlichkeit oder an der seelischen Labilität, sondern an anderen, sehr wirksamen Faktoren, wie dies auch in den weiteren Kapiteln aufgezeigt wird.

1 Kindheit und Vorpubertät des Mädchens

Jede Entwicklung hat einen Anfang, und so ist es naheliegend, bei der Betrachtung weiblicher Lebenszusammenhänge den roten Faden von Anfang an zu verfolgen.

Es ist eine alte Frage, welche Geschlechtsunterschiede – außer den anatomischen – es gibt. Eine Fülle von Eigenschaften werden mit dem Geschlecht verknüpft, und wir haben feste Vorstellungen davon, wie sie »natürlicherweise« ein Mädchen oder einen Jungen in ihren Besonderheiten prägen. Nun bringt jedes neugeborene Kind eine ganze Reihe von erbgenetisch festgelegten Eigenschaften mit auf die Welt, es ist damit einmalig und unverwechselbar. Inzwischen stellen sich aber längst auch Fragen nach familiären, sozialen, gesellschaftlichen und kulturellen Einflüssen, denen wir immer wieder nachgehen werden, weil sie mitverantwortlich sind für die Ausprägung von geschlechtsspezifischem Erleben. Das beginnt schon mit der Sprache.

Jede Frau wird als Mädchen geboren. Sprachlich leitet sich das Wort von Mägdchen, die kleine Magd, auch Mägdelein, her. Früher hieß das: die unverheiratete oder unberührte Frau.[1] Das Wort *Mädchen* ist sächlich, sie ist von Anfang an ein Es, zusätzlich mit Verkleinerungsform. *Er* hingegen ist der Junge, von jung, neu, unreif abgeleitet, der Gegensatz von der Alte.[2] Ein Junge wird schon früh liebevoll »kleiner Mann« genannt, ein Mädchen kaum je »kleine Frau«, sie wird eher mit »Fräuleinchen« oder ähnlichen Begriffen bezeichnet. Sie erfährt sich also erst einmal als sächlich. Ich werde in der Folge das Wort »Mädchen« in Ermangelung eines anderen gebräuchlichen Wortes mit weiblicher Bedeutung benutzen, jedoch mit dem Fürwort »sie«, obwohl dies grammatikalisch falsch ist.

Die Geschichte der Beziehung zwischen Weiblichkeit und Gesundheit beginnt eigentlich schon vor der Geburt, denn bereits zu diesem Zeitpunkt beeinflußt die Geschlechtszugehörigkeit die Phantasie der Eltern und bereitet das Klima für die Gefühle, die dem Kind entgegengebracht werden, vor. Verschiedene Umfragen ergaben, daß eher ein Junge (bei 90% der Erstgeburten) als ein Mädchen erwartet wird, »nur ein Mädchen« wird oft mit Enttäuschung (bei 44% der Mütter) bemerkt. Hin-

gegen waren 93% der Mütter nach der Geburt eines Sohnes glücklich,[3] weil sie sich aufgewertet fühlten. Für den Vater bedeutet ein Sohn oft ein Gefühl der Kontinuität. Den Eltern fällt es offenbar schwer, das »falsche« Geschlecht zu akzeptieren, es beeinflußt ihr späteres Verhalten dem Kind gegenüber. Zusätzlich spielt natürlich auch eine Rolle, ob das Kind erwünscht oder geplant war, oder ob es unwillkommen ist und in welchem Ausmaß es die Lebensplanung der Eltern beeinträchtigt. Die Geburt eines Sohnes wird dabei als weniger beeinträchtigend empfunden.
Ein Kind kann aber auch mit anderen Erwartungen befrachtet zur Welt kommen. Es kann die Funktion bekommen, in einer Ehekrise als »Ehekitt« zu vermitteln und damit fällt ihm die Aufgabe zu, die Ehe der Eltern zu erhalten. Oder es soll als »Stammhalter« den Namen weitertragen, dann hat es die Funktion, eine Kontinuität, nämlich die Kette von väterlichem Namen, Besitz und Tradition aufrechtzuerhalten. Damit wird es als Teil der Generationenfolge erwartet, nicht als Individuum. Ein Mädchen ist nach den Vorstellungen unserer Gesellschaft dafür weniger geeignet. Vielleicht soll das Kind auch bekommen und genießen, was die Eltern gerne gehabt hätten und worauf sie verzichten mußten. »Das Kind soll es mal besser haben als wir«, es soll vielleicht den Traumberuf des Vaters erlernen oder attraktiver werden als die Mutter oder vielleicht unter weniger bescheidenen Umständen groß werden und weniger entbehren müssen. Dann soll es stellvertretend die Defizite der Eltern füllen. Oder es wird von einer Frau geboren, die darin die Bestätigung ihrer Lebensberechtigung sieht oder zeigen möchte, daß sie fruchtbar ist. Dann dient es als Bestätigung für die Mutter.
Jedenfalls kann ein neugeborenes Kind mit verschiedenen Hypotheken zur Welt kommen. Es wird von ihm erwartet, daß es sich in einer ganz bestimmten Weise entwickelt, damit es die ihm vorbestimmten, besonderen Funktionen erfüllen kann. Die Vorstellungen der Eltern geben eine bestimmte Entwicklungsrichtung vor, die die Entwicklung eigenständiger Werte sehr erschweren kann.
Für jedes Neugeborene stellt die Geburt selbst und die Zeit unmittelbar danach eine enorme Umstellung dar. Es vertauscht die Erfahrung gleichmäßiger Wärme, Weichheit und rötlicher Dämmerung vor der Geburt mit dem Erleben von Unterschieden und Gegensätzen wie kalt und warm, hart und weich, hell und dunkel. Die kontinuierliche Versorgung mit Sauerstoff und Nahrung wird ebenfalls ungleichmäßig. Für Sauerstoff muß das Kind mit Hilfe seiner Atmung nun selbst sorgen, die erste Möglichkeit und Notwendigkeit, eigene Bedürfnisse

selbst zu erfüllen. Auch Nahrung wird nicht ständig zugeführt, wie vor der Geburt, sondern erst dann, wenn es Hunger verspürt – oder abhängig von der Fütterungszeit.

Nachdem das Kind vorher die Bewegungen der Mutter und das Bewegtsein durch deren Atem, aber auch ständiges Aufgehobensein und Nähe erlebt hat, erfährt es nun Getrenntsein und Einsamkeit. Das immerwährende Geräusch des mütterlichen Herzschlags ist verstummt, statt dessen gibt es die Stille der Einsamkeit, und neue, fremde Geräusche. Es muß also in jeder Beziehung die Umstellung von der Gleichmäßigkeit, der Kontinuität zur Wechselhaftigkeit, zur Diskontinuität, bewältigen. All das bedeutet eine enorme Veränderung, auf die sich das Kind einstellen muß. Zudem hat es noch keine deutliche Vorstellung davon, wer es ist, was innen und außen ist, wo es selbst aufhört und die Umwelt anfängt. Allerdings kann es von Anfang an zwischen Selbst und Nicht-Selbst unterscheiden.

Diese Voraussetzungen gelten erst einmal für Mädchen und Jungen gleichermaßen. Biologische Unterschiede gibt es mit Ausnahme des Geschlechtsorgans nicht. Unterschiedlich sind lediglich die Geschlechtschromosomen, die bestimmte Erbeigenschaften tragen und die vor der Geburt die Entwicklung des Genitales steuerten. Dabei ist allerdings der weibliche Fötus in seiner Entwicklung weniger störanfällig und widerstandsfähiger, wie auch das weibliche Neugeborene weniger anfällig ist. Die Entwicklung eines weiblichen Geschlechtsorgans verläuft als Normalfall, die Entwicklung eines männlichen Genitales muß durch verschiedene Hormone in bestimmter Konzentration, aber auch durch enzymatische Vorgänge eigens gesteuert werden. Unterbleibt diese Steuerung, so entsteht immer ein weibliches Genitale.

Auch äußerlich ist die Ähnlichkeit groß. Auf den ersten Blick lassen sich Neugeborene keinem Geschlecht sicher zuordnen. Wird jedoch mitgeteilt, welches Geschlecht ein Säugling hat, so wird ein Junge als kräftig, stark, mit markanten Zügen beschrieben, während ein Mädchen lieb, süß, niedlich und zart genannt wird. Es sind mehrfach Experimente durchgeführt worden, in denen das gleiche Kind, einmal als Junge, einmal als Mädchen vorgestellt, in seinem Aussehen beschrieben werden sollte. Da das Wissen um die Geschlechtszugehörigkeit unsere Wahrnehmung und unser Verhalten bestimmt, entspricht das Kind dem Bild von männlich oder weiblich, wie es in der Vorstellung der Beschreibenden vorgegeben ist. Die ersten geschlechtsspezifischen Merkmale und Unterschiede liegen also nicht im Kind selbst, sondern sind in der Wahrnehmung begründet.

Im folgenden wird nun die frühe Entwicklung und ihre Bedeutung für die Entwicklung des Selbstempfindens, des Selbstwertgefühls allgemein dargestellt. In dieser Phase wird das Gefühl für die eigene Bedeutung, die Selbstbewußtheit, geprägt, und die Sozialisierung beeinflußt die Entwicklung der Persönlichkeit insgesamt. Dann wollen wir die Auswirkungen geschlechtsspezifisch unterschiedlicher Bedingungen aufzeigen.

Nach seiner Geburt erlebt das Kind wechselhafte, lustvolle und unangenehme Innen- und Außenzustände. Innen erlebt es Hunger, Durst, Sattheit, Befriedigung, Darmdruck, möglicherweise auch Beschwerden, Stuhlgang, aber auch Frieren und Schwitzen, Müdigkeit, Zufriedenheit, Geborgenheit oder Verlassenheit, also ganz unterschiedliche Empfindungen. Außen erlebt es Pflege, Aufgenommen- oder Liegengelassenwerden, Wärme oder Kälte, Füttern oder Hungernlassen, Zuwendung oder Ablehnung, Angenehmes und Unangenehmes. Es erlebt eine Stimulation seiner Sinnesorgane, besonders der Haut. Es macht Erfahrungen, wobei es anfangs noch nicht sicher zuordnen kann, ob die Gefühle von innen oder von außen erregt werden. Es geht also ganz und gar von seinem subjektiven Erleben aus, von seinen Gefühlen und Affekten. In seinen Reaktionen zeigt es allerdings bereits ein deutliches Unterscheidungsvermögen, es reagiert von Anfang an auf Unangenehmes anders als auf Angenehmes.

Durch Erfahrungen lernt es zunehmend zu unterscheiden und Grenzen zu finden. Es kann auch schon früh seine Bezugsperson erkennen. Dabei zeigen die Erkenntnisse der Psychobiologie, die auf genauer Beobachtung der frühen Interaktionsmuster zwischen Säugling und Pflegepersonen beruhen, daß das Neugeborene nicht als beliebig ungeformtes »Neuland« geboren wird. Es bringt vielmehr Fähigkeiten mit, die es ihm erlauben, den Kontakt mit der Umwelt selbst aufzunehmen und zu regulieren. Außerdem gibt es ein unbewußtes Elternverhalten, das auf die Angebote des Säuglings intuitiv reagiert und das nicht geschlechtsspezifisch ist. Frauen wie Männer reagieren nahezu identisch auf den Säugling, beide sind also gleichermaßen in der Lage, zu umsorgen und zu betreuen. Damit läßt sich die Annahme der Ausschließlichkeit der Mutter-Kind-Beziehung nicht mehr aufrechterhalten.[4]

Das Wechselspiel von Bedürfnis und Bedürfnisbefriedigung ist ebenfalls ein wichtiger Vorgang bei dieser Entwicklung, die durch die Erfahrung des Übermaßes genauso erschwert wird wie durch die Erfahrung des Mangels, besonders aber durch unangemessene oder am-

bivalente Angebote. Hier beginnt die Entwicklung des Gefühls für die eigene Identität und deren Bedeutung, also des Selbstwertgefühls.
Wird die Haut gepflegt und gestreichelt, gewärmt und angenehm weich behandelt, dann erlebt das Kind sie als »gut« und kann die eigene Haut als Grenzorgan lustvoll annehmen. Wenn die Grenzen geachtet werden, erlebt es diese als richtig, und wer das richtige Maß erfahren hat, kann auch lernen, selbst zu dosieren, im Fordern wie im Geben. Wenn das Kind einen angemessenen Umgang erfährt, kann es das Gefühl der Bestätigung und der eigenen Bedeutung erleben. Zu häufiger Körperkontakt, zu häufiges Hochnehmen, zuviel Streicheln kann das Gefühl hervorrufen, daß Körpergrenzen nicht respektiert werden, während ein Mangel eine Unsicherheit und Undeutlichkeit in bezug auf Körpergrenzen hinterlassen kann. Ablehnung oder Ekel der Pflegepersonen können dazu führen, daß das Kind seine Grenzen unlustbetont erlebt und sich in der Folge selbst ablehnt beziehungsweise in Frage stellt.
Wird der Hunger, den das Kind meldet, angemessen gestillt, dann erlebt es sich selbst als zufrieden und »gut«; es erlebt auch, daß sein Gefühl von Hunger richtig war, daß sein Körpererleben angemessen ist und ernstgenommen wird. Es erlebt zudem sich selbst als bedeutsam und in seiner Wichtigkeit bestätigt. Zu viel Füttern führt in die Überfütterung, zu wenig Versorgung hinterläßt Hunger, der bei extremem Mangel schließlich nicht mehr wahrgenommen wird, um das Überleben zu sichern. Hier kann schon früh die Verdrängung von Bedürfnissen einsetzen, oder es entsteht das suchtartige Gefühl, nie genug zu bekommen. Ambivalentes Füttern hinterläßt Unsicherheit, insbesondere auch in bezug auf Empfindungen von Hunger oder Sattsein.
Auch der Eigenrhythmus ist wichtig. Ein Kind erlebt ihn dann als richtig und entwickelt ihn weiter, wenn er geachtet wird. Wird es gefüttert, wenn es Hunger hat, wird es gesäubert, wenn es erforderlich ist, wird seine Ablehnung und sein Nichtmehrwollen genauso akzeptiert, dann entwickelt es die Fähigkeit, eigene Bedürfnisse wahrzunehmen. Die Achtung vor Körperrhythmen spiegelt sich auch später wider im Erleben des Menstruationsrhythmus, dessen Störungen in der Nichtachtung von Rhythmen möglicherweise schon früh vorgeprägt werden. Denn allgemein ist uns die Achtung vor körpereigenen Rhythmen verlorengegangen. Wir essen, wenn es Zeit dazu ist, und nicht mehr, wenn wir Hunger haben. Wir schlafen, wenn das Fernsehprogramm vorbei ist oder wenn die Arbeit getan oder das Hobby beendet ist – die Mißachtung des Rhythmus und ihre Folgen wie etwa Eß- und Schlafstörungen zeigen sich in allen Bereichen.

Eine angemessene Stimulation der Sinnesorgane durch Geräusche oder optische Reize führt zu Interesse und Neugier und ermöglicht Lernen und eine Schulung der Wahrnehmungsfähigkeit, während eine zu starke Stimulation, eine Reizüberflutung, zum Abschalten und Ablehnen, aber auch zum suchtartigen Konsum von Reizen führt. Zu wenig Angebote können Desinteresse oder das Gefühl unstillbaren Mangels zur Folge haben.

In diese Zeit fällt auch die Entdeckung des eigenen Geschlechtsorgans. Es wird erforscht, in Besitz genommen und libidinös besetzt. Hat ein Kind die Möglichkeit, still für sich sein Genitale zu entdecken, und erlebt es bei der Pflege die Freude der Bezugspersonen daran, so wird seine eigene Einstellung positiv geprägt. Nichtachtung, Ablehnung oder Verbote werden hingegen negativ erlebt, während Ambivalenz auch hier eine – oft lebenslange – Unsicherheit hinterläßt. Das Verhalten der Bezugspersonen bei Reinigung und Pflege ist also wichtig für die Selbsterfahrung, für die Entwicklung des Bewußtseins für das eigene Genitale und für die eigene Sexualität.

Eine angemessene Reinlichkeitserziehung ist wichtig für die Entwicklung der Wahrnehmung eigener Handlungsfähigkeit und Handlungsgrenzen; auch das eigene spätere Reinlichkeits- und Ordnungsbedürfnis wird dadurch wesentlich beeinflußt. Gleichzeitig findet in dieser Phase die motorische Entwicklung statt.

Die Entwicklung von Körpergrenzen und Körperwahrnehmungen ist für die Selbstentwicklung, die Entwicklung der Persönlichkeit des Kindes, von großer Wichtigkeit. Ähnlich bedeutsam sind die Wahrnehmungen der eigenen Affektivität und Handlungsfähigkeit und das sich ausbildende Gefühl für Rhythmen, für emotionale Grenzen und deren Bedeutung. Die Entwicklung sozialer Beziehungen spielt ebenfalls eine wichtige Rolle. Ein Kind erlebt seine Bezugspersonen als auslösend für Gefühle von Freude, Lust, Wärme und Sättigung, Interesse und Zuwendung und empfindet sie dann als »gut«, weil sie Lust bereiten. Hat es hingegen Anlaß für Gefühle wie Wut, Angst, Einsamkeit, Ekel, Schmerz, Hunger, Verlust und Traurigkeit, wird die auslösende Person, da sie Unlust vermittelt, als »böse« erlebt. Damit erfährt es die versorgenden Personen anfangs nur in bezug auf sich selbst, wobei das Gute dem Lustgefühl, das Böse dem Unlustgefühl zugeordnet wird und beides völlig getrennt ist. Es lebt noch im – hier altersentsprechenden – Zustand der Spaltung von gut und böse. Frühe Vorstellungen von Pflegepersonen, wie auch von der Mutter, sind gespaltene Vorstellungen, denn das Kind konzentriert seine Aufmerksamkeit erst einmal nur auf eine Eigenschaft des Objekts, nämlich die Bereitung von angenehmen oder unangenehmen Gefühlen, von Lust oder Unlust. Wenn ein Kind viele Erfahrungen mit bösen Gefühlen macht, dann wird das Bild der nahen Pflegeperson das Bild einer »bösen« Person sein.[5] Den nahen Personen werden aber alle Versagungen und Unlustgefühle zugeordnet, auch wenn sie gar nicht von den Bezugspersonen ausgelöst werden. Um das verständlich zu machen, ein kleines Beispiel: Wenn ein Kind wegen schwerer Krankheit beispielsweise von der Mutter getrennt wurde, dann wird es die Mutter als Ursache für die Trennung sehen, nicht die Krankheit. Weiterhin wird es die schmerzhaften Erfahrungen eines Arztbesuches oder einer Klinikbehandlung mit Blutentnahmen und Untersuchungen ihr zuordnen, wie auch das Gefühl der Verlassenheit. Damit wird die Mutter als trennend, verlassend, Schmerz zulassend erfahren, obwohl in der Realität diese Zuordnung einseitig ist. So kann ein Bild von der »bösen« Mutter entstehen, das den Blick für andere Erfahrungsqualitäten trüben kann. In anderen Fällen bleibt natürlich auch das Bild der »guten« Mutter erhalten, der dann jede gute Erfahrung zugeordnet wird. Erst zu einem späteren Zeitpunkt kann das Kind unterschiedliche Eigenschaften eines Gegenübers wahrnehmen, einordnen und integrieren, und damit wird seine Wahrnehmung realistischer und differenzierter. Wenn im Verlauf der Entwicklung die Spaltung überwunden wird, lernt es, Gegensätze zu einem Ganzen zu verbinden. Es kann dann beispielsweise eine Person als gleichermaßen gut und böse wahrnehmen, das heißt, es entwickelt die Fähigkeit oder die Ich-Funktion der Objektkonstanz. Um zu dem Objekt in Beziehung zu treten, ist es aber auch erforderlich, daß das Kind nach und nach ein klares Bild vom eigenen Selbst und von dessen Wert, die Selbstkonstanz, entwickelt.

Natürlich kann ein kleines Kind Begriffe wie »gut« oder »böse« nicht in Worte fassen. Es kann nur empfinden, erfahren und erleben, und das umfaßt im vorsprachlichen Alter sehr viel mehr, als mit einem einzigen Wort bezeichnet werden kann. Mit der Entwicklung der Sprache werden abekürzte Formeln für komplexe Vorgänge eingeführt; Worte sind als Symbole, Kürzel oder Codes aufzufassen.[6] Voraussetzung dafür ist die Entwicklung der Fähigkeit zur Symbolbildung. Um dies besser verständlich zu machen, hier wieder ein Beispiel: Wenn ein kleines Kind einen Teddy im Arm hat, erlebt es Wärme, Weiches, Sicherheit des Daseins und des Habens, Festhalten, Kuscheln, Freude, Glück, Aufgehobensein, Sicherheit. Wenn eine erwachsene Person dazukommt und das Kind mit dem Bären sieht, pflegt er oder sie häufig zu sagen: du hast aber einen schönen Teddybär. Dabei wird mit dem Wort »schön«,

also mit der Bezeichnung einer einzigen Eigenschaft, in keinem Fall beschrieben werden können, was das Stofftier bedeutet, welche Vielfalt von Gefühlen es auslöst. Denn es enthält viel mehr, als der Begriff »schön« aussagen kann. Das Kind wird aber mit diesem Wort alles verbinden, was der Bär gefühlsmäßig darstellt. Sprache ist also immer auch eine Bedeutungsverengung. Das Kind erfährt mit der Entwicklung der Sprache, mit sprachlicher Zuordnung, Benennung und damit Einengung einen Verlust an Vielfalt und Bedeutung. Es gewinnt dafür die Möglichkeit der Verständigung. Das erfordert einen enormen Prozeß des Umlernens. Jetzt kann es auch die ersten Erfahrungen, die es schon gemacht hat, nachträglich in Worte umsetzen und sich mitteilen.
Zu diesem Zeitpunkt, also etwa im Alter von 18 bis 24 Monaten, ist die frühe Kindheit zu Ende. Das Kind hat die wichtigsten Grunderfahrungen gemacht und entscheidende Entwicklungsschritte durchlebt, die das Selbst und die sozialen Beziehungen prägen und damit das weitere Erleben und Verhalten beeinflussen. Diese Entwicklung verläuft jedoch bei Mädchen und Jungen unterschiedlich, denn die Wahrnehmung und damit das Verhalten der Bezugspersonen wird durch die Geschlechtszugehörigkeit des Kindes beeinflußt.

Wie Beobachtungen gezeigt haben, werden Jungen häufiger in den Arm genommen und länger gehalten, und zwar im Zeitraum von acht Stunden durchschnittlich 27 Minuten länger als Mädchen gleichen Alters.[7] Wenn wir bedenken, wie wichtig die Stimulation der Haut für die Grenzen, wie bedeutsam das Gefühl von Nähe für die Selbstentwicklung ist, dann spielt dieser Unterschied eine wichtige Rolle. Über das Verhalten männlicher Bezugspersonen sind mir keine Untersuchungen bekannt, aber aus Einzelfallbeobachtungen kann gesagt werden, daß Väter mit Söhnen »mehr anfangen« können und sich häufiger mit ihnen beschäftigen.
Die Unterschiede gehen jedoch weiter. Ab dem dritten Lebensmonat bekommen Mädchen mehr Zuwendung beim Schmusen und werden nun öfter herumgetragen. Ihr Mangel wird endlich befriedigt, sie entwickeln Anhänglichkeit und Zärtlichkeit. Bei Jungen hingegen, deren Bedürfnisse in der Frühphase erfüllt wurden, wird nun ihre Muskelaktivität und ihre Hinwendung nach außen gefördert. Sie erhalten mehr optische Stimulation, es wird ihnen häufiger etwas gezeigt, sie werden auch weniger oft angebunden und in Strampelsäcken aufbewahrt.
Unterschiedlich ist auch das Verhalten beim Füttern. Üblicherweise sollen Jungen kräftiger saugen, angeblich seien sie größere Genießer

beim Trinken, während Mädchen schlechter saugen und schlucken und mehr Schwierigkeiten beim Stillen und Füttern machen sollen. Wenn diese Unterschiede zutreffen, so ist die nächste Frage, ob es sich dabei um Folgen von biologisch determinierten Unterschieden handelt, ob es Vorurteile sind oder Projektionen, oder ob es sich dabei um Folgen aus der Interaktion zwischen Mutter und Kind handelt. Bewußt sind Müttern solche Unterschiede meist nicht, sie werden bestritten und für unmöglich gehalten, auch wenn sie klar zu beobachten sind. Das heißt also, daß es um ein zutiefst unbewußtes Verhalten geht. Bei Untersuchungen zeigte sich, daß Mädchen durchschnittlich drei Monate gestillt wurden und das Saugen am Schnuller mit zwölf Monaten endete. Von den Jungen wurden 30% über vier Monate gestillt, das Saugen am Schnuller dauerte bis zu 15 Monate. Die Dauer des Stillvorgangs selbst betrug bei den Mädchen bei den geschilderten Beobachtungen durchschnittlich 20 Minuten, bei Jungen 45 Minuten.[8]
Auch bei den Flaschenmahlzeiten wurden Unterschiede beobachtet, die Dauer der Mahlzeit betrug bei Mädchen acht Minuten, bei Jungen fünfzehn Minuten. Den Jungen wird die erforderliche Zeit zugestanden, denn das Kind macht beim Trinken immer wieder Pausen, um Atem zu holen und Kräfte zu sammeln. Der Rhythmus von Saugen, Schlucken und Pausen kann sich beim Jungen ungestörter entwickeln, bei Mädchen gelten die Pausen dagegen als unnütze Zeitverschwendung. Mädchen werden häufiger als Jungen geschüttelt oder in die Wange gezwickt, es wird ihnen in der Trinkpause die Nase zugehalten oder die Mamille aus dem Mund gezogen, damit sie weiter trinken. Damit wird der Eigenrhythmus beim Mädchen weniger geachtet, sie erfährt sich als unwichtig, nebensächlich, sogar störend – und damit sind folgerichtig Störungen in der Nahrungsaufnahme vorgegeben. Eßstörungen treten später ganz überwiegend bei Mädchen auf, aber auch spätere Schwierigkeiten beim Umgang mit anderen Eigenrhythmen. Über Schwierigkeiten beim Füttern klagten daher 95% der Mütter von Mädchen, hingegen nur 40% der Mütter von Jungen.
Raucherinnen, die Mädchen zur Welt gebracht hatten, sagten eher: ich stille nicht, weil ich rauche. Bei Jungen ist die Antwort häufiger: ich rauche nicht, weil ich stille. Ein Sohn ist also viel öfter ein Grund, das Rauchen einzustellen, um stillen zu können.
Nun bedeutet Stillen und Nähren für das Kind nicht nur Nahrungsaufnahme, sondern auch die Erfahrung von Nähe, Wärme, Streicheln, Geduld, Körperkontakt und Geborgenheit.[9] Es geht also nicht nur um Nahrung, sondern um eine enge körperliche Beziehung zwischen Mut-

ter und Kind über die Brust, die eine körperliche Vereinigung herstellt, die vorübergehend die Trennung zwischen beiden durch die Geburt wieder aufhebt. Damit ist das Nähren eine existentiell wichtige Voraussetzung für die »seelische Ernährung« des Kindes. Es erfolgt mehr als die Fütterung mit Milch, es bedeutet gleichzeitig Zufuhr von »seelischer Energie«, ohne die das Kind genauso seelischen Mangel leidet, wie es mit unzulänglicher körperlicher Ernährung Hunger leiden würde. Die körperliche Verbindung zwischen Mutter und Kind ist auch für die spätere Beziehungsfähigkeit außerordentlich wichtig. Das liebende, intime, genußvolle körperliche Miteinander, Nähe und Kontakt können Frauen offenbar eher bei Jungen zulassen als bei Mädchen. Nun reagiert ja beim Stillen nicht nur die Brust der Mutter, sondern der ganze Körper, also auch Uterus und Vagina. Lustgefühle mit dem gleichgeschlechtlichen Mädchen zu erleben, wird von Frauen weniger toleriert und genossen. Dabei wird durch die mütterliche Widerspiegelung der Lust beim Kind eine positive Besetzung des ganzen Körpers und eine Integration zum geschlechtsspezifischen Körperbild induziert, die sich als Grundlage für ein stabiles Körperbewußtsein erweist. Für das kleine Mädchen bedeutet dies, daß sie nicht so, wie sie ist, angenommen und schon gar nicht begehrt wird.[10] Gesellschaftliche Regeln und das Tabu gleichgeschlechtlicher Lust bedeuten eine Einschränkung der Entwicklungsanreize und der Möglichkeiten des weiblichen Kindes.

Genauso bedeuten sie Einschränkungen für die stillende Frau selbst, die sich um das Gefühl von Nähe und Intimität, um zweckfreie Lustgefühle und damit um einen Teil des Genusses ihrer weiblichen Fähigkeiten bringt, aber auch darum, in der Beziehung zur Tochter Regression zulassen zu können, Beziehungsfähigkeit zum Weiblichen zu entwickeln und insgesamt seelische Weiterentwicklung zu erleben. Wir werden hier mit einem Phänomen konfrontiert, das die Ausbildung tragfähiger Beziehungen zwischen Frauen, insbesondere in der Mutter-Tochter-Beziehung erschwert. Es entstehen Ambivalenzen, denn Mutter und Tochter sind beide nicht befriedigt, sie bekommen beide nicht, was ihnen natürlicherweise aus der Beziehung miteinander erwachsen könnte. Sie sind damit, selbstverständlich zutiefst unbewußt, voneinander enttäuscht und das prägt häufig die weitere Beziehung.

Auch die Stimulation der Sinnesorgane ist verschieden, wie die unterschiedlichen Beschäftigungszeiten mit dem Kind zeigen. Mädchen bekommen weniger Anregung und gelten daher auch bald als weniger neugierig und wißbegierig. Das hat wiederum Rückwirkungen auf das

weitere Verhalten der Bezugspersonen, die deshalb weniger Reize anbieten.
Mit dem Beginn der Reinlichkeitserziehung gibt es weitere Unterschiede. Mädchen werden früher und strenger erzogen. Auch hier wird von ihnen eher verlangt, ihren eigenen Rhythmus zu verleugnen und sich den Wünschen der Pflegepersonen unterzuordnen. Nicht nur die Entwicklung der Achtung vor dem Eigenrhythmus, sondern auch die Autonomieentwicklung wird hier teilweise unterbunden. Die Sauberkeitserziehung des Mädchens erfolgt zwischen dem 5. und dem 12. Monat, des Jungen zwischen dem 8. bis 16. Monat.[11]
Auch das selbständige Ankleiden von Mädchen wird früher erwartet. Wenn wir uns ansehen, in welchen Bereichen Mädchen eher zu Leistungen angehalten werden, so sehen wir, daß es darum geht, den Erziehungspersonen weniger Arbeit zu machen. Sie werden früh zu selbständigem Essen, Sauberkeit, Ordnung, Reinlichkeit und selbständigem Ankleiden erzogen, aber nicht im Sinne früher Autonomieentwicklung – denn diese entwickelt sich nur ohne eine zu frühe und zu strenge Leistungsanforderung. Sie werden vielmehr zu Rücksichtnahme und zur Übernahme von Verantwortung für sich selbst und ihre Belange erzogen. Jungen hingegen erfahren solche Erziehung zur Verantwortlichkeit sehr viel weniger und später, obwohl sie als Erwachsene in ihrem Verantwortungsbereich häufig weitreichendere und folgenschwerere Entscheidungen treffen. Dafür wurden sie jedoch in früher Kindheit nicht entsprechend vorbereitet.
Auch beim Spracherwerb finden wir geschlechtsspezifische Unterschiede. Mädchen sprechen meist früher und differenzierter. Die geschlechtsspezifischen Unterschiede beim Spracherwerb lassen sich wie folgt darstellen:

Mädchen und Sprache	*Junge und Sprache*
nicht laut	laut
nicht unterbrechen	darf eher unterbrechen
»unanständige Wörter verboten	»unanständige« Wörter wohlwollend belächelt
Sprache als Kontaktmedium	Sprache als Darstellungsmedium
Sprache als Beziehungsmittel	Sprache als Ausdrucksmittel
wird zu ganzen Sätzen angehalten	wird auch mit Einzelworten verstanden
lernt früher sprechen	lernt später sprechen

In die gleiche Zeit wie die Sprachentwicklung mit ihren vielfältigen Umstellungsprozessen fällt auch die Entdeckung des Geschlechtsunterschiedes. Frauen und Männer, Mädchen und Jungen werden nun unterschiedlich erlebt, auch die eigene Geschlechtszugehörigkeit wird entdeckt. Der Säugling erlebte die Berührung der Geschlechtsorgane beim Reinigungsvorgang, dabei erregt das Genitale von Jungen eher das Entzücken von Pflegepersonen, es wird sehr sorgfältig gereinigt, da Falten und Nischen die Reinigung erschweren, aber es wird auch spielerisch angefaßt, es repräsentiert »den kleinen Mann«. Das Mädchen wird meist einfach abgewischt, sein Genitale ist kein Grund zu Freude und Stolz. Es wird durch Nichtbeachten eher unsichtbar und damit auch unfühlbarer gemacht. Zudem gilt auch hier das Tabu für die meist weiblichen Pflegepersonen, meist die Mutter, das die Freude am weiblichen Genitale und am eigenen Geschlecht verbietet. Welche Folgen das hat, haben wir schon beim Nähren gesehen.
Beim Entdecken des Geschlechtsunterschiedes wird die vorher einheitliche Erfahrungswelt als zweiteilig erlebt, das Kind muß sich dem einen Teil zuordnen und verliert damit wieder einen Teil seines Ganzheitsgefühls. Diese Entdeckung hat für die Entwicklung von Jungen und Mädchen ganz unterschiedliche Folgen. Für Jungen ist diese Entdeckung schmerzhaft, weil sie gleichzeitig »Nicht-Mutter-Sein« heißt. Der Junge ist anders als der wichtigste Mensch in seinem Leben – das Anderssein ist damit eine ursprünglich männliche Erfahrung. Er erlebt dies auch als Getrenntsein, als Getrenntwerden und reagiert darauf. Das Gefühl des Ausgestoßenwerdens aus dem Paradies des Gleichseins, der Ganzheitsphantasie, wird zum Anlaß für die Unterscheidung, die Trennung, indem er die Mutter als die Andere erlebt, als nicht wie er selbst. Und das ist eine Enttäuschung. Doch das Andere muß allemal weniger sein – diese Vorstellung dient der Abwehr von Unterlegenheitsgefühlen. Gleichzeitig ist sie in ihrem Anderssein unerreichbar, er kann nie werden wie sie, und so wird sie, genauso unbewußt, gesucht und idealisiert – eine konfliktträchtige, ambivalente Beziehung entsteht also durch die enge Abhängigkeit und das Angewiesensein auf die Andere und auf die Abwesenheit wichtiger Bezugspersonen, die wie der Junge sind, gleich wie er. Das ist die Folge der bei uns üblichen Arbeitsteilung. Hier macht sich die häufig fehlende emotionale Nähe des Vaters für den Jungen schmerzlich bemerkbar; denn der Vater, dem der Junge gleich ist, der ein Gleicher ist, könnte den Objektwechsel erleichtern. In der Folge wird meist unbewußt der Versuch unternommen, die Nähe zur Mutter, wie sie vor der Unterscheidung bestand,

wieder herzustellen. Aber diese Versuche müssen mißlingen, denn einmal gewonnene Erkenntnisse können nicht wieder aufgegeben werden. Das Mißlingen wird vom Gefühl her der Mutter zugeschrieben, ihr Anderssein ist die Ursache der Unterscheidung; damit ist die frühe Nähe beendet und die Mutter erscheint als versagend und »böse«. Die Phantasie von der »bösen Mutter«, die ein Produkt der kulturbedingten Entwicklung ist, hält sich hartnäckig sowohl im Gefühl des Mannes wie auch in seinen Theorien und prägt später entscheidend sein Bild vom Weiblichen, das er als »anders« erlebt, um sich nicht selbst als »anders« erfahren zu müssen.[12] Hier ist der Beginn der später schädlichen Spaltung. So kommt letztlich die Phantasie vom Anderssein der Frau zustande, die lebenslang ihre Erfahrungen bestimmt.

Oft ist es auch die Mutter, die die Trennung nicht wahrhaben möchte. Sie erlebt nicht selten durch ihren Sohn eine Aufwertung, da Söhne als wertvoller gelten. Dieser repräsentiert dann das, was die Mutter nicht hat und nicht sein kann. Wenn der Junge sich nun seinerseits löst, dann kann es sein, daß die Mutter dies verhindern möchte und auch tatsächlich verhindert. Das männliche Kind als das Begehrtere wird eher festgehalten und bleibt damit auch länger unentwickelt. Mädchen sind, wie wir wissen, über lange Zeit den Jungen in der Entwicklung voraus. Mit dem Festhalten entsteht im Jungen ein anderes, ebenfalls angsterregendes Mutterbild, nämlich das der »mächtigen« Mutter, die hält und bindet und oft lebenslang bekämpft wird, weil die Ablösung nicht gelingt.[13] Auch hier wird wieder die Folge der Spaltung sichtbar. Wäre der Junge nicht so hoch aufgewertet und erwünscht und das Mädchen im Verhältnis dazu weniger wert, so könnte die Ablösung und das Hergeben leichter sein.

Mädchen erfahren diese Phase anders. Sie sind gleich wie die wichtige Bezugsperson, und damit wird dieser Verlust, die Trennung vom nahen Objekt nicht erforderlich. Mädchen bleiben als Gleiche verbunden, es kommt nicht zur Spaltung in das Bild von der »guten« und »bösen« Mutter, wie beim Jungen. Aber es werden auch Unterschiede zwischen Mädchen und Mutter deutlich, denn das Mädchen ist nicht gleich beschaffen wie die Mutter. Ihr Körper ist anders, gleicht in vielem nicht dem der Mutter, sie vermag auch vieles noch nicht, zum Beispiel kann sie noch keine eigenen Kinder haben[14]– höchstens Puppen. Aber dieser Unterschied ist nicht ganz so erheblich wie der zum anderen Geschlecht, zumal ja vieles, wie im Puppenspiel, imitierbar ist. Die Ablösung ist hier also nicht, wie beim Jungen, Voraussetzung für die beginnende Entwicklung einer eigenen Identität. Der Ablösungsprozeß

erfolgt daher erst später, es ergibt sich eine Zeitverschiebung zugunsten des Mädchens, das diesen Verlust – und Ablösung ist immer ein Verlust – erst verarbeiten muß, wenn es schon weitere Entwicklungsschritte gemacht hat. Wäre die erste Bezugsperson männlich, wäre es der Vater, der die Kinder versorgte, so müßten diese Schritte wahrscheinlich komplementär ablaufen und das Mädchen hätte früh die Erfahrung des Andersseins. Zu diesem Thema fehlen aber noch Untersuchungen. Auch diese phasenbestimmte Unterscheidung ist also kein Naturgesetz, sondern die Folge unserer rigiden geschlechtsspezifischen Arbeitsteilung und Zuweisung von Aufgaben, der Abwesenheit des Vaters, der Kleinfamilie und damit der Abhängigkeit von einer einzigen Person. Es gab früher nicht nur mehr Frauen im Haushalt, die auf die Erziehungsmöglichkeiten und die Objektbindungsfähigkeit des Kindes Einfluß nahmen, sondern auch mehr Männer, die als Vorbilder oder Gegenbilder zur Verfügung standen.
Die Erfahrungen, die Mädchen und Jungen machen, bis sie zu ihrer Geschlechtsidentität finden und sich selbst als weiblich oder männlich erkennen, sind auch in der Folge unterschiedlich. Sigmund Freud schrieb als erster dem Kind eine eigenständige Sexualität zu, und das ist und bleibt sein großes Verdienst. Über das Wesen dieser kindlichen Sexualität stellte er fest, daß »die kindliche Sexualität beider Geschlechter von Anfang an männlich ist und daß für beide Geschlechter nur ein Genitale, nämlich das männliche, eine Rolle spielt, woraus er das phallische Primat, also die Einzigartigkeit des männlichen Geschlechtsorgans ableitet. Die Folge ist, daß das Mädchen mit der Entdeckung seines eigenen Defekts auch seine organische Minderwertigkeit entdeckt. Es verfällt hinfort dem Penisneid. Die Mutter wird für den Penismangel verantwortlich gemacht, das führt zur Abwendung von der Mutter. Schließlich wird der Wunsch nach einem Penis durch den Wunsch nach einem eigenen Kind ersetzt. Aus dieser Entwicklung wird zudem abgeleitet, daß sich das Mädchen infolge ihres Defekts der Kastration auch seelisch nicht normal entwickelt, jedenfalls nach männlichen und zeitbedingten Normalitätsbegriffen.«[15]
Diese Kurzdarstellung der Entwicklung der Sexualität des Mädchens ist nicht nur deshalb wichtig, weil Freud als Begründer der Psychoanalyse diese Feststellungen traf. Wichtig ist sie, weil sie letztlich noch heute in Therapien mit Frauen, zwar modifiziert und weniger deutlich ausgesprochen, eine Rolle spielt und damit auch das Bild von der »gesunden Frau« bestimmt. Das heißt letztlich, daß dieses Bild auch weiterhin der Therapie mit Frauen zugrunde gelegt wird, obwohl es

mittlerweile eine Fülle von sehr umfassenden korrigierenden Darstellungen gibt.
Neben der Minderwertigkeit der Sexualität des Mädchens und später der Frau wird auch eine seelische Minderwertigkeit abgeleitet und zusätzlich, durch die »Schuld der Mutter« an der Penislosigkeit, auch eine weitere Spaltung zwischen Mutter und Tochter propagiert, die die Lebenskette zwischen Frauen stört.
Aus der Säuglingsbeobachtung wissen wir heute, daß die Geschlechtsidentität mit 22 Monaten ausgebildet ist.[16] Dabei glauben Mädchen wie Jungen, daß es nur ein Geschlecht gibt, nämlich das eigene. Mädchen wie Jungen erleben sich immer, also von Anfang an, als vollständige Wesen und nicht als unvollständig, mangelhaft oder gar defekt.
Inzwischen gibt es auf diesem Gebiet sehr viel selbstbewußtere Witze. Witze spiegeln ja immer Einstellungen und damit auch Entwicklungen zu bestimmten Thematiken wider:

Einem kleinen Mädchen wird von einem kleinen Jungen nach hinreichender Inspektion gesagt, daß ihr etwas fehle. Das Mädchen, Tochter eines Anstreichers, kontert: »Bei mir liegt alles unter Verputz.«
Ein anderes Mädchen, Tochter einer Bankangestellten, antwortet in der gleichen Situation: »Was kostbar ist, liegt doch immer im Tresor.«

Hier wird sichtbar, daß dem männlichen Selbstverständnis langsam ein neues weibliches entgegengesetzt wird – eine heilsame Entwicklung für beide, denn sie überwindet die Spaltung von männlicher Überlegenheit und weiblicher Minderwertigkeit und führt zu einem realistischeren Selbstverständnis für beide.
Daß die alten Vorstellungen jedoch noch Gültigkeit haben, sehen wir im Verhalten der weiblichen Pflegepersonen, die das Geschlechtsorgan des Mädchens weniger schätzen und nicht den Stolz vermitteln, der notwendig wäre, um den ganzen Körper einschließlich des Genitales als positiv zu erfahren und damit ein positives geschlechtsspezifisches Körperbild zu entwickeln – Voraussetzung für die Entwicklung eines stabilen Selbstbewußtseins. Dazu gehört auch, daß nach dem vielfältigen ganzheitlichen Erleben, den ersten Gefühlen von Lust und Unlust in der Folge auch bei der Sprachentwicklung eine unzureichende Symbolisierung der weiblichen Geschlechtsorgane erfolgt.
Es gibt eine Fülle teils liebevoller, teils sachlicher Bezeichnungen, mit denen der Junge und später der Mann das männliche Genitale benennen und damit in Besitz nehmen kann. Denn dies geschieht über die Benennung, über einen Namen, über die sprachliche Symbolisierung. Nur

Bezeichnetes ist bezeichnend. Bewußtsein und Beziehung zu einem Organ können sich, da wir in einer Welt der Sprache leben,nur so hinreichend entwickeln. Mädchen erleben hingegen eine unzureichende Benennung ihres Geschlechtsorgans. Meist wird »das da unten« allenfalls mit dem Hinweis erwähnt, daß es reinigungsbedürftig sei. Das suggeriert zugleich, daß es schmutzig ist. Es gibt auch Ausdrücke, die etwas über die Form aussagen, aber positive Benennungen sind neben einer Fülle von abwertenden und vulgären Bezeichnungen die Ausnahme. Fast nie erfährt ein Mädchen etwas über die Klitoris, sie kann damit nur schwer ein Gefühl dafür entwickeln, daß sie ein solches Organ überhaupt besitzt und daß dem eine Wichtigkeit zukommt. Weil der Fülle von vorsprachlichen Erlebensqualitäten, mögen sie nun Lust oder Unlust gebracht haben, beim Spracherwerb nichts entspricht, führt dies auch zu großer Verwirrung und Verunsicherung. Wie soll ein Mädchen in bezug auf ihre Geschlechtsorgane kommunizieren?
Dabei ist die Klitoris ein einzigartiges Organ in der menschlichen Anatomie. Sie dient ausschließlich der Empfindung und damit der Auslösung sexueller Gefühle. Für das Zustandekommen sexueller Erregung ist sie das wichtigste Organ. Da sie jedoch ausschließlich der sexuellen Lust der Frau dient, wird sie nicht benannt, und damit ist das Erleben des Mädchens, das ja trotzdem vorhanden ist, unbenennbar. Die Vagina, die als das wichtigste weibliche Geschlechtsorgan angesehen wird und zur Aufnahme des Penis beziehungsweise als Geburtskanal dient, ist sehr viel weniger mit Nervenendigungen ausgestattet. Dies ist auch sinnvoll, da sonst die Dehnung während der Geburt Schmerzen bereiten würde. Schmerzen bei der Geburt sind keineswegs etwas Natürliches. Im Gegenteil zeigt die anatomische Beschaffenheit, daß durch die Trennung von Lustorgan – Klitoris – und Funktionsorgan – Vagina – gerade Schmerzen nicht auftreten könnten, gäbe es keine zusätzlichen seelischen Faktoren, die dafür verantwortlich sind.
Um so erstaunlicher ist es, daß das Funktionsorgan der Frau, die Vagina, zum eigentlichen Organ der Lust erklärt wurde, wobei der »vaginale Orgasmus«, dessen Existenz zumindest nicht sicher ist, zur »reifen« sexuellen Reaktionsform der Frau erklärt wurde. Auch hier ergeben sich für das Mädchen neue Schwierigkeiten. Die Klitoris, die nicht benannt, aber als Lustorgan durchaus früh entdeckt wird, verbal aber nicht existent ist, soll im Verlauf der Entwicklung aufgegeben werden, und zwar zugunsten eines Organs, das von der Ausstattung her eher kein Lustorgan ist. Hier erlebt jedes Mädchen die Enteignung ihrer Klitoris durch die Nichtbenennung und durch geforderte Abwen-

dung von der Klitoris, aber auch durch die für Mädchen deutlicher ausgeprägten Masturbationsverbote. Ein kleiner Junge darf seinen Penis zum Urinieren und Reinigen berühren, ein Mädchen muß sich lediglich »da unten« waschen, wobei dem weiblichen Geschlechtsorgan durchaus der üblere Geruch nachgesagt wird. Eine seelische Klitoridektomie (Klitoris»beschneidung« bzw. operative »Entfernung« der Klitoris) findet hier statt, die vergleichbar ist mit der körperlichen »Beschneidung« der Mädchen in bestimmten Kulturen. Dort wird die Klitoris, oft mitsamt den sogenannten »Schamlippen«, weggeschnitten. Die betroffenen Frauen sind danach genußunfähig. Das wäre nicht so, wenn die Vagina tatsächlich das eigentliche Lustorgan wäre. Auch bei uns klagen Frauen häufig über »Frigidität«, die als weibliche Minderwertigkeit erlebt wird. Letztlich wird die Ursache für Störungen des weiblichen Sexualempfindens durch solche Erfahrungen des Mädchens in der Kindheit gelegt. Das als richtig Erlebte wird verschwiegen, beziehungsweise für falsch erklärt.

Die Peinlichkeit des weiblichen Geschlechtsorgans steckt auch in Bezeichnungen wie Schamhügel, große und kleine Schamlippen, das Ganze wird auch »die Scham« genannt. Daß Scham zusammenhängt mit Peinlichem, Verbotenem, schuldhaft Erlebtem, das wird in der Erziehung vermittelt. Mädchen haben es also sehr schwer, das zu entwickeln, was in den Lehrbüchern »gesunde Weiblichkeit« genannt wird. Zu groß sind Widersprüche, Ambivalenzen und Double-binds, denen Mädchen ausgesetzt sind und die zu oft unlösbaren Konflikten führen.

Auch beim Spielzeug findet bald eine geschlechtsspezifische Auswahl statt, von den Kinderzimmerbildern und Mobiles bis hin zu Puppen und Autos. Daß geschlechtsspezifisches Spielzeug unterschiedliche Fähigkeiten trainiert, zeigt die folgende Tabelle:

Mädchen und Spielzeug	*Junge und Spielzeug*
Puppe:	*Auto:*
wird versorgt	wird benutzt
bekommt Namen: »die Anna«	bekommt Bezeichnungen: »der VW«
wird zur Person	ist eine Sache
Gegen*über*	Gegen*stand*
enger emotionaler Kontakt	kein oder kaum emotionaler Kontakt
nicht austauschbar	austauschbar

Das Anziehen von Puppen, das Füttern, Tragen und Herumfahren ist ein perfektes Training für spätere Mutterfunktionen, es stellt auch eine Verbindung zur Mutter her und imitiert ihre Tätigkeiten. Die Puppe wird zur geliebten Person, es wird eine Beziehung geknüpft, sie muß versorgt werden. Das Mädchen orientiert sich an dem, was im Hause geschieht, also am Innenraum. Damit wird gleichzeitig ihr Expansions- und Bewegungsdrang gehemmt. Jungen werden unabhängiger erzogen, sie entwickeln sich selbständiger, für sie gelten Werte wie Eigenständigkeit, Unabhängigkeit und Autonomie. Sie orientieren sich nach draußen, ihre Spiele finden dort statt und damit werden sie »richtige Jungen«. Dabei darf ein Mädchen eher mit einem Auto spielen, das wird wohlwollend betrachtet. Eine Puppe für Jungen ist noch heute oft negativ besetzt, das Spielen mit Mädchenspielzeug setzt sie eher herab, sie werden dafür verspottet und gelten nicht als »richtige Jungen«. Also wirken Mädchenspielzeuge eher abwertend. Das läßt sich an einem praktischen Beispiel deutlich zeigen. Ein Mädchen von etwa drei Jahren darf den Lippenstift oder den Nagellack der Mutter ausprobieren, es darf Lockenwickel und Schmuck benutzen. Stellen wir uns einen Jungen mit lackierten Nägeln, Lippenstift und Lockenwickeln vor, dann erregt dieser Anblick bei den meisten Menschen geradezu Abscheu. Besonders Väter reagieren sehr oft heftig und aggressiv auf ein solches Verhalten bei ihren Söhnen. Sie zeigen Entsetzen, ja geradezu Angst – denn mit »weibischem« Verhalten bei Jungen wird auch Homosexualität, ein Tabu unserer Gesellschaft, begriffsmäßig verbunden. Kraftspiele bei Mädchen und Muskeltraining gelten als ebenso verfehlt, ein Trainieren der Körperkraft wird nicht gefördert, so daß es zur lebenslänglichen körperlichen Unterlegenheit und damit zur Wehrlosigkeit gegenüber Gewalt kommt. Durch das Fehlen von kämpferischen Auseinandersetzungen und Kampfspielen für Mädchen wird auch seelisch eine Aggressionshemmung gesetzt. Dieselbe Wirkung wird durch die Personenbezogenheit und beziehungsorientierte Haltung erzielt. Frauen lassen sich schlagen ohne zurückzuschlagen – sie wagen nicht, sich wirkungsvoll zur Wehr zu setzen. Als körperliche Folge des fehlenden Trainings, des fehlenden Aufbaus von Muskel- und vor allem Knochenmasse, tritt dann später, im Klimakterium, die Osteoporose bei Frauen gehäuft auf.

Natürlich gibt es mehr und mehr Gegenbeispiele für eine derart geschlechtsspezifische Erziehung. Gerade junge Eltern wollen bewußt solche Hemmnisse für die Entwicklung ihrer Kinder vermeiden, die ja sowohl Mädchen wie Jungen betreffen. Aber auch in diesen Familien wirken unbewußt die Stereotypen und Klischees unserer Kultur, auch sie leben in der Spaltung, so daß ein anderes Verhalten durch unbewußte Impulse sehr erschwert wird. Und Unbewußtes können wir definitionsgemäß nicht wahrnehmen. Hinzu kommt der rigide Umgang und der Zwang zu geschlechtskonformem Verhalten, mit dem Kinder nach wie vor in der Schule, im Umgang mit Großeltern, Nachbarn oder Eltern von Freundinnen oder Freunden konfrontiert werden. Die Zukunft wird zeigen, ob es möglich ist, hier Veränderungen und damit bessere Entwicklungsbedingungen für Mädchen wie für Jungen zu schaffen.

Sexuelle Traumatisierung

Eine überwiegend Mädchen betreffende Schädigung in der Kindheit, die gravierende Folgen zeigt, ist die sexuelle Ausbeutung. Nach Mitteilung des Bundesfamilienministeriums werden im Bereich der ehemaligen BRD jährlich 200.000 bis 300.000 Kinder sexuell ausgebeutet. Die Aufklärungsrate ist sehr gering, die Dunkelziffer hoch. Ob die Zahlen zutreffen, ist daher nur schwer zu beurteilen. 80 bis 90 Prozent sind Mädchen, Jungen sind bis zu 20 Prozent betroffen. Andere Schätzungen gehen davon aus, daß jedes dritte Mädchen und jeder neunte Junge unter 14 Jahren dieser schrecklichen Erfahrung ausgesetzt ist. 98 Prozent der Täter sind Männer, 50-75 Prozent davon Familienangehörige, wie Väter, Stiefväter, Großväter, Brüder und Onkel. Sie kommen aus dem sozialen Nahbereich der Kinder. Nur 6 Prozent sind Fremdtäter.[17] Diese werden eher angezeigt, die Dunkelziffer ist also niedriger. Der »böse fremde Onkel« vor dem gewarnt wird, ist, wie die Zahlen zeigen, weitaus ungefährlicher als der scheinbar zärtliche und liebevolle, leibliche oder soziale Vater, vor dem die Tochter nicht gewarnt wird. Für die sexuelle Ausbeutung von Mädchen sind also in den seltensten Fällen sogenannte Triebtäter verantwortlich. Meist handelt es sich um Männer, die auch von ihrer Familie für völlig normal gehalten werden.

Schon Freud wurde mit Inzesterfahrungen von Frauen konfrontiert und verstand diese anfänglich als reale Begebenheit. Unter dem massiven Druck der Wiener Gesellschaft verlegte er jedoch bald die Tatsache

in die Phantasie der Tochter; die inzestuösen Wünsche der Väter wurden per Schuldverschiebung in die Psyche der Töchter projiziert. So war das untadelige Vaterbild gerettet. Von Frauen in der Therapie geschilderter Inzest wurde als Wunscherfüllung in der Phantasie bearbeitet. Und wenn Inzestereignisse so offenbar waren, daß es keinen Zweifel an deren Realität gab, dann wurde die Tochter mit ihren geheimen Wünschen an den Vater zur Verführerin erklärt, die sich auf diesem Weg des Vaters versichern und über die Mutter als Rivalin triumphieren wollte. Das klägliche, schwächliche Bild des Vaters, der so völlig willenlos den Verführungswünschen seiner kleinen Tochter ausgeliefert ist, erfuhr in der Folge eine Rehabilitation dadurch, daß die Mutter mit Hilfe komplizierter, für Unbefangene nur schwer nachvollziehbarer Überlegungen zur »bösen«, verschlingenden, klammernden, festhaltenden oder versagenden Mutter erklärt wurde, von der sich die Tochter nur mit Hilfe des Vaters als Retter und Befreier lösen kann.[18] Der hochstilisierte Vater nutzt offenbar nicht selten diese Rolle zur Befriedigung eigener sexueller Bedürfnisse aus.
Die Theorie entlastet die Täter. Zuerst werden sehr oft Zweifel an der Realität des Erlebens geäußert, wenn Frauen in der Therapie Inzesterfahrungen schildern. Dann werden ihre Wünsche und Phantasien erforscht, oft mit dem Hinweis, sie hätten es doch wohl auch irgendwie unbewußt gewollt. Solche Erfahrungen schildern die meisten Frauen, die eine Therapie bei analytisch ausgebildeten Therapeuten, auch Therapeutinnen machen hier oft keine Ausnahme, aufgesucht haben. Und dann erfolgt, fast ebenso regelhaft, in einer solchen Therapie die Schuldzuschreibung an die Mutter. Wo war sie, warum hat sie die Tochter nicht beschützt, sie muß es doch bemerkt haben, am Ende war es ihr wohl recht oder sie hat es gedeckt oder gar gefördert. Automatisch wird die (Real-)Schuld des Vaters zur (Phantasie-)Schuld der Mutter erklärt. Die Beziehung zwischen Tochter und Mutter muß dann in einer solchen Therapie natürlich vordringlich bearbeitet werden, das nimmt oft viel Zeit in Anspruch, da bei dieser Art von Therapie bei der Patientin häufig unerklärliche Widerstände auftreten können, die dann als Angst vor der Aggressivität gegen die Mutter und gegen die Triebstärke gedeutet werden. Eine Frau mit halbwegs entwickelten Ich-Funktionen wird ganz gewiß Widerstände entwickeln, wenn derartige theoriebedingte Schuldverschiebungen zu Ungunsten der Mutter und zum Schutz des Vater-Täters vorgenommen werden.
Solche Schwierigkeiten gibt es aber nicht nur in der Psychoanalyse, wir stehen hier vor einem umfassenderen Phänomen.

Sexuelle Ausbeutung und Inzesterfahrungen in der Kindheit führen bei den erwachsenen Patientinnen, die wir behandeln, zu einer Fülle von körperlichen und seelischen Symptomen, die als psychosomatisch verstanden werden müssen.

Fast immer finden wir eine Trias, also eine Dreizahl von Beschwerden, die als typisch gelten müssen. Im psychosomatischen Bereich sind dies

- Unterleibsbeschwerden, -erkrankungen, -operationen
- Eßstörungen
- Atemstörungen.

Dazu gehören Störungen der weiblichen Funktionen wie Amenorrhoe (Ausbleiben der Menstruation), Dysmenorrhoen (schmerzhafte Menstruationen), unklare, teilweise heftige Unterbauchbeschwerden, Sexualstörungen, manchmal völlige Anaesthesie, also Gefühllosigkeit im Bereich des Unterleibes, Fehlgeburten, Störungen des Geburtsverlaufes und vieles mehr. Die Folge sind nicht selten Unterleibsoperationen, deren Gründe oft nicht medizinisch nachvollziehbar sind.

Die Eßstörungen reichen von Erbrechen, Übelkeit und Luftschlucken bis hin zur Ausbildung einer Anorexia nervosa (Magersucht) oder Bulimie (Eß-Brech-Sucht).

Die Atemstörungen zeigen sich oft als Druckgefühl auf der Brust beim Atmen, häufig als Bronchitis, aber auch die Ausbildung eines *Hyperventilationssyndroms* ist nichts seltenes. Häufig sind auch Rückenschmerzen und Durchfälle.

Im seelischen Bereich treten fast immer folgende Symptome auf:

- Angst, Panik
- Selbstbeschädigung bis hin zum Suizid
- Beziehungs- und Kommunikationsstörungen

Die starken Ängste und Panikattacken treten vorwiegend nachts auf.

Die Selbstbeschädigungen können vielfältig sein, von Hautverletzungen wie Zigarettenausdrücken und Schneiden oder Kratzen, Schlagen des Kopfes an die Wand bis zur Gehirnerschütterung, Schlucken von Fremdkörpern oder Einnahme von Medikamenten bis hin zum Suizid, der nicht selten auch mit brutalen Methoden ausgeführt wird. In der Vorgeschichte dieser Frauen finden wir fast immer einen oder mehrere Suizidversuche.

Die Beziehungsstörungen äußern sich nicht selten auch in Sprech- oder Sprachstörungen.

Insgesamt zeigt sich sehr häufig das Bild eines Borderline-Syndroms mit vorübergehendem Realitätsverlust, sogenannten »Minipsycho-

sen«, schweren Störungen der Entwicklung der Ich-Funktionen und Störungen des Körperbildes und der Körperwahrnehmung.
Wenn in Bildern, beispielsweise in der Maltherapie oder in Träumen, Erinnerungen auftauchen, stellen die betroffenen Frauen selbst oft Zusammenhänge zwischen ihren Symptomen und dem Erlebten dar. Hinter den Unterleibsbeschwerden stehen häufig real erlebte Verletzungen und deren Folgen. Daß die weiblichen Funktionen gestört sind, verwundert nicht. Auffallend ist, daß sehr viele der betroffenen Frauen keine Kinder wollen, zum einen, um ihnen das eigene Schicksal zu ersparen, zum anderen aber auch, um nicht mit Männern und Sexualität in Berührung zu kommen, vor der sie oft panische Angst haben. Hinter dem Erbrechen finden wir häufig unerträglichen Ekel vor erzwungenem Oralverkehr, nicht selten in frühester Kindheit. Anorexia-nervosa-Patientinnen haben sehr häufig Inzesterfahrungen. Hier kann die Anorexie als Versuch verstanden werden, wenigstens eine minimale Verfügungsmöglichkeit über den eigenen Körper zu erreichen; wenigstens mit der Nahrungsaufnahme wollen die Frauen selbst bestimmen, was in sie hinein soll und was nicht. Auch andere Eßstörungen sind die Folge, das »Frust-Fressen« genauso wie das Essen, um doch etwas Verwertbares zu bekommen. Das Luftschlucken weckt Erinnerungen von »alles runterschlucken«, nicht schreien dürfen, aushalten müssen. Mehrere Frauen mit Hyperventilationstetanien berichteten nach längerem Verlauf der Therapie und dem Auftauchen von Inzesterinnerungen, wie sie die Einengung durch den auf ihnen liegenden, als riesengroß erlebten Vater – verständlich für ein kleines Kind – als Erstickungs- und Todesangst erlebten. Es scheinen sich auch typische Angstträume bei den betroffenen Frauen einzustellen, beispielsweise träumen sie häufig unabhängig voneinander, daß sie durch ein Pelztier oder ein Stacheltier, das in ihren Mund will, erstickt werden. Die Rückenschmerzen begannen bei vielen schon in der Kindheit, verbunden mit dem Verkrampfen und dem Stillhalten müssen. Oft wurden die Mädchen dabei auch geschlagen und mißhandelt. Die Angst und die Panikattacken sind ohne weiteres verständlich, insbesondere auch, daß sie nachts auftreten. Die recht häufigen Selbstbeschädigungen können Selbstbestrafung oder Mißachtung bedeuten: »Es ist ja nicht wichtig, was mit mir gemacht wird« oder der Wahrnehmung des eigenen Körpers dienen: »Das ist das Einzige, wobei ich mich spüre«, und zur Selbstbestimmung führen: »Da tue ich es wenigstens selbst«. Auch die Störungen im Beziehungsbereich bedürfen keiner Erklärung. Denn zur körperlichen Vergewaltigung kommt immer auch die seeli-

sche Vergewaltigung. Das Mädchen wird zum Stillschweigen oder zur Lüge gezwungen und soll die Mutter hintergehen. Es muß sich mit seinem Peiniger solidarisieren und mit ihm gemeinsame Sache machen. Sprech- und Sprachstörungen, die die Therapie oft erschweren und die gelegentlich kaum überwindbar sind, werden durch den Zwang, nichts verraten zu dürfen, Geheimnisträgerin zu sein, oft unter Androhung schlimmster Strafen bis hin zu Morddrohungen, ausgelöst. Viele Frauen berichten, daß sie nur überleben konnten, wenn sie neben sich standen, aus ihrem Körper ausstiegen und sich in Phantasien flüchteten. Sie hatten dabei die Vorstellung, dies geschieht einer anderen Person, also ein Gefühl von Unwirklichkeit und Realitätsverlust. Hinzu kommt immer ein erheblicher Mangel an Vertrauen anderen Menschen gegenüber, der verknüpft ist mit einem Mangel an Selbstvertrauen. Denn Opfer sexueller Ausbeutung sind ja, oft über Jahre, als willenloses Objekt, als Nichts behandelt worden. Dieser Selbsthaß ist sehr schwer zu überwinden und begleitet sie oft ein Leben lang. Dazu kommt der Haß, die narzißtische Wut, die oft kein Ziel hat und sich in wahllosen und richtungslosen Aggressionen und Mißhandlungen anderer äußern kann.

Bei einem so häufigen Auslöser so schwerwiegender psychosomatischer und psychischer Symptome und Erkrankungen sollten wir erwarten, daß das Thema ausführlich im Bereich der psychosomatischen Medizin behandelt wird. Das ist nicht der Fall, und genauso wenig ist von Vergewaltigung die Rede, die ebenfalls Anlaß zu vielfältigen psychosomatischen Störungen gibt. Das heißt also, daß in Gewalterfahrungen von Frauen von der psychosomatischen Medizin kein Auslöser für psychosomatische Krankheiten gesehen wird. Damit wird männliche Gewalt als Auslöser für psychosomatische Krankheiten unsichtbar gemacht, sie erscheint als nicht existent. Die Folge ist, daß für Frauen und ihre Gesundheit beziehungsweise Krankheit wichtige Themen mit den verbreiteten psychotherapeutischen Methoden nicht behandelt, also auch nicht geheilt werden können. Und mindestens ebenso verhängnisvoll ist es, daß das sehr häufige, abnorme sexuelle Verhalten des Mannes, das zur Ausbeutung der kindlichen und weiblichen Sexualität führt, ebenfalls überhaupt nicht erwähnt wird und daher therapeutisch nicht beeinflußt werden kann.
Betroffen von sexueller Ausbeutung sind Mädchen aller Altersgruppen, auch Säuglinge und Kleinkinder. Am häufigsten werden Mädchen zwischen 6 bis 12 Jahren sexuell ausgebeutet, wobei die Erfahrungen

von Beratungsstellen vermuten lassen, daß Mädchen unter 6 Jahren genauso häufig sexuell mißhandelt werden. Die ganz kleinen Mädchen begreifen aber oft nicht einmal, was da geschieht, und sie können sich auch verbal noch nicht ausdrücken. Sie reagieren nur mit einer Fülle von Verhaltensauffälligkeiten wie nächtliches Schreien, Eß- und Schlafstörungen, erneutes Einnässen oder Einkoten und mit gestörter Entwicklung. Hier helfen Spiele, in denen Szenen gestellt werden können, zum Beispiel am Puppenhaus oder im Sandkasten. Mit diesen Hilfsmitteln sind die kleinen Mädchen eher in der Lage, traumatische Begebenheiten widerzugeben. Ganz wichtig ist der Hinweis, daß Kinder in diesem Alter nicht lügen können, wenn sie über sexuelle Ausbeutung berichten, denn sie können sich solche Situationen nicht selbst ausdenken. In Spielen und Zeichnungen werden die Ereignisse meist verdeutlicht. Kinderzeichnungen können dabei sehr hilfreich sein. Auf ihren Bildern überkritzeln sie häufig bestimmte Körperteile oder streichen sie durch – eine Art Ungeschehenmachen des unfaßbaren Erlebens. So wird beispielsweise ein Mund durchgestrichen und damit funktionsunfähig gemacht, er kann weder schreien noch etwas verraten. Durchgestrichene Arme, Hände, Beine zeigen oft Handlungsunfähigkeit oder fehlende Fluchtmöglichkeiten an, wenn sie eine Selbstdarstellung des Mädchens betreffen, aber auch den Versuch, die Tat zu verhindern, wenn der Täter dargestellt ist. Häufig wird die Genitalregion durchgestrichen oder übermalt. Danach wird das Bild dann oft zerstört, zerknüllt, zerrissen, zerschnitten. Es kann zu aggressiven Ersatzhandlungen kommen, die den Täter meinen, aber das eigene Bild betreffen. Gleichzeitig kann Angst aufkommen, denn nun hat sich das Mädchen gewehrt und sich verraten, und das bedeutet für sie oft, daß sie nun befürchtet, der Täter könnte seine – oft unausgesprochenen – Drohungen wahrmachen.[19]

Ältere Mädchen haben bessere verbale Fähigkeiten, aber sie haben auch meist noch mehr Angst, die oft jahrelang geschehenen Verletzungen und damit das »Geheimnis« zu verraten. So verleugnen sie häufig die Übergriffe. Zeichnungen und Spiele können auch hier weiterhelfen.

Welche Folgen hat nun dieses Trauma für die aktuelle und die spätere Entwicklung?

Die Grenze zwischen Zärtlichkeit und Körperkontakt einerseits und sexueller Ausbeutung ist leicht zu ziehen. Sexuelle Ausbeutung liegt dann vor, wenn sich Männer bewußt am Körper eines kleinen Mädchens befriedigen oder diese veranlassen, sexuelle Handlungen vorzunehmen. Dabei werden solche Situationen vom Täter geplant und absichtlich herbeigeführt. Sexuelle Übergriffe sind nichts Einmaliges, in der Regel werden sie über Jahre von den Tätern wiederholt und gesteigert. Die Mittel, die der Täter einsetzt, sind Bevorzugung und scheinbare Aufwertung, materielle Zuwendungen, Herausstellen des gemeinsamen Spiels oder des gemeinsamen Geheimnisses, Verbündung gegen die Mutter, Drohungen, körperliche Gewaltanwendungen und Mißhandlung.

Sexuelle Übergriffe durch eine vertraute, nahe Bezugsperson bedeuten immer eine starke, gefühlsmäßige Verunsicherung. Das Ausmaß der Schädigung ist in diesem Fall noch gravierender, weil der Vater eigentlich Schutz und Sicherheit vermitteln soll. Die Realität wird zudem infrage gestellt, denn vor dem bösen, fremden Onkel werden Mädchen gewarnt. Eine Warnung vor dem Vater hat niemand ausgesprochen – also kann es doch wohl nicht wahr sein, was die Mädchen erleben. Sie verstehen auch oft das veränderte Verhalten des Vaters nicht, empfinden seine Handlungen als ekelerregend, scheußlich und angstauslösend. Wenn der sonst »liebe« Vater solche Gefühle weckt, dann können diese Gefühle wohl nicht richtig sein. Oft geben sich die Täter sogar Mühe und wollen, daß die Mädchen ihre Manipulationen schön finden und mögen. Und die Mädchen strengen sich an, um es richtig zu machen – ganz nach dem Muster ihrer Erziehung zu Kommunikation und Rücksichtnahme. Infolge der völligen Überforderung halten sie sich in der Folge selbst für unfähig und wertlos, Selbstzweifel und Gefühle des Ungenügens entstehen.

Viele sexuelle Handlungen finden nachts statt. Tagsüber verhalten sich die Väter so, als sei nichts geschehen. Zweifel an der eigenen Wahrnehmung der Realität sind die Folge. Die Mädchen spüren sehr wohl, daß etwas nicht stimmt. Sie können aber die Handlungen nicht in den Alltag einordnen, und sie sehen auch keinerlei Bezug zu den vermittelten erzieherischen Werten und Normen, die häufig sehr restriktiv sind und Sexuelles tabuisieren. So sind viele der Mädchen in bezug auf Sexualität und auf ihre Menstruation nicht aufgeklärt. Dadurch ergeben sich zwei unüberbrückbare Gegensätze, die Sexualfeindlichkeit oder Tabuisierung in der Familie und die sexuellen Handlungen des Vaters. Es entsteht eine innere Spaltung, die nicht zu überwinden ist. Viele der Väter gelten als rechtschaffene Männer und gläubige Christen. Sie vertreten in ihren Ansichten nach außen hin ein Bild, das im Widerspruch steht zu ihren Taten – eine weitere Verwirrung des Mädchens ist die Folge. Oft wird später in der Therapie das Gefühl geschildert, verrückt zu sein oder zu werden, gerade weil der Vater Vertrauensperson ist. Die Täter gehören allen Schichten an, Arbeiter sind genauso vertreten wie Lehrer, Pfarrer, Ärzte, Juristen und Hochschulprofessoren. Die Mär, daß dies ein Problem der Unterschichten sei, trifft nicht zu. In den Familien wird über sexuelle Ausbeutung nicht gesprochen, das Thema ist tabu. Der Vater tut auch üblicherweise seinerseits alles, um vor der Mutter und den Geschwistern seine Übergriffe geheimzuhalten. So bemerken diese häufig tatsächlich nichts davon. Damit glauben Mädchen ihrer Wahrnehmung noch weniger trauen zu können, sie deuten das Geschehen um und verharmlosen es. Der blinde Fleck in unserer Kultur im Hinblick auf Gewalt von Männern wirkt auch in ihnen, obwohl sie es besser wissen. Damit zusammenhängende Gefühle von Wut und Haß werden abgespalten, verdrängt und autoaggressiv gegen das eigene Selbst gewandt. Die Mädchen fühlen sich grundsätzlich schuldig, dem Vater gegenüber, weil sie sein Tun ablehnen und ekelhaft finden und weil sie glauben, sie hätten sein Verhalten provoziert oder gefördert. Oder sie nehmen an, sie hätten es gleich abwehren müssen, obwohl sie real als Abhängige und Unterlegene keine Chance hatten. Der Mutter gegenüber bestehen Schuldgefühle, weil sie meinen, sie hätten es ihr erzählen müssen, gleich beim ersten Mal, auch weil sie mit ihr zu konkurrieren meinen, falls der Vater sich mit ihnen gegen die Mutter verbündet hat. Zusätzlich entwickeln sie oft Verhaltensstörungen, die von der Mutter abgelehnt werden oder die ihr zusätzlich Sorgen machen. Oft richtet sich die Wut der Tochter auch gegen die Mutter, die doch merken müßte, schützen müßte – und auch wegen dieser Wut erleben sie sich als schuldig.

Aber auch Größenvorstellungen tauchen auf: die Familie zu erhalten, alles für den Familienfrieden auszuhalten oder die einzige zu sein, die für das Wohlbefinden des Vaters zuständig ist. Diese Größenvorstellungen werden immer sofort wieder von Ohnmachtsgefühlen abgelöst, von dem Gefühl, keine Kontrolle mehr zu haben, ausgeliefert zu sein – ein ständiges seelisches Wechselbad, das kein Wohlbefinden und insbesondere auch keine seelische Entwicklung mehr zuläßt.

Inzest geschieht oft in einer emotional schon vorher gestörten Familienstruktur, in der es kaum Sicherheit und Vertrauen, wenig Mitteilung und Gemeinsamkeit gibt.

Sexuelle Handlungen, die mit Schmusen einhergehen, lösen auch zärtliche Gefühle in Mädchen aus, besonders wenn sonst wenig zärtliches Verhalten in der Familie üblich ist. Sie binden sich deshalb auch an den Vater, merken aber bald, daß sie damit sein Verhalten intensivieren und daß sie keine Möglichkeit haben, selbst darüber zu bestimmen und ihre Grenzen zu wahren. Sie stellen schließlich ihre ständig mißachteten Grenzen selbst in Frage.

Selbstverständlich entstehen auch körperliche Folgen. Am Eindeutigsten sind Verletzungen an den Genitalorganen, Blutergüsse an Bauch und Oberschenkeln, Schmerzen im Genital- und Bauchbereich, Juckreiz, Risse und andere Verletzungen, die oft zu hartnäckigen Entzündungen führen. Eileiterentzündungen oder andauernder Ausfluß bei kleinen Mädchen sind ein dringender Hinweis für sexuelle Ausbeutung. Aber auch psychosomatische Störungen sind schon in der Kindheit häufig, wie Schlafstörungen und Alpträume, Einnässen und Einkoten, Appetitlosigkeit und Eßstörungen, die später zu Anorexie und Bulimie führen können. Die Bulimie dient dazu, Kilo für Kilo abstoßender und häßlicher zu werden, gleichzeitig leiden die betroffenen Mädchen unter ihrer Häßlichkeit, sie bestätigen sich damit ihre Wertlosigkeit und verstärken ihre Selbstablehnung und ihre Selbstwertproblematik. Schon in der Kindheit treten häufig Schmerzen auf, die meist im Unterbauch lokalisiert sind und oft keine organisch faßbare Ursache haben. Es kommt zu Erstickungsanfällen, besonders nach erzwungenem Oralverkehr, Mundzuhalten oder Kissen aufs Gesicht drücken, um Schreien zu verhindern. Kopfschmerzen und Schwindelgefühle sind nicht selten, ebenso Selbstbeschädigung als autoaggressives Verhalten, Nägelkauen, Haareausreißen, Selbstverletzungen und Selbstmord. Häufig entsteht ein selbstzerstörerisches Suchtverhalten; dabei werden schon recht jungen Kindern Medikamente, Alkohol und Drogen benutzt, um die Wahrnehmung zu betäuben, damit die Ausbeutung überlebt werden kann.

Angst ist in jeder Form immer vorhanden, Angst vor Entdeckung und Strafe, vor den Drohungen des Täters, vor Schuldgefühlen, vor der möglichen Schuld, andere, insbesondere die Mutter zu kränken, sie traurig oder gar krank zu machen. Immer besteht die Angst vor der Wiederholung. Angst vor Dunkelheit, Angst vor der Nacht, vor dem Schlafen, vor dem Alleinsein und dem Ausgeliefertsein sind häufig. Es handelt sich dabei um existentielle Ängste bis hin zur Panik. Eine besondere Rolle spielt die unbewußte Angst vor der eigenen Wut, vor dem Haß auf den Täter, die Angst vor den Affekten und vor der Affektstärke, die zur Verdrängung oder Verschiebung der Wut auf die Mutter oder andere Personen führt oder sich gegen die eigene Person richtet.

Auch eine Fülle von Verhaltensauffälligkeiten ist die Folge, wie das Nachlassen von schulischen Leistungen, Konzentrationsstörungen, Stottern und andere Sprechstörungen, Depressionen, aggressives Verhalten und aggressive Durchbrüche, Absondern und Rückzug von Gleichaltrigen, motorische Unruhe und Distanzlosigkeit. Aber auch ein sexualisiertes Verhalten kann beobachtet werden, wie Masturbation, das Genitale zeigen, auffallender Gebrauch sexueller Ausdrücke und das Reinszenieren des Erlebten in Doktorspielen.

Die Folgen für die weitere Entwicklung sind gravierend. Auch wenn die Übergriffe aufhören, meist weil das Mädchen von zu Hause wegläuft, wegzieht oder in ein Heim kommt, oder wenn der Vater ins Gefängnis kommt, wirkt die Gewalterfahrung im Leben der erwachsenen Frau weiter. Die meisten Frauen bleiben auch als Erwachsene ausbeutbar, ohne sichere Grenzen, ohne die Fähigkeit, ihre Grenzen wahrzunehmen oder gar zu verteidigen. Nicht wenige werden auch später vergewaltigt. Die Ausbildung der Abwehr als Ich-Leistung ist bei ihnen reduziert oder völlig ausgeblieben. Die Ungläubigkeit bleibt, das kann nicht wahr gewesen sein, die Zweifel an der eigenen Wahrnehmung insgesamt, die quälende Frage, bin ich verrückt oder sind es die anderen.

Praktisch alle erwachsenen betroffenen Frauen leiden unter starken Schuldgefühlen. Sie glauben immer noch, daß sie an dem für sie unfaßbaren Ereignis die Schuld haben, auch daß sie sich nie gewehrt und daß sie »mitgemacht« haben. Dabei sind sexuell ausgebeutete Mädchen dauern damit beschäftigt, sich zu wehren. Sie verstecken sich, sie versuchen, nicht mit dem Täter alleine im Haus zu sein, sie täuschen Krankheiten und später Menstruation vor, sie werden auf verschiedene Weise auffällig und geben damit an sich deutliche Signale. Trotzdem geben sie sich selbst die Schuld am eigenen Leid. Sie äußern Schuldgefühle auch der Mutter gegenüber, die sie belogen und getäuscht haben. Aber auch der Haß auf den Täter und auf die Mutter, die sie ihrem Gefühl nach im Stich gelassen hat, trägt zu den Schuldgefühlen bei.

Diese Frauen haben als Erwachsene ein sehr gering entwickeltes Selbstwertgefühl, sie halten sich für völlig unfähig und schlecht, haben auch kein Vertrauen in ihre Leistungsfähigkeit und werden so nicht selten zu Versagerinnen. Sie leiden oft unter unüberwindlichem Mißtrauen allen Menschen gegenüber und erwarten immer wieder neue Verletzungen. Sie vertragen keine Nähe, weil sie nicht in der Lage sind sich abzugrenzen. Daraus entsteht oft eine lebenslange, große

Einsamkeit und Isolierung. Starke Depressionen sind häufig die Folge, das Gefühl, alles verpaßt zu haben, chancenlos, ungeliebt und der Liebe nicht wert zu sein.
Besonders gestört ist weiterhin der Bereich der Sexualität und der weiblichen Organe und deren Funktionen. Die tiefgreifende Spaltung besteht weiter, der Körper ist fremd geworden, gefühllos, kein Erlebnisfeld mehr. Das Selbst – oder die Seele – hat sich zurückgezogen, so daß alles, was mit dem Körper nun geschieht, nicht mehr so verletzend sein kann. Er spielt keine Rolle mehr, und damit ist er abgewertet. Auch die Menstruation beängstigt sehr und ist damit häufig gestört, weil sie einerseits als Strafe oder Verletzungsfolge angesehen wird; andererseits besteht bei aufgeklärten Mädchen – eher die Seltenheit – auch die realistische Angst vor einer Schwangerschaft. Wir beobachten auch immer wieder, daß die betroffenen Frauen zahlreiche Operationen hinter sich haben, oft ohne sichere Indikation, besonders wegen Unterleibsschmerzen, Zystenbildungen, Entzündungsfolgen und nachfolgenden Verwachsungen, die immer wieder zu neuen Operationen führen, trotz der Todesangst vor Narkosen als maximalem Auslieferungszustand. Die Grenzüberschreitung der Körpergrenze, das Eindringen ins Körperinnere, die innere Verletzung wird nun oft von den Operateuren weitergeführt. Die dahinterstehende Dynamik läßt sich unschwer verstehen.

Die Therapie von Inzestopfern und von Opfern sexueller Ausbeutung ist natürlich je nach Lebensalter unterschiedlich. Sie weist einige wichtige Schwierigkeiten und Besonderheiten auf. Die üblichen Voraussetzungen für eine Therapie wie Vertrauen, Arbeitsbündnis, Sinnfrage der Therapie und ähnliches bestehen meist erst einmal nicht. Nach üblichen Kriterien würden wir viele Betroffene als nicht therapiefähig einschätzen. Als Therapiemotivation bleibt oft nur der Leidensdruck, der allerdings ungeheuer sein kann.
Verschiedene seelische und körperliche Entwicklungsbereiche sind besonders gestört:[20]

1. Sicherheit
2. Vertrauen
3. Kontrolle und Grenzen
4. Selbstwertgefühl
5. Beziehungsfähigkeit
6. Körperwahrnehmung und Körpererleben

Diese Aufteilung ist mehr oder weniger willkürlich wie alles in lebendigen Bezügen, da enge Wechselwirkungen zwischen den einzelnen Bereichen bestehen.

1. Ein Sicherheitsgefühl kann sich nur entwickeln, wenn Sicherheit erlebt wurde. In den üblichen Familienbezügen soll nach unserem Verständnis gerade die Vaterfigur Schutz und Sicherheit bieten, besonders auch, wie schon erwähnt, gegenüber dem Bild der »bösen Mutter«, wie wir aus den Theorien wissen. Diese Person nun, die in den früheren Lebensphasen vielleicht tatsächlich als schützend erlebt wurde, wird nun plötzlich selbst zur schlimmsten Bedrohung. Wo ist da noch Sicherheit möglich? Das führt zum Gefühl des ohnmächtigen Ausgeliefertseins, gegen das es keine Abwehr gibt. Dieses Gefühl bleibt oft das ganze weitere Leben bestehen und führt in der Wiederholung zu weiteren Ohnmachtserfahrungen. Zwar werden bedrohliche Situationen, gerade auch in der Therapie, so weit wie möglich vermieden, aber dort, wo sie unvermeidbar sind, tritt wieder das Gefühl des Ausgeliefertseins und der totalen Unsicherheit ein. Sicher ist nur, daß weitere Verletzungen folgen – eine negative Sicherheit, die sich im Erleben oft erfüllt. Die Folge ist Angst. Das gilt auch für das Gefühl in der Therapie, die oft von Anfang an als Auslieferung und als völlig verunsichernd erlebt wird.

2. Vertrauen bildet sich aus der Erfahrung der Zuverlässigkeit der nahen Bezugspersonen, aber auch in bezug auf die Verläßlichkeit der eigenen Wahrnehmungen und Einschätzung von Situationen. Sexuell ausgebeutete Mädchen können dem Vater oder anderen Bezugspersonen nicht mehr trauen, sie erleben aber auch die Mutter nicht mehr als zuverlässig und schützend. Das führt letztlich zu Angst, aber auch zu Beziehungsunfähigkeit und zum Rückzug. In der Therapie ist es wegen des tiefen Mißtrauens besonders schwer, sich auf ein Arbeitsbündnis einzulassen und damit einer anderen Person wieder Verletzungsmöglichkeiten zu geben. Denn Therapie kann ja auch als Eindringen in die persönliche Sphäre betrachtet werden und zu weiterem Mißbrauch führen. Dabei muß es sich nicht um die inzwischen bekannt gewordene sexuelle Ausbeutung von Patientinnen handeln. Auch seelischer Mißbrauch, der in der Bestätigung eigener Stärke und Fähigkeiten auf Kosten der Patientin besteht, ist möglich und ebenso schädlich und zerstörend. Hinzu kommt das Gebot der Geheimhaltung, dem die betroffenen Mädchen, oft mit Todesdrohungen, unterworfen waren und das auch bei erwachsenen Frauen noch sehr tief sitzen kann. Und gerade in der Therapie ist es schließlich wichtig, zu reden und das Geheimnis preiszugeben.

3. Das Gefühl für Kontrolle und für Grenzen entwickelt sich aus der Erfahrung, daß Grenzen geachtet wurden und kontrollierbar sind. Dem Gefühl, die eigenen Reaktionen und Emotionen kontrollieren zu können, steht die Erfahrung des Ausgeliefertseins und der Mißachtung, des Chaos, des Zusammenbruchs aller Orientierungsmöglichkeiten und des Überschwemmtwerdens entgegen. Zudem ist die sexuelle Ausbeutung unbewußt auch mit unkontrollierbarer Wut und Angst verbunden. Dies erlebt das Mädchen und später die erwachsene Frau als unbegreifliche Schuld und Überwältigung. Als Gegenreaktionen werden oft Zwänge entwickelt; so treten nicht selten Waschzwänge auf, mit denen erlebter Ekel und Schmutz abgewaschen werden sollen: »Ich möchte mich zur chemischen Reinigung abgeben oder besser noch, ganz neu werden«, sagte eine Patientin mit Waschzwang. Die Folge ist Angst, Rückzug, Vermeidung von Erlebnismöglichkeiten und damit von unkontrollierbaren Affekten.
In der Therapie besteht ebenfalls Angst vor Kontrollverlust und Grenzüberschreitungen. Daher muß die Patientin selbst den Fortgang, das Tempo und den Ablauf ihrer Therapie bestimmen – aber oft ist sie gerade dazu kaum in der Lage. Also ist in der Therapie ein schwieriger Balanceakt zu bewältigen.
4. Ein sicheres Selbstwertgefühl entsteht durch das Gefühl, für wert gehalten zu werden. Gerade kleine Mädchen haben beim Füttern und bei der Reinlichkeitserziehung schon die Erfahrung der Nichtachtung ihrer Bedürfnisse, ihrer Grenzen und ihres Eigenrhythmus gemacht, so daß sie in dieser Hinsicht besonders verletzbar und störbar sind. Mädchen erleben die sexuelle Ausbeutung als Beweis dafür, daß sie nichts Besseres verdient haben, als benutzt zu werden. Denn sie werden zum Objekt männlicher Bedürfnisbefriedigung gemacht, statt im Rahmen ihrer Möglichkeiten Subjekt in einer Beziehung zu sein. »Ich war wie ein Klo, er hat sein Zeug oben oder unten in mich reingespritzt«, sagte eine Frau. »Ich war austauschbar, es konnten auch meine beiden Schwestern sein oder eine Freundin meiner jüngeren Schwester, die hat er auch dazu benutzt.« Daß sich mit solchen Erfahrungen kein Selbstwertgefühl aufbauen läßt, ist ohne weiteres verständlich. Neben dem Gefühl der Abwertung führt die mögliche Entwicklung eines Größenselbst zu weiterer Labilisierung. Wenn das Mädchen durch ihr Stillhalten verantwortlich war für den Familienfrieden, für den Weiterbestand der Familie, für das Wohlbefinden des Vaters und damit auch der Mutter und der Geschwister, dann genoß sie für Augenblicke das trügerische Gefühl, wichtiger als alle anderen zu sein und damit

unentbehrlich. Der Realitätsprüfung hält ein Größenselbst niemals Stand. Die Folge sind schwere Störungen des Selbstwertgefühls mit Selbstwertkrisen, Selbstverachtung und Autoaggressionen bis hin zum Selbstmord.
Auch in der Therapie stellt dies eine besondere Schwierigkeit dar, zumal die Patientinnen sich oft die Mühen einer Therapie nicht zutrauen; außerdem sind Realitätsprüfungen schwierig.
5. Die Entwicklung der Beziehungsfähigkeit setzt Bezugspersonen voraus, die als sicher, zuverlässig und vertrauenswürdig erlebt wurden. Aber auch die Beziehungsfähigkeit zu sich selbst ist gestört, wenn die Selbstachtung fehlt. Nähe kann nicht mehr zugelassen werden, weil sie als absolute Bedrohung erlebt wird, Begegnung wird zu Verfügung und Auslieferung. Ein Kind ist nicht in der Lage, bevor es seine eigenen sexuellen Gefühle entwickelt, Sexualität als Geschehen zwischen Personen zu begreifen. Es erlebt sie noch auf sich selbst bezogen, intrapersonal, nicht interpersonell. Durch die Abspaltung der Gefühle ist auch der Zugang zu sich selbst erschwert, statt innerer Ruhe wird innere Leere erlebt, der Weg in die Depression ist oft nicht weit.
In der Therapie ist die Arbeitsbeziehung eine wichtige Grundlage der gemeinsamen Arbeit, doch genau hier wird durch die fehlende Beziehungsmöglichkeit der Beginn oft erschwert. Aber auch die »Innenbeziehung« ist gestört, und damit ist die Therapiefähigkeit oft ganz erheblich beeinträchtigt.
6. Dem eigenen Körper gegenüber besteht tiefes Mißtrauen und Ablehnung, denn dieser hat der Patientin das alles angetan und war der Grund für ihre Demütigung. Der Körper wird oft zum Austragungsort der Autoaggressivität in Form von Krankheiten, Operationen, Selbstbeschädigung, er gibt aber auch Anlaß für Ängste. Sehr häufig wird eine erhebliche Karzinophobie entwickelt, denn »es ist ihm ja auch zuzutrauen, daß er (der Körper) Krebs macht und mich dann gleich ganz umbringt«, sagte eine Patientin. Auch hier sind die Folgen Depressionen, Ängste und psychosomatische und organische Erkrankungen.
In der Therapie ist es daher wichtig, daß der Körper in Besitz genommen und libidinös besetzt wird, daß er wieder zum Ort der Wahrnehmung und der Handlungsfähigkeit wird. Dazu bieten körpertherapeutische Ansätze gute Hilfsmöglichkeiten.
Es ist verständlich, daß die beschriebenen Störungen um so stärker ausgeprägt sind,
je größer der Altersabstand zwischen Täter und Opfer ist,
je größer die verwandtschaftliche Nähe ist,

je länger die sexuelle Traumatisierung andauert,
je jünger das Kind bei Beginn der Traumatisierung war,
je mehr Gewalt angedroht oder angewendet wird,
je vollständiger die Geheimhaltung ist und
je weniger schützende Vertrauensbeziehungen, etwa zur Mutter oder zu einer anderen Person, bestehen.[21]

Einige Abwehrformen sind besonders ausgebildet, also zeigt auch der Widerstand in der Therapie einige Besonderheiten.

Besonders deutlich ausgeprägt ist die Abspaltung. Erschreckende und schreckliche Erlebnisse können ohne gefühlsmäßige Beteiligung erfahren werden. Die Frauen selbst nennen es »Totstellreflex«, »... als ob es mich nichts angeht, ich bin ganz woanders«. Wir begegnen dem roboterhaften Funktionieren ohne Affekte, ohne eigenes Erleben, scheinbar gefühllos. Die betroffenen Frauen beschreiben das als ein Gefühl von Versteinerung, Eingefrorensein, Abgetrenntsein, wie ein Automat. Eine Patientin mit Konzentrationsstörungen hatte die Sonderschule hinter sich, sie hielt sich für schwachsinnig und erweckte auch in der Therapie diesen Eindruck, bis ein Test das überraschende Ergebnis einer gut durchschnittlichen Intelligenz ergab. Sie berichtete, daß sie nur ganz kurz irgend einem Geschehen folgen könne, auch in der Einzeltherapie oder in der Gruppe, dann sei sie wieder »wie abgeschaltet«. Dieser Realitätsverlust ist eine oft geübte Form der Lebensbewältigung, denn er bietet die Möglichkeit, sich aus belastenden Situationen auszuklinken. Die Folge ist aber häufig die Angst, zu zerfallen, zu zerspringen oder auseinanderzufließen, ohne es verhindern zu können.

Das Nichtglaubenkönnen des Traumas, die Selbstzweifel, die Zweifel an der eigenen Wahrnehmung und an der Realität sind häufig vorhanden, so daß oft nur die tiefe Verdrängung bleibt.

Eine andere Widerstandsform ist die Identifikation mit dem Aggressor. In der Folge konstellieren die Patientinnen immer wieder Situationen, die der Ausbeutungssituation ähneln, also auch in der Therapie. So wird oft aus hilfreich gemeinten Interventionen unversehens destruktives Handeln, das die Ausbeutungssituation wiederholt.

Alle diese Abwehrmechanismen dienten dem Überleben. Es ist daher wichtig, sie zu achten und zu würdigen und nicht zu durchbrechen.

Es scheint ein Widerspruch zu sein, daß so starke, fast unüberwindliche Abwehrmechanismen ausgebildet werden, die Mädchen und Frauen aber gleichzeitig das Gefühl haben, nicht abwehren zu können. Die Abwehr betraf jedoch nicht die Schädigung von außen, denn diese konnte nicht abgewehrt werden, der Täter war stärker. Aber das eigene Erleben wird abgewehrt, weil es unerträglich war und oft in dem Gefühl, es könne sich wiederholen, noch ist. Nur gegenüber den eigenen Gefühlen funktioniert die Abwehr. Im übrigen besteht ein Auslieferungsgefühl gegenüber allem, was von außen kommt, also auch gegenüber der Therapie, das zu äußerster Vorsicht mahnen sollte. So scheint manchmal eine Therapie ganz gut zu verlaufen, weil die Patientin willig alles geschehen läßt, auch scheinbar mitmacht, ganz nach dem alten Muster. Aber Veränderungen bleiben aus, weil sie nichts an sich heranlassen kann, nichts dabei erlebt, weil sie nicht fühlen kann, sondern nur ihr Denken einschaltet. Es geht aber oft erst einmal nicht anders, die Blockierung durch unbewußte Abwehrmechanismen entzieht sich so lange der Bearbeitung, bis die notwendigen Voraussetzungen geschaffen wurden.

In der Übertragung sehen die Patientinnen sehr häufig in der Therapeutin entweder den eindringenden, verletzenden Vater oder die Mutter, von der sie sehnlichst Schutz erhoffen, den diese aber nicht gewährt. Auch in dieser Hinsicht ist die Therapie oft die Reinszenierung des Traumas. Das heißt aber auch, daß die Patientinnen diejenige Form von Zuwendung erwarten, die sie in der Ausbeutungssituation erhielten, und es heißt, daß sie dieselbe Destruktivität entwickeln, die sie damals erlebten. Ausbeutung wird also erwartet – und wenn sie verweigert wird, reagiert die Patientin mit großer Panik oder Wut und Gefühlen von Kontrollverlust und der Verweigerung von Anerkennung und Zuwendung. Die Verweigerung der gewohnten Situation wird also auch als Verweigerung von Anerkennung und Zuwendung erlebt – eine sehr schwierige Situation für die Therapeutin oder den Therapeuten, zudem ist es auch schwer, so viel Destruktivität auszuhalten, ohne sie beseitigen zu wollen.

In der Gegenübertragung gibt es häufig die große Versuchung der Grenzüberschreitung und Bemächtigung, da die Patientinnen zum einen dies unbewußt konstellieren, zum anderen auch oft so hilfsbedürftig erscheinen, daß die Versuchung groß ist, bessere Hilfe zu geben als die Mutter, um jeden Preis zu helfen, es doch so gut zu meinen, da muß doch geholfen werden. Und damit konstelliert sich in der Übertragung der bemächtigende Vater. Es können leicht eigene Größenphantasien mobilisiert werden, die denen der Patientin entsprechen. Hinzu kommt die enorme, oft unbewußte Wut, denn die Patientinnen verweigern oft die Bestätigung, daß die Therapie gut läuft. Sie setzen die in der Ausbeutungssituation erlittene Demütigung fort, indem sie die Therapeutin immer wieder hart an ihre Grenzen stoßen lassen und demütigen. Es ist eine zerstörerische Kraft, die sich hier manifestiert, und es bedarf eines großen Einsatzes, großer Geduld und großer Selbstkritik, um dies ohne eigenes Agieren auszuhalten. Wir dürfen die Stärke dieser Patientinnen nicht unterschätzen, auch wenn diese Kraft noch so destruktiv ist, denn sie bewirkte ihr seelisches Überleben.

Das Ziel einer solchen Therapie kann in keinem Fall sein, daß eine Frau nun in die Lage versetzt wird, »normale Sexualität«, was immer das sein mag, auszuhalten und ein vordergründig normales Leben zu führen. Damit wird die alte Situation rekonstruiert, in der das Mädchen Sexualität aushielt und vordergründig einigermaßen unauffällig funktionierte. Die Beziehungsunfähigkeit, das Mißtrauen, die Spaltungen und alle anderen Abwehrmechanismen werden dadurch nur vertieft. Damit wird auch die massive Aggressivität wegen der erfahrenen narzißtischen Kränkungen neu belebt, anstatt aufgearbeitet und konstruktiv zur Benennung der Tat und zur Distanzierung eingesetzt zu werden. Auch die Autoaggressivität wird stärker, die immer die Gefahr eines Suizides birgt.

Oft stellen aber auch die Frauen selbst den Sinn der Therapie in Frage. Ein Gefühl für Sinnhaftigkeit fehlt ihnen häufig und sie fragen nach dem Sinn des Lebens, den sie bezweifeln. »Aushalten ist meine Devise, irgendwie werde ich es überleben, das Leben, das habe ich mir immer gesagt. Und so lebe ich noch heute, umgebracht habe ich mich nur deshalb nicht, weil das auch keinen Sinn macht«, sagte eine Frau. Nicht selten zweifeln sie an ihrer Lebensberechtigung überhaupt. Die Frauen sind oft sehr überrascht, wenn der Sinn ihrer Abwehrmechanismen mit ihnen bearbeitet wird. Wenn sie erfahren, daß sie diese nur deshalb entwickelt haben, um überleben zu können, daß also der Überlebenswille immer da war, kann dies außerordentlich hilfreich sein.

Die Beschäftigung mit Erlebnissen sexueller Ausbeutung und deren Folgen ist inzwischen durchaus aktuell, wobei aber schon wieder eine Gegenbewegung spürbar wird, die die Täter verteidigt, die Auswirkungen des Inzest und der sexuellen Ausbeutung für die betroffenen Mädchen bagatellisiert und die im Gegenschlag Mütter, die ihre Töchter schützen, beschuldigt, nach Trennungen oder Scheidungen die Mädchen durch den Vorwand angeblicher Inzesthandlungen dem Zugriff des Vaters zu entziehen. Mädchen wird unterstellt, daß sie übertreiben – das alte Spiel der Schuldzuweisungen ist wieder in Gang, der Täter wird als Opfer weiblicher Machenschaften aufgebaut. Diese Gegenbewegung ist verständlich als eine Form des Rehabilitationsversuchs. Sie bedient sich der gleichen Mechanismen, denen bereits Freuds frühe Einsicht zum Opfer fiel. Andererseits besteht immer die Gefahr, daß Enthüllungsgeschichten die Phantasie von Voyeuren anregen wie Pornographie.

Wer aber je mit sexuell ausgebeuteten Frauen gearbeitet hat, kennt das Ausmaß und die zerstörende Wirkung dieses Traumas, dessen Folgen nur mit Einsatz von sehr viel Energie, Zeit, Zuwendung, Wertschätzung und Geduld therapeutisch einigermaßen verarbeitet werden können.

2 *Pubertät*

Die Pubertät ist die Zeit der Geschlechtsreife. Das Wort kommt vom Lateinischen pubertas, das heißt *Mann*barkeit, Geschlechtsreife, *Mannes*kraft, Zeugungskraft; erstes Barthaar.[1]

In der Pubertät wird das Mädchen – es – zum Fräulein, zum jungen Mädchen – es. Noch immer wird sie nicht als weiblich benannt. Ich werde das heranwachsende Mädchen weiterhin grammatikalisch falsch mit »sie« bezeichnen, denn daß *sie* es *ist*, prägt auch weiterhin, wie seit dem ersten Lebenstag, ihre Entwicklung und ihre Erfahrung. Gerade in der Pubertät erleben Mädchen erhebliche körperliche und seelische Veränderungen, die mit großer individueller Schwankungsbreite etwa um das zehnte Lebensjahr herum einsetzen.

Die Pubertät beginnt mit einer Mehrproduktion von steuernden Hormonen, die zur Bildung der sogenannten Gonadotropine in der Hypophyse (Hirnanhangdrüse), führt, die ihrerseits die Weiterentwicklung der bis dahin inaktiven Ovarien (Eierstöcke) bewirkt. Diese beginnen mit der Oestrogenproduktion, die das Brustwachstum veranlaßt, die ersten Haare am Genitale und in der Achselhöhle werden sichtbar, die Gebärmutter wächst und baut schließlich die typische Schleimhaut auf, die dann zur ersten Menstruation, der sogenannten Menarche führt. Die ersten Blutungen geschehen noch ohne Ovulation (Eisprung), sie sind meist unregelmäßig. Der eigentliche Zyklus mit Eireifung entwickelt sich langsam. Ein bis zwei Jahre nach der Menarche ist auch das Längenwachstum abgeschlossen und die endgültige Körpergröße erreicht. Gleichzeitig verändert sich auch der übrige Körper in seiner äußeren Erscheinung. Der Beckenumfang nimmt stärker zu als der Schulterumfang. Fettgewebe bildet sich, das Becken und Brustdrüsen umgibt, den sogenannten »Po« formt – einen Körperteil, der zwar für die Frau und die Beurteilung ihrer »Figur« wichtig ist, der aber keinen seriösen Namen außer »Gesäß« hat. Arme und Beine und der gesamte Körper strecken sich und formen sich aus. Am Ende des Übergangsstadiums Pubertät ist aus dem Kind die erwachsene Frau geworden.

Parallel zur körperlichen Entwicklung laufen seelische Reifungsprozesse ab, die teilweise von den körperlichen Vorgängen beeinflußt werden. Die Übergangsphase Pubertät kann, wie jede Schwelle, eine Krisenzeit

sein, denn was am Ende eines Übergangs erreicht wird, weiß niemand. Sie ist eine Zeit der Orientierungssuche, des Verstehenwollens, der Klärung; das Selbstwertgefühl ist erneut verunsichert, eine Identität als erwachsener Mensch muß erst gefunden werden. Neue Gefühle tauchen auf, die Triebstärke wird vermehrt, erste sexuelle Begegnungen werden versuchsweise aufgenommen, erste Beziehungen ausprobiert. Die Orientierungslosigkeit kann im Extremfall einerseits zu den »Flegeljahren« führen, bis hin zu Verwahrlosungstendenzen, oder durch Askese abgewehrt werden, wie wir es in manchen Pubertätsidealen finden, im Extremfall auch in der Anorexie. In ihrer Bewältigung und Verarbeitung zeigt sich, wie tragfähig die bisherigen Strukturen und Vorbilder waren und ob genügend Halt und Zuwendung vorhanden war, so daß Beeinträchtigungen des regelhaften Ablaufs vermieden werden, die zu Störungen im späteren Leben führen können.
Die seelische Entwicklung wird zusätzlich durch die tiefgreifenden, im Körper erlebten Veränderungen beeinflußt. Doch nicht nur das Körpergefühl und die Körperwahrnehmung, sondern auch Einstellung und Reaktionen des Umfeldes verändern sich.
Beim kleinen Kind war die Entwicklung des Körpergefühls noch im wesentlichen abhängig vom Umgang der nahen Pflegepersonen mit dem Körper. Zuwendung, liebevolle Pflege, Achtung vor den Körperrhythmen und Bewunderung führten zu Wohlgefühl und Lustempfinden; der Körper als Objekt »guter« Zufuhr wurde als »gut« und als wertvoll empfunden, wenn er als liebenswert erfahren wurde. Der mißachtete, abgelehnte, hungernde, wunde, schmerzende, mit Ekel angefaßte oder benutzte Körper war »schlecht« und vermittelte Unlustgefühle. Er wurde abgelehnt und als ablehnenswert erlebt.
Diese in der Erstphase der frühen Kindheit gemachten Erfahrungen werden in die Pubertät mitgebracht; sie beeinflussen und färben das weitere Erleben im Körper und sind damit auch entscheidend wichtig für die Entwicklung und Reifung gerade auch des weiblichen Körperbildes. Denn erst jetzt kommt es zur Ausbildung spezifisch weiblicher Funktionen und weiblichen Aussehens, vorher war – mit Ausnahme des Genitales – der Körper von beiden Geschlechtern gleich. Aber auch anderes bringt das Mädchen schon in die Pubertät mit, weniger Muskeln, weniger Knochenmasse, weniger körperliches Training und damit weniger Kraft, körperliche Schnelligkeit und Geschicklichkeit.

Zum besseren Verständnis der wichtigen Vorgänge, die für die spätere Einstellung zum eigenen Körper und zur eigenen Sexualität die Wei-

chen stellen, soll an dieser Stelle eine kurze Begriffsklärung folgen. Mit dem Begriff *Körper* ist der Organismus gemeint, also die anatomische und physiologische Zusammenfassung von Organen und ihrer Funktionen. Auch Tiere haben einen Körper. Hier kann das Bild einer hochkomplizierten Maschine verwendet werden, wie dies in der Organmedizin üblich ist. Daneben steht als zweites Funktionssystem der »seelische Apparat« mit seinen verschiedenen Instanzen. Diese beiden erst einmal unverbunden scheinenden Funktionssysteme greifen selbstverständlich ineinander. So entsteht der Begriff *Leib*, wie der beseelte Körper bezeichnet wird. Dieser ist nicht nur eine Ansammlung von Organen, sondern hat gleichzeitig die Fähigkeiten der Wahrnehmung, des Handelns und des Fühlens. Dem Leib werden also viel mehr Möglichkeiten und Fähigkeiten zugeordnet als dem Körper. Seine Struktur ist damit komplex und kompliziert und entsteht aus der Gesamtheit aller körperlichen und seelischen Erfahrungen des Wachstums, der Entwicklung, aber auch der Verletzungen, die sich zu einer einheitlichen Vorstellung formen. Körperlich erlebte Ereignisse werden dabei genauso im Leib eingespeichert wie seelische Erfahrungen. Er enthält die Verarbeitung von Innen- und Außenreize und spiegelt damit deutlich den Zusammenhang psychosomatischen Geschehens. Innenerfahrungen entstehen aus biologischen Erfahrungen, deren Deutung und zugehörige Phantasien. Außenerfahrungen sind soziale Erfahrungen, deren Bedeutung und zugehörige Phantasien. Der Leib ist im Verlauf des Lebens inneren und äußeren Veränderungen ausgesetzt und wird auch von sozialen Faktoren beeinflußt. Die Erfahrungen des Leibes sind unsere frühesten Erfahrungen, sie setzen lange vor der Entwicklung unseres Bewußtseins ein. Schon in der Embryonalzeit macht jeder Mensch Leiberfahrungen, wie etwa Konstanz und Rhythmus des Herzschlags der Mutter. Daß die Erinnerung daran im Leib gespeichert ist, sehen wir beispielsweise an der Tatsache, daß Säuglinge ruhig werden, wenn ihnen der Herzschlag der eigenen Mutter vom Band gespielt wird. Etwas weniger wirksam ist ein anderer, herzschlagähnlicher Rhythmus. Möglicherweise liegt im Wunsch nach Wiederholung dieser ersten, Sicherheit spendenden Erfahrungen der Grund für die Beliebtheit der konstanten, monotonen und alles überdeckenden Rhythmen der gängigen U-Musik.
Der Begriff »Leib« wird vor allem in den Körpertherapien gebraucht.
Das *Körperschema* ist das Raumbild des Körpers, das sich aus den Raumerfahrungen und damit aus Informationen des Körpers selbst im Raum und der Erfahrung der äußeren Raumwelt bildet.[2]

Das *Körper-Selbst* ist gleichzusetzen mit dem *Körper-Ich.* Beides entsteht im Verlauf der Entwicklung von Selbst bzw. Ich und ist damit einer nicht ganz so frühen Entwicklungsstufe zuzuordnen. Es ist ein späterer Teil des Selbst beziehungsweise des Ich.[3] Dabei entwickelt sich das Selbst vor dem Ich.

Als inneres *Körperbild* bezeichne ich Vorstellungen vom individuellen Körper, die mehr sind als eine Raumerfahrung, aber diese einschließen. Es ist auch mehr als der Leib, da es auch Wertvorstellungen einbezieht. Es ist also ein inneres Bild, das Innenerfahrungen und Wertungen enthält und selbst wertet; außerdem umfaßt es Außenerfahrungen mit Bezugspersonen, kulturellen Normen und damit verbundenen Werten.

Das *»Körper-Selbst-Bewußtsein«* umfaßt sowohl das Körper-Selbst wie auch das Körper-Bild; es setzt eine zumindest teilweise Bewußtheit des Körperbildes voraus und beeinflußt damit das Selbstwertgefühl. Mit ihm ist die Ausbildung von Körpergefühl und Körperwahrnehmung ebenso verbunden wie die Entwicklung des Selbstbildes und damit des Selbstbewußtseins. Es bildet sich überwiegend unter dem Einfluß von drei wirksamen Faktoren aus:

In der Pubertät verändern sich die biologischen Voraussetzungen im Körper, und damit vermittelt dieser andere, neue Signale. So fühlt sich ein glatter Oberkörper anders an als ein Oberkörper mit sich bewegenden, lebendigen Brüsten. Auch das Gefühl im Unterbauch ändert sich, Lust oder Unlust werden diffus wahrgenommen, gedeutet und bewertet, wie auch das Fließen von Ausfluß, der der ersten Regel, der Menarche vorausgeht oder das Fließen des Blutes. Je nach Einstellung sind dies lustvolle, warme, angenehme Veränderungen oder unangenehme, abgelehnte, auch gefürchtete Vorgänge, aus deren Erleben sich ein negatives Körperbild ableiten kann. Teilweise bleiben sie unbewußt, teilweise wird nur die Tatsache registriert, daß etwas fließt, aber nicht die mit dem Körpervorgang verbundenen Gefühle. In der Pubertät ist meist die Unbefangenheit in bezug auf Körperlichkeit bereits verlorengegangen. Der Stolz durch eine positive Wertung der körperlichen Gefühle wird selten erlebt, eher stellen sich Erstaunen oder Entsetzen ein.

Wichtig sind auch die Reaktionen der nahen Bezugspersonen und die Einflüsse von Normen, die meist mit Einengungen und Einschränkungen verbunden sind – wie das Tragen eines BH, leider noch viel zu üblich, vielleicht einem Verbot von Schwimmen und oft auch heute noch von Turnen und Sport während der Menstruation. Dabei werden die Deutungen der Innenreize durch das Verhalten der Bezugspersonen beeinflußt.

Als dritter wirksamer Faktor für die Entwicklung des »Körper-Selbst-Bewußtseins« wirkt die eigene Sicht, die Betrachtung des eigenen veränderten Körpers, die durch die vom Körper vermittelten Signale und das von Bezugspersonen vermittelte Bild entscheidend beeinflußt wird. Es ist damit keineswegs objektiv, enthält aber objektive Anteile. Wie subjektiv dieses Erleben ist, wie es durch die Rückmeldungen der Außenobjekte gefärbt ist, wird an einem kleinen Beispiel deutlich. Eine 36jährige Frau mit starken Rückenschmerzen bei vorgebeugter Haltung, vorgezogenen Schultern und oft vor der Brust verschränkten Armen entdeckte in einer Körpertherapie, daß sie diese für sie typische, einengende Haltung einnahm, um ihre Brust zu verstecken. Ihre Mutter, aber auch ihre ältere Schwester, beide mit kleinen Brüsten, hatten ihr immer wieder gesagt, sie hätte eine unförmige, wabbelnde, hängende Brust, die nur durch einen straffen BH überhaupt in Form zu bringen sei. Als sie schließlich wagte, sich auf ihrem Zimmer unvoreingenommen im Spiegel zu betrachten, »fiel es ihr wie Schuppen von den Augen«; endlich konnte sie sehen, daß ihre Brüste normal groß und wohlgeformt waren und keineswegs besonders schlaff. Die eigene Wahrnehmung wird also auch ganz entscheidend davon geprägt, was nahe Bezugspersonen darüber vermitteln. Aber auch kulturell bedingte Normen spielen eine Rolle, denn unser Schönheitsideal von mittelgroßen, straffen Brüsten läßt alles, was außerhalb dieser Normen ist, als weniger schön erscheinen.
Diese komplizierten Zusammenhänge werden vielleicht etwas einfacher und übersichtlich durch eine schematische Darstellung, die jedoch naturgemäß verkürzt und unvollständig bleiben muß.

Ein besonders beeindruckendes Ereignis ist die Menarche, die jedoch meist negativ erinnert wird. Noch heute lehnen 50 Prozent aller Mädchen die Menarche ab, 40 Prozent sind unsicher oder schämen sich, nur 10 Prozent freuen sich darüber.[4] Die Schwerpunkte der Erinnerung sind so unterschiedlich wie die Lebensgeschichten von Frauen. Sehr oft wird von Angst bis hin zu Todesangst berichtet, wenn die Mädchen auf dieses wichtige Ereignis nicht vorbereitet waren; sie empfanden dabei Gefühle wie Ekel, Scham, Peinlichkeit, Krankheit und Schmerzen, Beschmutzung oder Strafe. Daß dies nicht zu einem positiven »Körper-Selbst-Bewußtsein« führen kann, ist ohne weiteres einsichtig. Positive Erinnerungen, Stolz oder gar Feiern dieses wichtigen Ereignisses, das einer natürlichen Initiation, einer Markierung des Beginns des erwachsenen Lebens entspricht, sind heute noch sehr selten, waren aber früher durch-

	Brüste	**Menstruation**
1. Vom Körper vermittelte Signale: (innere Realität)		
positive Wertung:	Lebendigkeit Weichheit	Wärme Strömen
	↓	↓
bewirkt:	Freude Stolz Sicherheit Selbstannahme	Lust Freude Gefühl von Gesundheit
negative Wertung:	Schwere »Schwabbeln« Nicht-Wahrnehmen	Schmutz Geschmier Glitschig
	↓	↓
bewirkt:	Scham Hemmung Selbstablehnung	Ekel Scham Gefühl v. Krankheit
2. Von Bezugspersonen vermitteltes Bild: (der äußeren Realität zugeordnet)		
positive Wertung:	Frau Werden Stolz von Bez.pers. Bestätigung von Gleichalt. »ist schön«	Zeichen von Erwachsenwerden Frau- Werden Zugehörigkeit Menarche-Feier
	↓	↓
bewirkt:	Stolz sich annehmen	Stolz Gef.v.Zugehörigkeit Eingebunden-Sein
negative Wertung:	Nicht- Wahrnehmen durch Bezugsperson Einschränkungen Verbote Genügt Norm nicht	Ekel d.Bezugspers. Ablehnung Unreinheit Einschränkungen fehlende Aufklär.
	↓	↓
bewirkt:	Selbstablehnung Abwertung	Selbstablehnung Peinlichkeit Störung der Funktion
3. Durch eigene Wahrnehmung vermitteltes Bild (durch 1 und 2 beeinflußt bzw. gebildet)		
positive Wertung:	Schönfinden Gefallen Mögen	»ganz normal« Mögen
	↓	↓
bewirkt:	Selbstannahme Selbstsicherheit	ungestörte Funktion ohne Beschwerden
negative Wirkung:	Häßlich finden Größe falsch »Wabbelig«	Ekel Schmutz Ablehnung
	↓	↓
bewirkt:	Selbstunsicherheit Selbsthaß »Minderwertigkeit«	Störung der Funktion Beschwerden

Faktoren für die Entwicklung von Körperbild, Selbstwertgefühl und »Körper-Selbst-Bewußtsein« in der Pubertät am Beispiel Brust, Menstruation und sexuellen Gefühlen

Sexuelle Gefühle		**Ergebnis**
Erregung (starke Selbstwahrnehmung) ↓		
Lust Selbstannahme	→	Gut ausgebildetes Selbstwahrnehmung und Körpergefefühl positives Körperbild gutes Selbstwertgefühl
Unruhe Umdeutung zu »Bauchweh« ↓		
Scham Schuldgefühle Angst	→	Angst und Schuldgefühle bei Körpersignalen, Verdrängung der Körperwahrnehmung neg. Körperbild u. reduziertes Selbstwertgefühl
Bestätigung, daß normal Kein Masturbationsverbot Sexuelle Gefühle sind erlaubt ↓		
Gute Selbstwahrnehmung Lustfähigkeit	→	Bestätigung führt zur Selbstbestätigung und Selbstsicherheit positives Selbstwertgefühl und Körperbild
Verbote »Sünde« Totschweigen ↓		
Angst u.Schuldgefühle Abspalten der Gefühle Lustunfähigkeit	→	Ablehnung führt zur Selbstablehnung und Selbstunsicherheit negatives Selbstwertgefühl und Körperbild
»ganz normal« gutes Gefühl ↓		
Lustfähigkeit gute Selbstwahrnehmung	→	Ungestörter Ablauf der Pubertät, Selbstannahme, sicheres »Körper-Selbst-Bewußtsein«
macht Angst wird abgelehnt ist unangenehm ↓		
Abspaltung Lustunfähigkeit gestörte Selbstwahrnehm.	→	Gestörter Ablauf Selbstablehnung und Selbsthaß gestörtes »Körper-Selbst-Bewußtsein«

aus üblich. In anderen, weniger frauenfeindlichen Kulturen ist die Menarche durchaus noch ein Grund zum Feiern.
So kommt es in der Pubertät oft zu Störungen der Regel, sei es, daß die Menarche zu früh oder zu spät eintritt, sei es, daß die Menstruation als schmerzhaft erlebt wird.
Ist die erste Regel bis zum 16. Lebensjahr noch nicht aufgetreten, so wird von »primärer Amenorrhoe« gesprochen. Das Ausbleiben kann sowohl durch körperliche als auch durch seelische Faktoren bewirkt werden. So wird das späte Einsetzen der Menstruation »infantilen Mädchen« zugeschrieben, die nicht Frau werden können oder wollen. Ein anderer möglicher Grund für das verspätete Einsetzen der Menstruation soll eine überwiegend »männliche Identifizierung« bei jungen Mädchen sein, die oft schon bei ihrer Geburt als Sohn gewünscht waren. Die vielfältigen Restriktionen, die ein Mädchen in der Kindheit und Pubertät erfährt, die Mißachtung ihrer Rhythmen und die Tabuisierung der Menstruation werden üblicherweise als Störfaktoren nicht in Betracht gezogen.
Mädchen kommen in diesem Fall oft in Berührung mit der ersten Hormonbehandlung, die die Menarche auslösen soll. Dies kann eine seelische Krise auslösen, der sie nicht gewachsen sind. Was im Seelischen noch nicht entwickelt ist, wofür die innere Bereitschaft noch nicht gereift ist, sollte nicht durch körperliche Manipulationen erzwungen werden. Die krisenhaften Reaktionen können erfahrungsgemäß bis hin zum Suizidversuch gehen.
Auch eine »sekundäre Amenorrhoe«, ein Ausbleiben der Menstruation, nachdem die Menarche bereits stattgefunden hat, kann auftreten. Die Gründe sind praktisch immer im seelischen Bereich zu suchen, wie wir auch am Beispiel einer besonders schwerwiegenden Entwicklungsstörung in der Pubertät, der Anorexia nervosa oder Magersucht, sehen werden.
Auch für das Brustwachstum gibt es einige Besonderheiten. Erstaunlich wenige Frauen erinnern sich daran, und das ist schon verwunderlich, wenn wir bedenken, daß dies das einzige Organ ist, das sich zu einer Zeit entwickelt, in der dies bewußtseinsmäßig gut zugänglich wäre. Andere Erinnerungen haben damit zu tun, daß die Bewegungsfreiheit eingeschränkt wird und der nackte Oberkörper plötzlich nicht mehr gezeigt werden darf. Selten ist das Brustwachstum ein Anlaß für Freude, Stolz und zweckfreie Anerkennung. Verunsichernd wirkt auch, daß die wenigsten Mädchen auf die bevorstehenden Veränderungen vorbereitet sind. Wenn die Mamillen größer und dunkler wer-

den, wenn das Brustwachstum beginnt und das Gefühl und die Reaktionen der Umwelt sich verändern, entsteht oft die bange und ängstliche Frage, ob die Brust am Ende schön sein wird, beziehungsweise ob sie den Normen entsprechen wird. Aber das läßt sich nicht beeinflussen. Verunsicherung entsteht auch, weil oft eine Brust größer ist als die andere, aber auch dies ist ein völlig normaler Vorgang. Ebenso ist auch die Dauer des Brustwachstums unterschiedlich, es kann Monate oder Jahre dauern, bis die endgültige Form erreicht ist.

Welche Rolle gerade in der Pubertät, dieser sehr beeindruckbaren Zeit der Orientierungssuche, äußere Einflüsse und vorgegebene Normen spielen, zeigt sich, wenn das Mädchen Interesse an ihrem äußeren Erscheinungsbild bekommt. Dies ist keineswegs ein »ganz natürlicher« Vorgang. Wenn das der Fall wäre, würde er beim Jungen in gleicher oder ähnlicher Weise regelhaft genauso auftreten. Aber nur das Mädchen wird in Illustrierten, in der Werbung, durch Filme und Fernsehen damit konfrontiert, daß es Vorstellungen vom »richtigen«, guten Aussehen gibt, und das wird belohnt durch das Interesse von Jungen und Männern und durch den Neid anderer Frauen. Andererseits gibt es ein »falsches«, nicht gutes Aussehen, das zum Ausgeschlossensein und zum Gefühl des Nicht-Dazugehörens, Nicht-richtig-Seins, Nicht-wertvoll-Seins, führt. Früher wurde dies »Mauerblümchen-Dasein« genannt. Der »vollkommene« Körper wird nur von der Frau erwartet, das heißt also, daß die Entwicklung ihres Körperbildes und ihres Körper-Selbst massiv von äußeren Forderungen beeinflußt wird. Dies hat Auswirkungen auf ihr »Körper-Selbst-Bewußtsein«.

Dazu gehören auch die ganz engen Maßstäbe, wie eine schöne Brust auszusehen hat, korrigiert mit einem BH, der seinerseits die gerade gültige Modeform aufweisen soll. Auch der sogenannte »Po« darf nicht zu dick sein und nicht hängen. Der Bauch muß straff sein, denn dick und schlaff wird mit alt assoziiert und das wird negativ bewertet. Dabei entwickelt der weibliche Körper natürlicherweise eine größere Fettreserve. Damit sind Frauen im Extremfall überlebensfähiger. Aber weniger Fett entspricht dem propagierten Schlankheitsideal, das den natürlichen Gegebenheiten des weiblichen Körpers widerspricht. Aus einem ursprünglichen Vorteil wird durch die Wertung ein Nachteil.

Auch Beine sind für junge Mädchen nicht einfach mehr ein Mittel der Fortbewegung oder, wie in Sprichwörtern, Sicherheit vermittelnd durch »Standfestigkeit« oder »mit beiden Beinen auf der Erde bleiben«, »auf eigenen Beinen stehen«, statt »über die eigenen Beine zu

stolpern« oder »einen Klotz am Bein zu haben«[5]. Beine zu zeigen galt noch bis zum Anfang unseres Jahrhunderts als unanständig, das heißt, Beine wurden als sexuell provozierend betrachtet. Dahinter standen Zuschreibungen, also Projektionen männlicher Phantasie.
Die Beine von Frauen müssen in bestimmter Weise geformt sein, damit sie schön, weiblich und anziehend, und damit als wertvoll *erlebt* werden. Der Minirock macht offenbar, was ein Mädchen oder eine Frau in dieser Hinsicht wert ist. Verstecken und Kaschieren wird schwierig, wenn sie sich nicht für Hosen entscheidet, sondern modisch gekleidet sein will. Ursprünglich sollte der Minirock eine angebliche Freiheit von Konventionen signalisieren, doch inzwischen ist er seinerseits zur Konvention geworden; zudem erfordert er eine besondere Kontrolle und Disziplin der Körper- und Sitzhaltung, damit er nicht noch »provozierender« wirkt – er ist ein regelrechtes Haltungskorsett. Von der Mode wird er vorgeschrieben und ist ein Massenartikel. Mädchen und Frauen sollen einerseits »modisch« sein, um »weiblich« zu wirken und den Vorstellungen zu entsprechen, andererseits sollen sie nicht »provozierend« sein, denn dann sind sie männlicher Gewalt eher ausgesetzt und selbst daran schuld – einer der vielen unlösbaren Konflikte und Double-binds, denen Frauen ausgesetzt sind und denen wir immer wieder begegnen werden.
Zu den Beinen gehören die Füße. Kleine Füße gelten als schön. Manche Mädchen kaufen ihre Schuhe deshalb lieber eine Nummer kleiner und ertragen die damit verbundenen Torturen. Diese Haltung zeigt sich auch an der jahrhundertelangen Sitte des Einbindens der Füße in China, die bis in dieses Jahrhundert hinein praktiziert wurde. Je kleiner die verkrüppelten »Lotosfüße«, desto sinnlicher und erregender wurden sie in vielen Gedichten und in der chinesischen Pornographie gepriesen. Der Wert der Frau in der gesellschaftlichen Oberschicht hing von der Größe ihrer Füße ab. Die gewaltsame Verkrüppelung des Fußes führte dazu, daß Frauen sich nicht mehr selbständig bewegen konnten; sie wurden unwiderruflich davon abhängig, in jeder Hinsicht versorgt zu werden.[6]
Das war in China – aber China ist gar nicht so weit weg. Unsere Stöckelschuhe bewirken das gleiche: einen unsicheren Gang, Trippeln, nicht weglaufen können. Gehen ist damit nur auf Asphalt und Pflaster möglich, nicht mehr auf unserem eigentlichen Untergrund, der Erde. Fugen und Gitter können zu Fallen werden, und damit ist die Bewegungsfreiheit ganz erheblich eingeschränkt. Auch am akustischen Effekt wird das deutlich. Der unsichere, trippelnde Gang wird hörbar

und signalisiert, daß hier eine Frau kommt, die nicht so leicht weglaufen kann – und dazu eine, die Unbequemlichkeiten auf sich nimmt, um zu gefallen. Standfestigkeit, ein sicherer Standpunkt sind damit, auch im übertragenen Sinne, sehr erschwert. Zudem werden die Füße, der Rücken und die gesamte Haltung durch die anatomisch unrichtige Gehweise auf lange Sicht geschädigt. Der einzige Unterschied zu China ist, daß Stöckelschuhe ausgezogen werden können.

Enge Röcke bewirken übrigens ähnliches, nämlich eine Fesselung; schnelle und große Schritte, freies Ausschreiten sind kaum möglich.

Auch Haare[7], ursprünglich Schutz vor Kälte, sind umfunktioniert worden. Haare werden mit Sinnlichkeit verbunden, lange und blonde Haare besonders, auch volles, dichtes, lockiges, gepflegtes, glänzendes, seidiges Haar. Daß Haare mit Selbstwertgefühl zu tun haben, zeigt sich beispielsweise darin, daß es für Häftlinge eine Entwürdigung bedeutet, kahl geschoren zu werden, »Haare lassen zu müssen«. Mädchen mit dünnen strähnigen Haaren, mit »Schnittlauch-« oder »Sauerkrautlocken«, unternehmen oft viel, um besser auszusehen, es kostet Anstrengung, Zeit und Geld, sich den Maßstäben anzunähern. Kurze Haare werden eher dem Männlichen zugeordnet, sie erfordern auch weniger Sorgfalt und Pflege, hingegen sind »lange Haare, kurzer Verstand« geradezu eine Kennzeichnung des Mädchens.

Körperhaare sind hingegen, so lernen Mädchen in der Pubertät auch heute noch, ganz unpassend für das weibliche Erscheinungsbild. Enthaarungen sind oft wahre Torturen, werden aber freiwillig durchgeführt. Besonders schlimm sind Haare im Gesicht, ein »Damenbart« ist etwas Lächerliches und kann nur durch eine langwierige Verödung der Haarwurzeln beseitigt werden. Denn ein Bart ist Kennzeichen von Männlichkeit.[8] Fast genauso peinlich sind Körpergerüche, aber hier schafft die Industrie Abhilfe, sei es durch Deodorantien oder durch »Monatshygiene«. Die Körperfeindlichkeit unserer Kultur, insbesondere dem unveränderten, ungenormten Frauenkörper gegenüber, wird hier besonders deutlich.

Durch die überreichlich vermittelten Idealvorstellungen und Vorschriften wird der weibliche Körper zum Einheitstyp normiert. Welches Mädchen weiß denn aber, ob es am Ende der Pubertät das angestrebte Ideal erreichen wird? Unsicherheit und Ängste, Experimente mit der Ernährung und der Gesundheit, Hungern, Mangelernährung, Mißbrauch von Abführmitteln oder Appetitzüglern können die Grundlage für spätere Erkrankungen, insbesondere auch psychosomatischer Art, bilden. Zudem ist die Wirkung auf das Selbstwert-

gefühl mit allen Folgen für das Selbstbewußtsein und das »Körper-Selbst-Bewußtsein« nicht zu unterschätzen. Die unausgesprochene Botschaft dahinter lautet: Der weibliche Körper ist nur dann richtig und wertvoll, wenn er den Maßstäben entspricht, nicht aber so, wie er meistens ist. Das Mädchen ist nur dann richtig, wenn sie – notfalls nach einer Trotz- und Protestphase, die ihr notgedrungen auch zugestanden wird – sich Mühe gibt. Dafür hat sie in der Kindheit gute Voraussetzungen bekommen, denn von ihr wurde von Anfang an mehr erwartet: mehr Fügsamkeit (kleine Mädchen sind »braver«), mehr Hilfsbereitschaft (sie helfen der Mutter im Haushalt), mehr Rücksicht (sie sind nicht so wild und so laut), mehr Verantwortung (sie können sich früher anziehen, selbst essen, sauber halten), mehr Bescheidenheit (sie lernen ihre engen Grenzen früh kennen). Sie lernen früh, daß ihre Bedürfnisse nicht so wichtig sind und daß ihr Eigenrhythmus weniger geachtet wird, und zwar beim Füttern wie bei der Sauberkeitserziehung. Sie lernen damit auch, sich dauernd zu überfordern, eine Haltung, über die viele Frauen klagen: »Ich weiß ja nicht mehr, was ich will, ich weiß nur noch, was die anderen wollen …« Oder: »Ich merke oft, ich kann nicht mehr, aber dann mache ich doch weiter, es muß ja getan werden.«
Infolge dieser erlernten Bereitschaft, sich selbst nicht so ernst zu nehmen, werden die Botschaften von außen um so wichtiger. Es beginnt ein meist lebenslänglicher Kampf gegen Pfunde, um die Figur, um ein schönes Aussehen, um beliebtes Verhalten – ein Kampf, hinter dem der verzweifelte Wunsch steht, dazuzugehören, gemocht und anerkannt zu werden, ein Kampf, der schließlich im Klimakterium verloren werden muß, wenn die Falten und Pfunde nicht mehr zu bekämpfen sind. Spätestens in dieser Lebensphase bringt eine solche Haltung Schwierigkeiten, denn dann trägt ein brüchiges, von Maßstäben abhängiges Körperbild nicht mehr. Das kann zu Selbstwertkrisen, in die »Involutionsdepression« und damit zu weiteren psychosomatischen Beschwerden führen. Denn was ist das für ein Körper, dessen Wert nicht selbstverständlich da ist, sondern mit Hilfe von Bekleidung, Kosmetika, kosmetischen Operationen, Hormonen und notfalls Psychopharmaka zum besseren Funktionieren errungen werden muß?
In solche Krisen geraten selbstverständlich nicht alle Frauen, aber viel zu viele. Heute sind zudem die Anforderungen an Mädchen in bezug auf Konformität auch anders geworden – nicht geringer, aber weniger deutlich spürbar, weniger durchsichtig und damit eigentlich gefährlicher.

Das Mädchen muß sich also in der Pubertät damit auseinandersetzen, ob sie bereit ist zu funktionieren – dann wird sie aufgewertet und gemocht, dann ist sie wichtig. Sie macht sich und ihren Körper dann zum »begehrten Objekt«. Der Preis: Mißachtung der eigenen körperlichen Befindlichkeit, des Eigenrhythmus, der eigenen Bedürfnisse. BH, Stöckelschuhe, enger und Minirock sind verordnete Behinderungen, die als solche jedoch nicht mehr bewußt werden, zumal sie alle Frauen betreffen. Die Folge ist die Entwicklung eines unsicheren, instabilen Körper- und Selbst-Bildes, das abhängig ist von der Beurteilung von außen. Innensignale werden nicht mehr geachtet und tragen nichts Entscheidendes mehr zur Selbstdefinition bei. Spätestens bei der älteren Frau erweist sich die Instabilität dieser Entwicklung.
Zudem spielt in der Pubertät die immer noch vorhandene, unterschiedliche Sexualmoral für die Entwicklung der weiblichen Sexualität eine Rolle. Zwar haben wir es weit gebracht, früher war den Mädchen keine sexuelle Regung gestattet, es hatte »rein« zu bleiben – weibliche Sexualität galt merkwürdigerweise als »schmutzig«. Der Wert der »Jungfräulichkeit« gilt heute zwar angeblich nicht mehr. Aber mit Erstaunen können wir folgenden Artikel aus dem Jahr 1988 in einer deutschen medizinischen Zeitschrift[9] zur Kenntnis nehmen. Hier finden wir folgende Leserzuschrift eines Arztes veröffentlicht, die ich teilweise zitieren möchte, um zu zeigen, wie dünn das Mäntelchen sexueller Selbstbestimmung ist:

Warum ich den Hymen neu erschuf. Eine 16jährige Patientin war mit 10 Jahren vom eigenen Onkel vergewaltigt worden. Seitdem Alpträume, Bettnässen, Komplexe und Depressionen, die trotz psychotherapeutischer Behandlung weiter bestanden. Menses mit 13 Jahren. Die Eltern wußten über die ganze Angelegenheit bescheid ... Gynäkologischer Befund: Alte Defloration bei völlig normalem gynäkologischem Befund wurde bestätigt. Kein Anhalt für frische Defloration oder Kohabitation. Ängstlich, weil sie nicht mehr Jungfrau ist und eventuell keinen Mann bekommen wird. In Anwesenheit der Mutter habe ich eine wiederherstellungsähnliche Operation des Hymens ... vorgeschlagen.

Der Arzt als Schöpfer jungfräulicher Identität – ein merkwürdiger Gedanke. Und daß das Mädchen am Ende »überglücklich« nach einer Operation ist, die letztlich die Vergewaltigung wiederholt – welches Selbstbild und welches Frauenbild steckt dahinter?
Jungfräulichkeit[10] ist im juristischen Sinne – noch heute – der unbeschädigte Zustand des Hymens, des Jungfernhäutchens, also der Aus-

druck des Fehlens sexueller Erfahrungen der jungen Frau. Es scheint bei einigen noch heute von Wert zu sein, und sei es um den Preis einer Operation. Bei einer alten Frau, der »alten Jungfer«, ist es lächerlich, eine Wertung, die die zwie-spältige Vorstellungswelt unserer Gesellschaft aufzeigt.

Der »Mantel sexueller Emanzipation hängt nur lose über einem gehemmten Körpergefühl und einer getrübten Selbstwahrnehmung«[11]. Es hat wenig Sinn, die Sexualausübung zu befreien, solange die Voraussetzungen dafür im Grunde nicht geschaffen worden sind und das weibliche Körpergefühl, die Selbstwahrnehmung, die Wahrnehmung eigener Gefühle und Bedürfnisse so unsicher, außenorientiert und irritiert sind. Störungen des Körperbildes, des »Körper-Selbst-Bewußtseins«, des Sexualerlebens, die Störung körperlicher weiblicher Möglichkeiten sind die Folge. Und häufig genug sind sie eine Mitursache für psychosomatische Erkrankungen der weiblichen Organe, für Beschwerden und Schmerzen, für die sogenannte »Frigidität« und Erlebnisunfähigkeit, für Störungen der Menstruation und ungewollte Kinderlosigkeit, Störungen des Geburtserlebens und für das Erleben des Klimakteriums.

Die Weichen für die Gesundheitsstörungen der Frau werden schon in der Kindheit und in der Pubertätsentwicklung gestellt. Eine bessere Gesundheit für Frauen, wirksame Prävention und sinkende Behandlungskosten sind wahrscheinlich nur durch eine Veränderung der Einstellung zur Weiblichkeit und zur Frau erreichbar. Aber da die schädigenden Einstellungen unbewußt sind und es ein Merkmal unbewußter Kräfte ist, daß sie um so destruktiver und zerstörerischer wirken, je tiefer sie verdrängt sind, und es zudem enorme Energie erfordern würde, dem entgegenzuwirken, ist die Chance für Veränderung von außen insgesamt nicht groß. Aber in uns selbst können wir beginnen, die eigene Gesundheit wieder fühlbar zu machen, den Eigenrhythmus neu zu entdecken und die eigenen Heilkräfte nutzbar zu machen. Veränderung kann nur aus der Änderung der eigenen seelischen Einstellung kommen, die selbstschädigendes Verhalten, autoaggressive Gefühle und Selbstabwertung rückgängig macht. Und diese Haltung können wir – vielleicht – an unsere Töchter weitergeben, damit sie in ihrer Entwicklung weniger Störungen erleben.

Anorexia nervosa – Magersucht

Das Krankheitsbild der Anorexie betrifft – bei hoher Dunkelziffer – etwa 15 Prozent aller Frauen,[12] hingegen nur 0,1 Prozent der Jungen, wobei diese Zahl offenbar langsam ansteigt. Es ist gekennzeichnet durch eine Verweigerung der Nahrungsaufnahme mit meist anfänglich absichtlich herbeigeführtem, später chronischem Erbrechen und häufig Abführmittelmißbrauch, Stuhlverstopfung und das Ausbleiben der Menstruation, also das Eintreten einer sekundären Amenorrhoe.
Laboruntersuchungen geben nicht viel Aufschluß. Wir finden lediglich einen niedrigen Hormonspiegel und eine Verschiebung im Salzhaushalt als Folge von Erbrechen und Abführmittelmißbrauch.
Im seelischen Bereich sind charakteristische Störungen zu beobachten.

I **Körperliche Symptome**	II **Seelische Störungen**	III **Soziale Störungen**
Gewichtsverlust Erbrechen Verstopfung Amenorrhoe	Ängste vor Gewichtszunahme Ängste vor Kontrollverlust Abneigung gegen Entwicklung eines weiblichen Körpers, Störung des Körperbildes, Selbstzerstörung, Hyperaktivität, Schlafstörungen, Selbstmordgefährdung	Sozialer Rückzug Beziehungsstörungen

Tabelle: Symptome der Anorexie

Zum besseren Verständnis dieses Krankheitsbildes ist es wichtig, sich die einzelnen Störungsbereiche näher anzusehen, wobei es durchaus Überschneidungen gibt.
Der Gewichtsverlust entsteht erst einmal durch die Verweigerung der Nahrungsaufnahme, das meist anfänglich selbst herbeigeführte Erbrechen und den Abführmittelmißbrauch, mit dem die Nahrung aus dem Körper wieder herausbefördert werden soll. Die üblicherweise geklagte Verstopfung ist Folge der verminderten Nahrungsaufnahme beziehungsweise des Erbrechens, denn die ohnehin minimale Nahrungsmenge gelangt nicht in ausreichendem Maße in den Darm. Hinzu kommt nicht selten auch eine verminderte Flüssigkeitszufuhr beziehungsweise ein vermehrtes Ausscheiden durch Erbrechen und Abführmittelmißbrauch. Eine fast immer vorhandene Amenorrhoe ist meist

sekundär, das heißt, die erste Menstruation war bereits vorher erlebt worden. Für die Bildung von Hormonen werden bestimmte Bestandteile aus der Nahrung benötigt, die ab einem gewissen Grad der Abmagerung dem Körper nicht mehr ausreichend zur Verfügung stehen. Aber die Amenorrhoe tritt oft schon vor dem Beginn einer besonders auffälligen Abmagerung auf und hält auch noch lange an, nachdem wieder ein ausreichendes Körpergewicht erreicht ist. Hormone könnten in diesen Phasen ausreichend gebildet werden. Das Ausbleiben der Menstruation läßt sich also nur durch das zusätzliche Einwirken von seelischen Faktoren auf die Steuerung der Hormonbildung erklären. Hier liegt eine sogenannte »Notstandsamenorrhoe« vor, ein Unterbleiben der Monatsblutung aus schwerer, hier seelischer Not heraus, vergleichbar der Amenorrhoe bei inhaftierten Frauen oder bei Frauen in Katastrophenzeiten. Welche seelische Not ist es, die hier derart auffällig signalisiert wird?
Wenn wir uns die auftretenden seelischen Schwierigkeiten ansehen, finden wir sehr starke Ängste bis hin zur Panik vor einer Gewichtszunahme. Oft wird steigendes Körpergewicht verbunden mit Phantasien von Grenzenlosigkeit, Überquellen, Überfluten, Zerfließen, aber auch mit der Vorstellung, zu viel Raum einzunehmen, aufzufallen und eine größere Angriffsfläche zu bieten und »angegriffen« – in der Doppelbedeutung – zu werden. Häufig wird das Gefühl geschildert, daß die Körperoberfläche für alles durchlässig sei – ebenfalls ein Hinweis auf eine Störung des Grenzerlebens. Erhebliche Ängste bestehen auch vor Kontrollverlust. Die Betroffenen waren oft angepaßte »brave« kleine Mädchen, sie waren leistungsorientiert, pflichtbewußt, ordnungs- und sauberkeitsliebend, sparsam und meist gute Schülerinnen. Sie entsprachen damit den Wünschen der Eltern, ohne ihre eigenständigen Entwicklungsmöglichkeiten wahrzunehmen, so daß das Selbstwertgefühl auf sozial erwünschten Tugenden und der dafür erlangten Zuwendung beruhte. Die Sozialisation zur Frau ist hier offenbar allzu erfolgreich gelungen.
Das Gefühl unsicherer Grenzen kann auch auf andere erlebte Grenzverletzungen zurückgehen. Sexuelle Ausbeutung ist eine Grenzmißachtung und bedeutet eine altersgemäß völlig unerträgliche Grenzüberstimulierung, die genauso verunsichernd und häufig noch zerstörender wirkt wie eine Unterstimulierung durch Mangelversorgung. Auch ein Kontrollverlust wird massiv erlebt, denn das betroffene Mädchen bestimmt in keiner Weise über das Wann und Wieviel der Ausbeutung mit. Das tut allein der Täter. Sie wird überwältigt, ohne effektive

Abwehrmöglichkeiten zu haben. Das Eindringen ins Körperinnere ist immer von panischen Ängsten begleitet, oft verstärkt durch Morddrohungen des Täters. Das Gefühl eigener Unzulänglichkeit, das auch bei Anorektikerinnen besteht, wird zum einen durch die völlige Überforderung in der schädigenden Situation, zum anderen aber auch durch Schuldzuschreibungen und dadurch entstehende Schuldgefühle ausgelöst. Zusätzlich wurde dem durch sexuelle Ausbeutung geschädigten Mädchen noch »der Mund verschlossen«, damit sie das schreckliche Geheimnis nicht verriet, sondern alleine trug. Auch dem magersüchtigen Mädchen ist der Mund verschlossen – gegenüber der Nahrungsaufnahme und im sozialen Rückzug, der zu weiteren Beziehungsstörungen führt. Sexuell ausgebeutete Mädchen ziehen sich ebenfalls sozial zurück, um sich nicht zu verraten, oft aber auch, um einer möglichen Ablehnung von außen wegen ihres »Makels« zuvorzukommen. Hier sehen wir deutliche Parallelen zwischen der Entwicklung von sexuell ausgebeuteten und von magersüchtigen Mädchen. So ist denn auch ihr Anteil bei den Anorektikerinnen auffallend hoch. Genaue Untersuchungen fehlen noch. Selten genug wird dieser Zusammenhang entdeckt und benannt. Anorektikerinnen haben auch ihre zerstörenden Erfahrungen besonders gut verdrängt und unter Kontrolle, ihr Mund ist eben verschlossen. Im übrigen entwickeln fast alle sexuell ausgebeuteten Mädchen Eßstörungen verschiedener Art, auch im Sinne einer Bulimie. Dabei scheint dem Erbrechen die Funktion zuzukommen, alles »rauszukotzen« und sich zu reinigen. Die Art der Eßstörungen und ihre Ausprägung sind offenbar vom Anteil an Gewalt, aber auch zum Beispiel von besonderen Ekel- und Angstgefühlen bei erzwungenen oralen Praktiken abhängig. Damit sind Eßstörungen als eine Art Selbstheilungsversuch anzusehen; dabei wird das Eindringen des Außen ins Innen abzuwehren versucht und das Innen in einem geradezu ritualisierten Akt gereinigt.

Bei der Bulimie spielt, wie bei der Anorexie, auch der Suchtaspekt eine große Rolle. Das ungesteuerte Einverleiben enormer Mengen von Nahrungsmitteln führt jedoch nicht zu einer wenigstens momentanen Befriedigung, die den unerträglichen Zustand von innerer Spannung und Leere kurzzeitig aufhebt, so wie es bei anderen Süchten der Fall ist. Vielmehr entstehen nach einem »Freßanfall« schwere Schuldgefühle und heftiger Selbsthaß, denn das Gefühl, daß Kontrolle nicht möglich ist, wird jedesmal neu bestätigt und bewiesen. Folglich wächst die Angst, weil die Grenzen zwischen Innen und Außen immer durchlässiger zu werden scheinen. Nur das Erbrechen gibt dabei noch einen gewissen Anschein von Kontrolle. Bei der Magersucht ist die Kontrolle über die Materie, über die »Lebensmittel« gelungen, bei der Bulimie versagt sie immer wieder. So ist die Anorexie trotz der nach außen hin eindrucksvolleren Symptomatik noch eher im Sinne eines seelischen Selbstheilungsversuches verständlich, der Körper wird der Seele geopfert. Die Bulimie erscheint hingegen eher als seelische Selbstzerstörung, trotz fehlender Gewichtsverluste, häufig bestehendem Normalgewicht und äußerlich unauffälligerem Aspekt.

Welche Hintergründe familiärer Geschichte im Einzelfall auch vorliegen mögen, die Pubertät erschüttert immer ein fragwürdiges und zerbrechliches Selbstwertgefühl und durchbricht die unsicheren Grenzen mit einer Fülle unkontrollierbarer Gefühle aus dem Inneren und neuen, als Anforderungen erlebten Verhaltensweisen im Außen. Es wächst die Angst vor Triebdurchbrüchen sexueller, aggressiver und possessiver Art, aber auch ersatzweise von Heißhunger, die als Gier erlebt werden an. Die Entwicklung der Brust und die Erfahrung der Menstruation und damit die Entwicklung eines weiblichen Körperbildes sowie eigene sexuelle Empfindungen müssen seelisch verarbeitet werden. Das Mädchen muß sich zudem mit Kontaktversuchen, oft auch »Anmache« und dadurch ausgelösten aggressiven Affekten auseinandersetzen. Dadurch können Ohnmachtsgefühle entstehen, besonders bei sexuell ausgebeuteten Mädchen, die sich nicht wehren können, wenn sie mit sexuellen Wünschen von Jungen und Männern konfrontiert sind. Hinzu kommen die Idealanforderungen unserer Kultur, die darüber entscheiden, wieviel Anerkennung und Zuwendung oder Ablehnung ein Mädchen erfährt. In jedem Fall muß etwas geschehen, um die Kontrolle aufrechtzuerhalten. Und was kann noch am ehesten kontrolliert werden? Nicht die körperlichen Veränderungen direkt, nicht die Gefühle, nicht das Verhalten der Umwelt, wohl aber die eigene Nahrungszufuhr. Damit kann ein Mädchen entscheiden, was von außen in ihren Körper aufgenommen wird und was nicht. Nahrungsmittel werden mit allem, was schädlich ist, gleichgesetzt. Die Wirkung dessen, was von außen kommt, ist jedoch nicht sicher kontrollierbar – also soll so wenig wie möglich an Außensubstanz, die schädigen könnte, in den Körper eindringen. Das Mädchen setzt den Wirkungen des Außen enge Grenzen, indem sie ihm nicht mehr erlaubt, sich beliebig und unkontrollierbar ihres Körpers zu bemächtigen. Zu dünn, zu zerbrechlich sind die Grenzen. Sie festigt sie durch eine Form der Selbstbestimmung – und wird nun selbst dünn und zerbrechlich, denn ohne Zufuhr von außen ist keine Entwicklung möglich. Aber sie macht »die Grenzen dicht«, sie tritt in den Hungerstreik, sie verweigert. Im Hinblick auf Gefühle ist das schwieriger, denn dafür fühlt sie sich immer noch durchlässig. Also muß die Wahrnehmung verändert werden. Was »die anderen« sagen, darf nicht mehr so ernst genommen werden, also wird es abgewertet, dann kann es nicht zutreffen. Alle äußeren Versuche, die Abmagerung zurückzumelden oder auch Tadel wegen ausgeräumter Kühlschränke und durch Erbrechen und Durchfall verschmutzter Toiletten prallen ab. Die Anorektikerin ist durch Worte kaum noch zu erreichen. Zusätzlich stärkt diese Isolation das Gefühl von Unabhängigkeit und Autonomie. Nun könnte die Wahrnehmung des eigenen Körpers noch die vermeintliche Selbstbestimmung irritieren. Aber auch die Signale aus dem eigenen Inneren werden verändert. Hungergefühle spielen keine Rolle mehr, sie werden geleugnet, bis sie manchmal, gestaut, überwältigend in Heißhungerattacken auftreten. Müdigkeit und Schwäche werden genauso abgewehrt wie die innere Unruhe, die sich in den vielfachen, oft übertriebenen sportlichen Aktivitäten ein Ventil schafft. Ruhe könnte heißen: Selbstbesinnung, Konfrontation und Auseinandersetzung mit abgewehrten Gefühlen – und im Schlaf ist die Überwältigung durch eine Naturnotwendigkeit, also Schwäche und Kontrollverlust, vorgegeben. Schlafstörungen sind das kleinere Übel. Das Mädchen ist immer auf der Flucht – vor den als zerstörerisch phantasierten und oft auch real erlebten Wirkungen des Außen im Innen, vor den »Lebensmitteln«, vor der Gier, vor der Selbstwahrnehmung. Sie flieht auch die Gesellschaft anderer, um Rückmeldungen und das Auftreten der gefürchteten Gefühle zu vermeiden. Der Rückzug gelingt nur dadurch, daß die anderen weiter abgewertet werden, denn diese sind ja noch ihren Bedürfnissen ausgeliefert und haben keine Kontrollmöglichkeiten. Ein Gefühl eigener Großartigkeit kann entstehen, das in der oft als arrogant und überheblich erlebten Fassade der betroffenen Mädchen deutlich wird.

Sie kontrollieren also nicht nur die Nahrungsaufnahme, sondern gleichzeitig die Entwicklung ihres Körpers und vermeiden damit das Auftreten weiblicher Merkmale. Sie kontrollieren die eigenen Gefühle sowohl im Hinblick auf die Wahrnehmung von Körpergefühlen wie Hunger, Unruhe oder Müdigkeit; kontrolliert werden auch Lust oder Unlustgefühle, besonders aber der »volle Bauch«, der mit Völlerei, Zügellosigkeit, manchmal auch mit Schwangerschaft assoziiert wird. Durch die Grenzen von außen nach innen darf möglichst wenig hineingelangen, sowohl an Nahrungsmitteln wie auch an sozialen Kontakten. Grenzen setzen heißt auch maßhalten, ein paradoxer Vorgang,

wenn wir das mager-*süchtige* Verhalten betrachten. Denn in der Sucht liegt zugleich die Grenzenlosigkeit und der Kontrollverlust.
Kommt doch etwas ungewollt ins Innere, so befördern die Mädchen es durch drastische Maßnahmen wieder hinaus. Mit dem Gelingen der Kontrolle steigt das Selbstwertgefühl – doch für dieses äußerst brüchige Selbstwertgefühl wird ein hoher Preis bezahlt. Der Wert wird meßbar auf der Waage in Kilogramm und Gramm, je weniger, desto besser. Aber die Angst vor Triebdurchbrüchen, vor der Gier, bleibt. Denn mit der verminderten Aufnahme werden die Defizite immer größer und die Bedürftigkeit wächst. Die Kontrolle führt zum Kontrollverlust und erweist sich damit als unzulänglich.
Die Veränderung des »Körper-Selbst-Bewußtseins« wird verständlich, wenn wir uns noch einmal ansehen, was hier mit den drei Faktoren geschieht, die seine Entwicklung bestimmen.
Die Wahrnehmung der vom Körper vermittelten Signale wird verdrängt und verzerrt, der eigene Körper ist nicht länger Erlebnisfeld, sondern wird vielmehr zum Objekt der Kontrollsucht.
Das von den Bezugspersonen vermittelte Bild stimmt zu Beginn der Erkrankung noch mit den eigenen Bedürfnissen überein. In unserer Kultur ist es infolge des Schlankheitsideals für Mädchen richtig, nicht viel zu essen. Sie werden davor gewarnt, zu dick oder »mollig« zu werden oder ihren »Babyspeck« zu behalten. Die Anorexie beginnt oft mit einer Schlankheitsdiät, die von Illustrierten und Gesundheitsmagazinen in abenteuerlicher Auswahl ständig für Frauen empfohlen werden. Dafür bekommen Mädchen meist erst einmal positive Rückmeldungen, wenn sie auf ihre »Figur« achten, sie werden für ihr Durchhaltevermögen und ihre Konsequenz sogar gelobt. Erst wenn das Ausmaß der Abmagerung deutlich wird, wenn das Mädchen zur Karikatur des Schlankheitsideals wird – und wozu dienen Karikaturen? – oder wenn sich andere Auffälligkeiten wie absichtlich herbeigeführtes Erbrechen, Abführmittelmißbrauch oder auch plötzliche Anfälle von Heißhunger zeigen, wird ihr Verhalten mißbilligt. Jetzt müßte entweder eine Korrektur des Verhaltens vorgenommen werden – oder das Mädchen muß beginnen, die Rückmeldungen, und damit die Bezugspersonen selbst nicht mehr so wichtig zu nehmen. Sie beginnt mit der Abwertung: die verstehen das nicht, es stimmt nicht, was sie sagen. Damit werden der Einfluß der Meldungen von außen, aber auch Kontakte und Kommunikationsmöglichkeiten eingeschränkt, der soziale Rückzug beginnt und gleichzeitig die – unrealistische – Selbstaufwertung.

Das durch die eigene Wahrnehmung vermittelte Bild, also der dritte Faktor, ist durch den Wegfall der beiden Korrekturmöglichkeiten von Innen und Außen ebenfalls gestört. Anorektische Mädchen finden sich immer zu dick, ganz gleich, was die Waage anzeigt. Das von der eigenen Wahrnehmung vermittelte Bild ist um so positiver, je weiter die Abmagerung fortgeschritten ist und je größer die reale Gesundheitsgefährdung wird. Das »Körper-Selbst-Bewußtsein« ist gestört, und die Folge ist, daß selbst lebensgefährliche Zustände nicht mehr wahrgenommen oder mißdeutet werden. So führt Stärke zu extremer Schwäche.[13]

Die Selbstmordgefährdung, also die Suizidalität, zeigt sich hier als *langsame* Selbstzerstörung, Kilo für Kilo, die von der unbewußten Absicht her der Heilung dienen soll – auch hier wird die paradoxe Situation magersüchtiger Mädchen deutlich.

Uns kommt die Magersucht wie ein modernes, weiter um sich greifendes Krankheitsbild vor, aber sie hat eine lange Tradition. Die erste »Wunderfasterin« wird im Mirakelbuch eines Mönches erwähnt, das um das Jahr 895 entstand. Es wird von einer leibeigenen Frau, Friederada, berichtet, die zuerst suchtartig gegessen hatte und dann unter klösterlicher Aufsicht nichts mehr zu sich genommen haben soll. Das Ganze wurde als Wunder Gottes verstanden. Das Fasten mit religiösem Hintergrund diente der Reinigung und zeigte Demut und Sühnebereitschaft an. Zudem wurde und wird ihm zugeschrieben, zu geistiger Klarheit und erhöhter Sensibilität zu führen. Im Verlauf der Entwicklung wurde der »Hungerstreik« zu einem eher politischen Mittel, das als eine Form der Machtausübung gleichzeitig Demonstration und Erpressung bedeutet. Der reinigende, heilende Aspekt, der im Begriff des »Heilfastens« sichtbar wird, spielt bei magersüchtigen Mädchen ebenso eine Rolle.[14]

Aber Nahrung hat noch andere Aspekte – denn warum eignet sich die Kontrolle der Nahrungsaufnahme so gut dazu, Autonomie und Macht auszuüben? Die Ernährung ist ein grundlegendes körperliches Bedürfnis eines jeden Lebewesens. Beim Menschen ist sie jedoch zusätzlich mit einer Vielzahl emotionaler Bedeutungen befrachtet. Gemeinsames Essen dient der Kommunikation, es gibt kaum ein Fest, das nicht das Erleben der gemeinsamen Mahlzeit einschließt – bis hin zur religiösen Bedeutung des Abendmahls. Essen verbindet, der Eßvorgang ist also auch eng mit dem Beziehungserleben verknüpft, mit Befriedigung und Frustration. Das beginnt beim neugeborenen Kind. Das Stillen durch

die Mutter ist mehr als nur Nahrungsaufnahme, es dient der Verbindung und der gegenseitigen Nähe. Schon hier erlebt das Mädchen durch selteneres Stillen, kürzere Stillzeiten und kürzere Dauer des einzelnen Stillvorgangs häufig Frustration statt Befriedigung. Es wird nicht dem Bedarf und nicht dem eigenen Rhythmus entsprechend gefüttert. Wir alle essen nicht mehr dann, wenn unser Körpergefühl uns Hunger signalisiert, sondern wenn es Zeit dazu ist. Häufig müssen Kinder den Teller leeressen, wobei andere die Menge bestimmt haben. Essen wird also zum Machtfaktor. Die Nahrungsaufnahme wird vom Gefühl her oft mit Zuwendung, Liebe und Geborgenheit gleichgesetzt, und das ist unmittelbar verständlich, wenn wir das Stillen als Akt besonderer Liebe und Geborgenheit betrachten. Kinder bekommen Süßigkeiten als Trost oder als Belohnung für besonderes Verhalten, andererseits wird ihnen als Strafe vielleicht eine Mahlzeit oder etwa der Nachtisch entzogen. Dieser Mißbrauch führt zur Umbewertung der Nahrungsaufnahme als Belohnung oder Strafe und unterstellt ihr eine ganz andere Funktion als die, die sie wirklich hat. Damit werden Hunger, Unlust und Strafe gleichgesetzt; die Nahrungsaufnahme bedeutet dagegen Zuwendung, Befriedigung und Konfliktlösung. Zur Strafe für die spendende Person kann aber auch die Ablehnung der zugewendeten Nahrung gehören. Die Verweigerung der Nahrungsaufnahme heißt dann Verweigerung von Bestätigung, Zuwendung, Kommunikation, und sie signalisiert gleichzeitig den sozialen Rückzug. Der Machtfaktor des »Hungerstreiks« wird auch darin sichtbar, daß sich in den Familien von Magersüchtigen sehr viele Gedanken und Kontrollen mit dem Essen beschäftigen. Zusätzlich finden wir auffallend häufig Spannungen zwischen einzelnen Familienangehörigen, die bereits lange vor der Erkrankung des Mädchens bestanden. Die Anorexie trägt dazu bei, die Spannungen aufrechtzuerhalten und zu verstärken und damit das Familiengefüge zu erhalten. Untersuchungen zeigen, daß Mütter in solchen Familien häufig durch Ermahnungen, Kontrollen und Bestrafungen in den Entwicklungsprozeß eingreifen. Die Väter werden zwiespältig geschildert, ihr Bild kann auch nicht deutlich werden, solange das Inzestgeschehen unberücksichtigt bleibt. Jedenfalls scheint in diesen Familien eine Spaltung vorzuliegen, der ein Harmonisierungsideal gegenübersteht. Nach außen hin wird das Ideal einer funktionierenden, tüchtigen Familie ohne Probleme dargestellt, hinter dem es oft unlösbare Konflikte gibt.
Welche Gefühle für sich und Familienbeziehungen Magersüchtige haben, welches Lebensgefühl hinter der Magersucht steht, zeigt uns der nun folgende Traum einer achtzehnjährigen, jungen Frau:

Ich gehe über eine sumpfige Wiese mit meiner Großmutter zum Bach, der im Tal fließt.
Ich gehe einen Schritt ins Wasser hinein. Da erfaßt mich der Bach und reißt mich mit sich. Meine Großmutter bleibt stehen, als ob sie das nichts angeht.
Ich werde weitergespült bis an ein Wehr, wo das Wasser hinunterstürzt. Im Hinunterstürzen werde ich zu einem Stück Holz, das weitergetrieben wird.
Ich erlebe dann, wie ich an Steinen hängenbleibe und wie ich herumgewirbelt werde. Ich kann das alles fühlen. Aber ich bin ein Stück Holz, das weitertreibt und sich nicht helfen kann.

Im Traum geht die junge Frau zuerst über eine sumpfige Wiese. Der Untergrund, auf dem sie geht, ist nicht fest und bietet keine Sicherheit. Das können wir direkt auf das Lebensgefühl von Magersüchtigen übertragen. Die Großmutter begleitet sie, sie steht hier in Vertretung der Mutter. Die junge Frau steht also unter Aufsicht. Dieser Aufsicht kann sie sich nur entziehen, indem sie weitergeht. Sie tut einen Schritt ins Wasser hinein. Ein solcher Schritt nach vorne, ins unbekannte Element, kann auch auf einen »Fortschritt« hinweisen. Der Traum zeigt jedoch, wohin dieser Schritt führt. Die junge Frau verliert endgültig den Boden unter den Füßen, der Bach erfaßt sie und reißt sie mit. Die Großmutter bleibt teilnahmslos stehen. Im Erleben der jungen Frau bietet sie keinen Schutz und unternimmt nichts zu ihrer Rettung. Sie sieht nur zu, wie das Unglück geschieht. So erlebt diese junge Frau ihre Familie: beziehungslos, teilnahmslos, nicht hilfreich, wenn ein Unglück geschieht. Und dahinter steht nicht selten auch die eigene Abwertung der Beziehung.
Nun wird sie weitergespült bis an ein Wehr. An einem Wehr staut sich das Wasser auf und wird erst richtig zur Gefahr. An diesem Gefahrenpunkt geschieht die Verwandlung: die junge Frau wird zu einem Stück Holz, das fortgetrieben wird, ausgeliefert ist und nichts mehr selbst bestimmen kann, hölzern, leblos. Und so sehen Magersüchtige häufig auch aus, dafür werden sie oft gehänselt und gekränkt: sie sind »hölzern«, »dürr wie ein Stock«.
Im Traum wird deutlich, daß ein »Aufstau« zur Gefahr geworden ist und die Verwandlung zur Magersüchtigen bewirkt hat. Wenn ein Mensch ein Wehr hinunterstürzt, so kann er sich schwer verletzen oder gar getötet werden. Einem Stück Holz geschieht das nicht. Das Wehr kann also nur mittels der Verwandlung bewältigt werden. Der Stau der

Gefühle in der Pubertät kann nur durch die Verwandlung zur Magersüchtigen bewältigt werden – wieder ein deutlicher Hinweis auf den Selbstheilungsversuch durch die Krankheit. Im Traum wird sie hilflos hin und hergespült; sie fühlt alles, kann sich aber nicht helfen. Sie empfindet das ganze Ausmaß der Auslieferung, des Schmerzes, der inneren Verlassenheit, die ihr Lebensgefühl prägt. Sie wird mit den Folgen des Kontrollverlusts durch die übermäßige Kontrolle konfrontiert.[15]

Die Therapie mit Magersüchtigen ist ausgesprochen schwierig. Sehr häufig besteht keine Einsicht in die Notwendigkeit einer Behandlung und damit keine Therapiemotivation. Therapie bedeutet in der Sicht der Erkrankten zudem Auslieferung, das Vorgehen der Therapeutin oder des Therapeuten erscheint als Eindringen und Zerstören. Die tatsächliche Überlegenheit einer Fachperson stellt das eigene Gefühl von Überlegenheit in Frage und bringt das Größenselbst in Gefahr – also die Vorstellung, stärker als die Natur, die Materie und die Triebe zu sein und Kontrolle über außen und innen zu haben. Sich einzulassen auf eine Therapie bedeutet damit das Eingeständnis des Scheiterns des (Über-)Lebenskonzeptes.
Ein tragfähiges Arbeitsbündnis herzustellen ist schwierig, und die Bemühungen darum durchdringen oft die Isolation nicht. Zudem betrifft die Abwertung der Bezugspersonen, die den Rückzug und damit das Ausmaß der Beziehungsstörung möglich machten, auch die Therapeutin oder den Therapeuten. »Sie verstehen ja doch nichts davon«, ist keine seltene Reaktion. Eine Realitätsprüfung des Körpergewichts und Körperbildes führt nicht zur Klarstellung, denn die drei Faktoren, die der Korrektur der Wahrnehmung dienen könnten, sind ja verändert und damit nicht mehr wirksam. Außerdem widersprechen sich die Ziele der Therapie und des Lebenskonzeptes; Therapeutin und Patientin verfolgen völlig widersprüchliche Interessen. Oft kommt die verwirrende Botschaft bei der Patientin an, sie solle ihre Autonomie (der Magersucht) aufgeben, um autonom zu werden.
Zwangsernährung ist genau die Form von Gewalt, vor der die Patientin sich in ihrer panischen Angst schützen muß: zwangsweises Durchbrechen der Körpergrenzen, Eindringen und unkontrollierbare Zufuhr von Außensubstanzen ins Körperinnere. Die Autonomieentwicklung wird damit zunichte gemacht. Das Körperbild wird von außen her verändert, ohne daß zunächst eine Veränderung der Voraussetzungen des Erlebens, also der inneren Gegebenheiten erfolgt. Die Erfolge im Hinblick

auf eine Gewichtszunahme sind natürlich erst einmal gut, lebensgefährliche Zustände werden damit beseitigt. Zusätzlich wird jedoch die oft verordnete Bettruhe zur Qual, denn welches Ventil für die Bewegungsunruhe hat die Patientin dann noch?

Im seelischen Bereich bedeutet es ebenfalls, daß das getan wird, was am meisten befürchtet wurde: die Eigenentwicklung, der Selbstheilungsversuch wird für ungültig und wertlos erklärt. Manchmal erfolgt die Gegenreaktion, die Betroffenen können dann unförmig dick werden. Sie zeigen damit an, daß sie ihr Ziel und damit sich selbst aufgegeben haben. Sie werden gefügig und angepaßt und erscheinen dann weniger gestört, weil sie dem Bild der »normalen Frau« in unserer Kultur eher entsprechen. Sie haben keine Eigeninitiative mehr und resignieren. Infolge des brüchigen Selbst kann eine solche Entwicklung auch dann eintreten, wenn die Patientin als »selbst schuld« und »nicht richtig krank« bezeichnet wird, wie es nicht selten geschieht. Oft werden die jungen Frauen mit körperlich Schwerkranken in ein Zimmer gelegt, damit sie »mal sehen, was eine wirkliche Krankheit ist«, oder sie bekommen zu hören, daß ihr Anblick eine Zumutung für andere bedeutet.

Der Zugang kann noch am ehesten erfolgen, wenn erst einmal die Fähigkeit, Grenzen herzustellen und damit die Fähigkeit zur Abwehr bestätigt wird. Das Gefühl, selbst über das Ausmaß, über das Außen mitbestimmen zu können, ist für die meisten neu und wirkt dem vorhandenen Auslieferungsgefühl entgegen. Eine äußerst vorsichtige Annäherung unter dem erlebten, bestätigten und respektierten Schutz der Abwehr wird dann meist möglich. Die Therapie wird damit als nicht mehr ganz so gefährlich erlebt, die Therapeutin oder der Therapeut erscheint nicht mehr so fordernd und eindringend. Erst dann ist ein vorsichtiges »Teil«-Arbeitsbündnis möglich, das sich vielleicht erst einmal auf das Einhalten von Therapiezeiten oder ähnliches beschränkt. Erst langsam können auch Absprachen in bezug auf die Nahrungsaufnahme getroffen werden. Wenn sie nicht eingehalten werden, triumphiert die Patientin, sie spürt noch einmal die Machtgefühle der Essensverweigerung und bestätigt sich in ihrem Größenselbst. Aber wenn sie dann wahrzunehmen beginnt, daß ihre Kontrolle zum Kontrollverlust führt, daß sie nicht anders *kann* als hungern, daß sie dann tiefer ins Defizit gerät und als »kränker« angesehen wird, dann kann sich langsam ein Gefühl für die Zweischneidigkeit solcher Triumphe entwickeln. Hier kann der sonst in der Therapie selten erwünschte Zugang über die intellektuellen Fähigkeiten der Patientin hilfreich sein. Die Frage danach, was wäre, wenn sie sich wirklich kontrollieren könnte, kann jetzt gestellt werden. Langsam kann an der Wiederherstellung der Faktoren gearbeitet werden, die das Erleben des Körperbildes bestimmen. Zusätzlich muß der Eßvorgang selbst, die Nahrungsaufnahme, entkoppelt werden von allen Zusatzbedeutungen wie Strafe oder Belohnung, Grenzziehung und Machtmittel. Essen bedeutet für einen erwachsenen Menschen Zufuhr von »Lebensmitteln«, sonst erst einmal nichts. Der kommunikative Aspekt und andere Bedeutungen können später wieder erarbeitet werden.

Eine Familientherapie sollte nur dann durchgeführt werden, wenn die Patientin selbst dies will. Die Erfahrung, daß es häufig zum Therapieabbruch kommt, wenn die Familie einbezogen werden soll, zeigt auf, daß dies nur dann sinnvoll ist, wenn es dem Wunsch und den Möglichkeiten der Patientin entspricht. Oft drängen die Familienangehörigen auch ihrerseits darauf – aber das Arbeitsbündnis gilt nur für die Patientin selbst, sie steht eindeutig im Vordergrund, und das muß auch wegen des brüchigen Selbstwertgefühls wieder und wieder betont werden. Falls sexuelle Ausbeutung die Ursache für die Magersucht war, wie dies oft im Verlauf der Therapie zum Vorschein kommt, hat eine Familientherapie keinen Sinn. Sie fördert dann häufig nur die Abwehr und das Verschleiern von Zusammenhängen. Denn erfahrungsgemäß sind beim Täter nur selten Unrechtsbewußtsein und Einsichtsfähigkeit zu erwarten. Die Betroffene wird der Lüge beschuldigt, meist reagiert sie mit einem ernstzunehmenden Rückfall in die Magersucht, der gleichzeitig zu einem Kontaktabbruch in der Therapic führen kann. Eine Frau formulierte das so: »Wenn ich eine Lügnerin bin und Sie das von mir glauben, dann kann ich Sie doch gleich belügen. Wieso soll ich mich dann an irgendwelche Abmachungen halten?«

Eine Familientherapie kann hingegen sehr hilfreich sein, wenn die Patientin das Gefühl hat, sich auf die Therapeutin oder den Therapeuten verlassen zu können. Der Erfolg einer Therapie muß auf die Verläßlichkeit der Therapeutin oder des Therapeuten gegründet sein, unabhängig von den »Tricks« und Täuschungsmanövern der Patientin. Diese müssen als Konfliktlösungsversuche immer wieder angesprochen und einbezogen werden; aber auch ihre Zwiespältigkeit und die Folgen müssen thematisiert werden.

In der Übertragung wird die Therapie und damit die Therapeutin oder der Therapeut erst einmal den schädigenden Objekten des Außen zugeordnet, sie werden abgewehrt, nicht gehört und oft so ablehnend und mißbilligend behandelt wie das abgelehnte Essen. Dies und besonders auch die oft arrogant wirkende Fassade, hinter der sich große Unsicherheit verbirgt, wecken in der Gegenübertragung Aggressionen und Ablehnung. Nicht selten kommt es zum Machtkampf um den »Erfolg«, der sich im Kampf um jedes Gramm Körpergewicht und in einem Wetteifern, wer über die besten Kontrollmöglichkeiten verfügt, manifestieren kann. Die Tricks beim Wiegen und beim Umgehen von Vereinbarungen sind bekannt und wirksam. Die Therapie kann nur dann heilsam sein, wenn es gelingt, die Hintergründe der uns oft unverständlichen und absurd erscheinenden Krankheit zu verstehen. Es gilt, mit sehr viel Selbstkritik und vermehrter Selbstkontrolle – Anorexie hat eben sehr viel mit Kontrolle zu tun – die Phänomene von Übertragung und Gegenübertragung zu erfassen. Auf diese Weise kann das Arbeitsbündnis langsam wachsen und die Ziele der Therapie und die Lebensziele der Patientin können sich einander annähern. Dabei sind soziale Faktoren verschiedenster Art in besonderem Maße zu berücksichtigen, da sie gerade bei dieser Erkrankung entscheidenden Einfluß ausüben.

3 Die erwachsene Frau und ihr Erleben

Die erwachsene Frau, nun endlich eine Sie mit weiblichem Artikel, hat sich aus der Lebensphase der Kindheit, die noch keine zyklischen Erfahrungen enthält, über die Pubertät hin zur zweiten Lebensphase entwickelt. Ihr körperliches und seelisches Erleben wird entscheidend durch die Erfahrungen des Zyklus mitbestimmt, wir sollten diese Phase daher als »zyklische Phase« bezeichnen. Von hier aus wird sie sich weiterentwickeln zur dritten Lebensphase nach der Menopause, die nun nicht mehr vom Zyklus bestimmt wird, aber alle bislang gemachten Erfahrungen der anderen Phasen enthält.
Die zyklische Phase ist körperlich dadurch gekennzeichnet, daß nun die Hormonbildung und die Funktionen der weiblichen Organe auf zyklischem Niveau etabliert und stabilisiert sind.
Monat für Monat reift unter dem Einfluß der steuernden Hormone aus der Hypophyse (Hirnanhangdrüse) in den Ovarien (Eierstöcken) wechselseitig je ein Follikel (Eibläschen) heran. In ihm befindet sich die Eizelle, die mit der Ovulation (Eisprung) freigesetzt wird und etwa 6 Tage lang zu einer möglichen Verschmelzung mit einer Samenzelle bereit ist. Unter dem Einfluß von Oestrogenen hat sich inzwischen im Uterus (Gebärmutter) das Endometrium (Gebärmutterschleimhaut) aufgebaut und ist dicker geworden. Es enthält kleine Blutgefäße, die der Uteruswand entstammen. In der nach dem Eisprung leeren Follikelhöhle entwickelt sich nun eine kleine Drüse, das Corpus luteum (Gelbkörper), das Progesteron (Gelbkörperhormon) produziert. Unter dem Einfluß von Progesteron wird der Aufbau der Gebärmutterschleimhaut weiter gefördert und es bilden sich in ihr kleine Drüsen, die Schleim produzieren.

Wenn es nicht zu einer Verschmelzung von Ei- und Samenzelle kommt, wenn also keine Schwangerschaft eintritt, bei der der Gelbkörper größer würde, dann bildet er sich zurück, wird kleiner und stellt die Progesteronproduktion ein. Die Zellen des Endometriums enthalten spezifische Rezeptoren für Progesteron, die sich unter Oestrogeneinfluß gebildet haben. Am Ende des Zyklus fällt die Konzentration von Oestrogenen und Progesteron ab, das Endometrium ist in der jetzigen

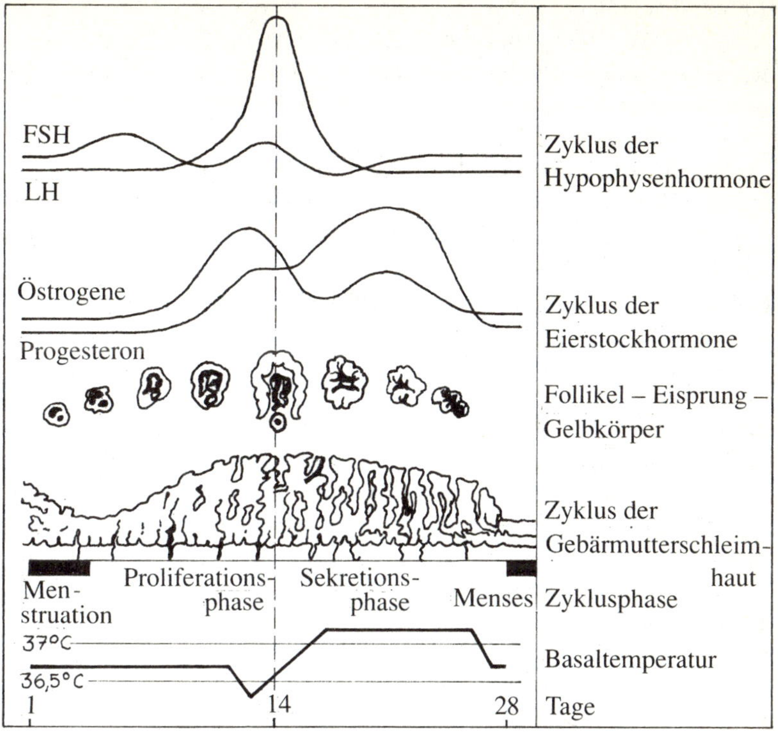

Schematische Darstellung des weiblichen Zyklus

Ausprägungsform und Entwicklung in diesem Zyklus nicht mehr erforderlich. Weiße Blutkörperchen wandern hinein, die kleinen, neugebildeten Blutgefäße verengen sich und lösen sich mit der Schleimhaut ab, wobei Blut austritt, das die Ablösung und Ausschwemmung der Schleimhautreste unterstützt und erleichtert. Die Menstruation ist eingetreten. Rasch schließen sich die Gefäße in der Uteruswand wieder, die Blutung wird unter Hormoneinfluß beendet und der nächste Zyklus hat begonnen.

Als Zyklus bezeichnen wir üblicherweise lediglich den von außen her beobachtbaren und eindrucksvollen Zyklus der Menstruation, also der Gebärmutterschleimhaut. Es gibt aber viele zyklische Vorgänge, die ineinandergreifend ablaufen, einen Zyklus der Eientwicklung, der Gefäßbildung und Durchblutung, der Hormonbildung, der hormonellen Steuerung, aber auch einen Zyklus der Brüste oder der Haut. Der gesamte weibliche Körper ist davon erfaßt. Aber es gibt auch einen

stimmungsmäßigen und emotionalen Zyklus, denn auch der seelische Bereich wird vom Zyklus beeinflußt. Er wirkt auf die Gesamtpersönlichkeit ein, das heißt aber nicht, daß Frauen ihm, ihrem Körper oder ihren Stimmungen ausgeliefert wären, denn Frausein bedeutet wesentlich mehr als körperliche Weiblichkeit.
Die hormonelle Steuerung des Zyklus ist ein kompliziertes Netz von verschiedenen Regelkreisen, die einander beeinflussen. Die Hypophyse (Hirnanhangdrüse) steuert die meisten Körperfunktionen. Sie wird ihrerseits von einem weiteren Zentrum im Gehirn, dem Hypothalamus gesteuert, der seinerseits durch Emotionen, also durch Gefühle und seelische Regungen und damit auch durch Reaktionen auf Einwirkungen von außen beeinflußbar ist. Er stellt wohl das wichtigste Bindeglied zwischen Körper und Seele dar.
Die Hypophyse gibt wichtige Hormone ab, die für die Steuerung des Zyklus wesentlich verantwortlich sind: die Gonadotropine. Unter ihrem Einfluß fand bereits die sexuelle Entwicklung in der Pubertät statt. Das FSH (follikelstimulierendes Hormon) führt dabei zur Entwicklung des Eibläschens, das LH (luteinisierendes Hormon) zur Gelbkörperentwicklung. Ein weiteres Hypophysenhormon, das PRL (Prolaktin) wirkt auf die Entwicklung der Brust und auf die Milchbildung ein, aber auch auf die Ovarien. Es bewirkt, daß während der Stillzeit erst einmal keine weiteren Follikel gebildet werden. Da es bei großem Streß erhöht auftritt, ist es wahrscheinlich mitverantwortlich dafür, daß in extremen Belastungssituationen die Eireifung und damit auch die Menstruation ausbleibt, eine durchaus sinnvolle Regelungsmöglichkeit.

Im seelischen Bereich hat die Frau die Erfahrungen von Kindheit und Pubertät hinter sich. Dadurch wurde die Entwicklung ihrer Persönlichkeit, ihr Umgang mit der Außenwelt und mit der eigenen Innenwelt entscheidend beeinflußt. Die Entwicklung ihrer Ich-Funktionen bestimmt dabei entscheidend ihre Fähigkeit, mit der Wirklichkeit umzugehen.
Dazu ist beispielsweise ein ausgewogenes Maß an Abgrenzungsfähigkeit erforderlich. Zu wenig macht ausnutzbar und manipulierbar, zu viel führt hingegen zu Ausgrenzung und in die Isolation. Wie in der Kindheit gilt, daß jedes Zuviel oder Zuwenig für die Entwicklung der Persönlichkeit hinderlich ist. Oft ist die Abgrenzungsfähigkeit gerade bei Frauen sehr gering ausgeprägt, denn sie lernen meistens schon früh, daß sie sich nicht verweigern sollen, sondern die Ansprüche anderer

zu erfüllen haben; sie sollen »brav«, umgänglich, rücksichtsvoll und hilfsbereit sein. Dafür beziehen sie Lob, Anerkennung und Zuwendung und fühlen sich bestätigt. Jede Bestätigung, jede Rückmeldung von außen ist wichtig für die Entwicklung des Selbstwertgefühls. Wer jedoch ganz überwiegend und immer wieder auf die Bestätigung durch äußere Anerkennung angewiesen ist, strebt danach, immer wieder von neuem in der eigenen Nützlichkeit oder Attraktivität bestätigt zu werden. Dies kann bis hin zu einer Abhängigkeit führen, die als suchtartig zu bezeichnen ist. Wie bei jeder Sucht ist jedes Mittel recht, um zu der ersehnten Bestätigung zu gelangen. Leistungsbereitschaft und Pflichterfüllung, soziale Ambitionen, ehrenamtliche Helferinnentätigkeit, Aufopferung für die Familie bis hin zur Selbstaufgabe, Überarbeitung und Erschöpfung und damit Verzicht auf die Wahrnehmung körperlicher und seelischer Leistungsgrenzen ist kein seltenes Phänomen bei Frauen. Dieselbe Haltung zeigt sich in der Bedürfnislosigkeit und im Verzicht auf Wunscherfüllung bis auf das eine unstillbare Verlangen, bestätigt zu werden in der eigenen Nützlichkeit und damit Lebensberechtigung, in der Liebenswürdigkeit und besonders im »Richtig-Sein«. Bestätigung wird auch in der Attraktivität gesucht, oft mit Hilfe von kosmetischen und textilen Täuschungen, durch Manipulationen des eigenen Körpers, durch die Einschränkung der Bewegungsfreiheit mit hochhackigen Schuhen oder Einzwängen in BHs und ähnliche Konstruktionen, durch teilweise rigoroses Hungern oder kosmetischen Operationen, von denen eine Fülle angeboten wird. Voraussetzung dafür ist, daß die Körperwahrnehmung verdrängt wird, denn keine dieser Maßnahmen trägt zum körperlichen Wohlbehagen bei. Die ständige und immer wieder neu erforderliche Außenbestätigung ist für viele Frauen wichtiger als alle Innenbestätigung durch Wohlbefinden und Bequemlichkeit, letztlich durch Gesundheit. Hier konstelliert sich ein – wieder einmal unlösbarer – Konflikt: Wenn Selbstachtung und Ehrlichkeit wichtig und richtig sind, aber beides aufgegeben werden muß mit der Mißachtung der eigenen Leistungsgrenzen und des eigenen Körpers, mit der kosmetischen und operativen Täuschung, um die ersehnte Bestätigung zu bekommen, fällt die Entscheidung schwer. Soll die Frau auf ihre eigene innere Wirklichkeit verzichten oder auf die Bestätigung von außen? Wie sie es macht, es ist verkehrt, und in jedem Fall wird der Verzicht auf das andere erforderlich. Bezahlt wird dies häufig mit den Symptomen des »Überforderungssyndroms« oder der »Erschöpfungsdepression«, die bei Frauen mit Befindlichkeitsstörungen oder geringem Selbstwertgefühl nicht

selten diagnostiziert werden. Denn die vorübergehende Stabilisierung des Selbstwertgefühls durch die Bestätigung von außen ist nicht von Dauer. Sie behindert sogar die Entwicklung einer weiteren, wichtigen Ich-Funktion, der sogenannten Selbstkonstanz. Damit ist unter anderem die Fähigkeit gemeint, den eigenen Wert auch dann zu spüren, wenn einmal die Bestätigung von außen fehlt oder gar negative Rückmeldungen erlebt werden. Gerade wenn das Älterwerden den Frauen die Grenzen ihrer Leistungsfähigkeit und ihrer äußeren Attraktivität aufzeigt, ist die Selbstkonstanz wichtig, damit das Altern nicht als schwere Kränkung erlebt wird, als Ende von allem, was lebenswert ist. In diesem Fall können Resignation, Depression, Suchtverhalten, Selbstzerstörung oder gar Suizid die Folge sein. Nicht selten wird die Entwicklung der Selbstkonstanz und damit eines einigermaßen stabilen Selbstwertgefühls auch therapeutische Hilfe erfordern, um aus dem Teufelskreis von Selbstüberforderung und Selbstabwertung in der Suche nach Bestätigung herauszukommen. Nun gilt es, zugedachte Rollenzuschreibungen abzulehnen, sich abzugrenzen und auch Spannungen, Frustrationen und Konfrontationen auszuhalten.
Denn diese Erlebnisse sind untrennbar mit einer weiteren wichtigen Fähigkeit verknüpft, nämlich der Kommunikations- und Beziehungsfähigkeit. Diese regelt den Umgang mit den Menschen unserer äußeren Umgebung, mit den sogenannten »Objekten« unseres Lebensraums. Abgrenzungsfähigkeit und Selbstkonstanz sind auch erforderlich, wenn wir anderen Menschen angemessen gegenübertreten wollen. Aber auch die realistische Wahrnehmung der anderen ist wichtig. Sonst werden sie nur durch die Brille der eigenen Wünsche, vermeintlichen Pflichten oder der Ablehnung gesehen, so daß keine wirkliche Beziehung zustandekommen kann.
Die Ausbildung einer weiteren Ich-Funktion, nämlich der Objektkonstanz ist dafür Voraussetzung. Damit ist die Fähigkeit gemeint, andere Menschen gleichzeitig sowohl als positiv wie auch negativ, als »gut« und gleichzeitig mit »bösen« Anteilen zu sehen, so wie sie eben sind, das heißt, die anderen nicht zu überschätzen oder gar zu idealisieren, wenn sie sich uns gegenüber gerade »gut« verhalten, und dann total enttäuscht zu reagieren, wenn sie sich auch einmal als »böse« erweisen. Das Fehlen von Objektkonstanz kann dazu führen, daß der Kontakt in Beziehungen – äußerlich oder innerlich – kompromißlos abgebrochen wird, ohne Verständigung zu suchen. Die Objektkonstanz macht es möglich, Konflikte mit anderen auszutragen und die Beziehung trotzdem aufrechtzuerhalten. Die Selbstkonstanz ermöglicht es, die dabei

auftretenden Spannungen und Konfrontationen auszuhalten, ohne sich wertlos zu fühlen oder das Gefühl zu haben, es »falsch« zu machen und nicht in Ordnung zu sein. Eine Gefahr für Frauen besteht tatsächlich darin, daß sie gelernt haben, Harmonie um jeden Preis herzustellen, statt die Auseinandersetzung und damit eine Klärung der Situation zu wagen. Dabei sollen das Harmoniebedürfnis und die Leistungsbereitschaft dazu beitragen, die immer wieder von Frauen gewünschte und gesuchte »Geborgenheit« zu ermöglichen. Dieses Gefühl ist in der frühen Kindheit wichtig und hat in der Mutter- oder Eltern-Kindbeziehung ihren Platz; von Frauen ist es jedoch häufig infolge früher Ablehnung oder Überforderung nicht ausreichend erlebt worden. Später werden starke Geborgenheitswünsche jedoch gefährlich, weil sie dazu beitragen, in die geschilderten Abhängigkeiten zu geraten. Das heißt nun nicht, daß Geborgenheit kein schönes Gefühl sein kann, es heißt nur, daß es gefährlich ist, davon abhängig zu werden.

Eine weitere Fähigkeit der Ich-Entwicklung zeigt sich im angemessenen Umgang mit Trieben und Affekten. Als »Triebe« werden psychische Faktoren bezeichnet, die »... folgende Hauptkennzeichen aufweisen: 1. das Erleben eines Dranges, wobei meistens, wenn nicht immer, auch eine Zielvorstellung gegeben ist. 2. Autogene Entstehung, d.h. sie treten ohne Mitwirkung des Bewußtseins, unabhängig vom Wollen und Denken auf. 3. Gefühlsbegleitung. Die Befriedigung des Triebes verschafft Lust, so lange sie nicht möglich ist, ... besteht Unlust. 4. Bewußtseinsminderung: die Klarheit des Denkens und selbst der Wahrnehmungen kann unter der Wirkung des Triebes herabgesetzt sein. Die beiden ersten Merkmale treffen auf alle Triebe zu, die beiden letzten auf die meisten«[1].

Triebe sind beispielsweise Hunger und Durst, der Sexualtrieb, aber auch der Machttrieb und viele andere. Unter Affekten werden Stimmungen, Gemütszustände und gefühlsmäßige Regungen verstanden, die mit Lust- oder Unlustvorstellung verbunden sind, wie Freude, Trauer, Angst, Ärger, Haß, Hoffnung oder Neugier und andere mehr. Für den Umgang mit diesen energiegeladenen seelischen Regungen ist die Entwicklung der Selbstkonstanz und der Abgrenzungsfähigkeit wichtig, und damit auch das Selbstwertgefühl. Wenn diese Ich-Funktionen ausgebildet sind, ist die Angst vor heftigen Regungen geringer, denn diese Fähigkeiten vermitteln Sicherheit, mit Affekten umgehen zu können, ohne sich auszuliefern oder abhängig zu werden. Triebe und Affekte können befriedigt oder verdrängt werden, die Befriedigung kann aber auch aufgeschoben werden.

Dazu ist eine weitere wichtige Ich-Funktion erforderlich, nämlich die Frustrationstoleranz. Wer keine Frustrationen aushält, also auch keine Trieb- oder Affektspannungen, ist auf sofortige Befriedigung angewiesen, auch wenn dies nicht angemessen oder gar gefährlich ist; andernfalls bleibt nur die Verdrängung. Bei der Verdrängung bleibt die Triebenergie bestehen, denn das Bedürfnis ist ja nicht befriedigt worden. Sie kann, wie wir dies schon bei der verdrängten oder unterdrückten Aggressivität sahen, die Befindlichkeit stören und in der Folge zu Gesundheitsstörungen führen. Dies ist besonders dann der Fall, wenn der Verdrängungsvorgang über längere Zeit ständig wiederholt wird, weil beispielsweise nur wenig Wahrnehmung und Durchsetzung eigener Gefühle möglich ist.

Voraussetzung für den Umgang mit äußeren Objekten, mit Trieben und Affekten und mit der eigenen Person und ihren Bedürfnissen ist die Ich-Funktion der Urteilsfähigkeit und Realitätsprüfung, die Situationen erfassen hilft, Zusammenhänge und Konsequenzen sieht und Gefahren und Vorteile erkennt und einschätzt.

Nun wird die gesamte seelische Entwicklung und damit das Erleben und Verhalten von Erfahrungen geprägt, die mit Bezugspersonen und im Umgang mit der eigenen Person gemacht wurden. Diese Erfahrungen werden entscheidend mitgeprägt von kulturellen, moralischen und oft auch kirchlichen Normen, von Geschlechtsrollenklischees und letztlich von den Auswirkungen der Spaltung. Das heißt, die Normen und Stereotypen werden verstärkt und weitergegeben und prägen den Umgang auch mit der eigenen Person. Es ist fast unmöglich oder zumindest sehr schwierig, zwischen der eigenen Wirklichkeit und den internalisierten Normen zu unterscheiden. Ein gutes Beispiel dafür ist die Geringschätzung des Zyklus und des Zyklischen überhaupt, das doch allen Naturgesetzen zugrunde liegt und das die Persönlichkeit der Frau und ihr Erleben mitprägt. Aber darüber erfährt sie so gut wie nichts, so daß es ihr schwerfällt, die dadurch wirkenden Einflüsse zuzuordnen.

Die seelische Entwicklung ihrerseits und die daraus resultierenden Verhaltens- und Erlebensweisen bestimmen mit darüber, welche Erfahrungen eine Frau in der Folge machen wird, d.h. also, sie schafft bewußt oder unbewußt Konstellationen für ihr weiteres Leben. Hat sie sich als liebenswert erlebt, Achtung und Würdigung erfahren, dann wird sie nicht mehr suchthaft bis hin zur Selbstaufgabe nach Befriedigung und Bestätigung streben müssen, sie kann Beziehungen angstfreier gestalten und zwar zu anderen wie zu sich selbst. Damit ist sie

weniger kränkbar, nicht so leicht in Frage zu stellen, auch von sich selbst nicht, und sie kann Spannungen und Frustrationen besser aushalten. Auch mit Trieben und Affekten kann sie angemessener umgehen. Hat sie Ablehnung, Verachtung oder gar Gewalt erfahren, wird sich dies ebenfalls in der Ausbildung der Ich-Funktionen zeigen. Dann wird sie sich entweder nicht abgrenzen können, Menschen und Gefühlen eher ausgeliefert sein, oder sie wird sich zu stark abgrenzen und isolieren. Sie wird möglicherweise den erfahrenen Haß als Selbsthaß, die Verachtung als Selbstverachtung weiterleben. Und das stellt für ihr weiteres Schicksal die Weichen.
In der Regel werden Menschen eine Mischung von individuell unterschiedlichen, positiven und negativen Erfahrungen mitbringen. Das Identitätsgefühl bildet sich durch Fremd- und Selbstbestätigung, durch Rückmeldung darüber, wie wir erlebt werden, und durch das Gefühl dafür, wie wir sind. Bei Frauen werden nun die bereits geschilderten Erfahrungen in der Kindheit und Pubertät und die Botschaften über Zweck und Wert des Frauseins wirksam, denen sie sich nur schwer entziehen können. Allerdings muß dazu deutlich gesagt werden, daß *erwachsene* Frauen für ihr Verhalten verantwortlich sind. Weibliche Opferbereitschaft, Unterordnung und Anpasserei sind aktive Handlungsweisen, die erwachsene Frauen verantwortlich betreiben. Der Rückzug hinter die Nichtverantwortung ist für Erwachsene nicht möglich. Frauen sind damit nicht nur Opfer ihrer Lebensumstände, sondern ganz aktiv auch verantwortliche Täterinnen. Denn es ist durchaus möglich, im Kontakt mit sich selbst selbstschädigende Handlungsweisen aufzuspüren und zu verändern.

Die Menstruation

Zyklische Erfahrungen beeinflussen das körperliche und seelische Erleben der Frau ganz entscheidend. Besonders eindrucksvoll ist das Erleben der Menstruation. Es prägt die weitere Einstellung zur eigenen Körperlichkeit und es begleitet und kennzeichnet die mittlere, zyklische Lebensphase. Immerhin menstruieren Frauen bei 40 zyklischen Jahren unter Abzug von 2 Jahren für zwei Schwangerschaften mit Stillzeit, die Menstruation zu 5 Tagen im Monat gerechnet, über 2000

Tage ihres Lebens, also etwa 6 Jahre.[2] Das Wort *Menstruation* kommt vom lateinischen *menses*, »Monat«. Mensual heißt monatlich;[3] das Wort Menstruation ist von diesen Worten abgeleitet, die sprachlich eng mit »Mond« zusammenhängen. Aus derselben Wurzel stammt das Wort Monat, der ursprünglich wie der Zyklus 28 Tage hatte. Der Mond und die Menstruation waren ursprünglich das Maß der Zeiteinteilung, der davon abgeleitete Monat ist es noch heute.

Gebräuchlich sind auch Ausdrücke wie Periode oder Regel, die ebenfalls auf das regelhafte Wiederkehren des Vorganges hindeuten, aber auch etwa »die Tage haben«. Der Ausdruck »Unwohlsein« deutet auf eine Unterbrechung des Wohlseins und damit auf eine negative Sicht hin. Sie kommt auch in anderen abwertenden Worten zum Ausdruck wie »Heimsuchung«, »Unreinheit« oder »monatliche Reinigung«, die Assoziationen mit vorherigem Schmutz erwecken. Eine andere Form der Abwertung im Hinblick auf die Stimmung ist »monatliche Blödigkeit«. Weitere Umschreibungen sind: das Monatliche, die Monatszeit, die Zeit oder die Geschichte haben, der Besuch von Tante Rosa, der roten Tante, König Barbarossa oder dem roten König, am Roten Meer sein oder am roten Fluß, oder aufwertend: die rote Blume, die Monatsblume, die Rosenblüte. Ein angloamerikanischer Ausdruck, der die negative Einstellung deutlich zeigt, ist das Wort *curse*, d.h. »Fluch«. Hingegen wird die Menstruation in einem altindischen Werk *(Die fünf Pfeile des Liebesgottes, Pancasáyaka)* als »die Blume des Hauses des Liebesgottes« bezeichnet,[4] ein weites Spektrum der Wertungen also.

Die Menstruation war und ist als äußerlich sichtbares, eindrucksvolles Ereignis unter anderem das ursprüngliche Zeichen von Fruchtbarkeit, Erneuerungsfähigkeit und Weiterführung. Alle weiblichen Funktionen sind eng mit dem Blut verbunden, die Gebärfähigkeit und der Wochenfluß ebenso wie die Menstruation. Religiöse Blutopfer waren Menstruationsopfer, oder sie waren mit dem Blut der Geburt verbunden, damit ein Zeichen des Lebens, ein »Lebensopfer«. Daraus wurde freilich später ein Todesopfer, bei dem das Blut getöteter Tiere der männlichen Gottheit dargebracht wurde, der natürlicherweise kein eigenes Lebensblut zur Verfügung stand. Der religiöse Opfertod, bei dem das Blut »zur Erlösung« vergossen wurde, läßt sich zurückführen auf alte Fruchtbarkeitsrituale, in denen die Erde, Tiere oder Frauen von der Unfruchtbarkeit erlöst wurden, damit das Leben weiterging. Die Menstruation signalisierte auf eine ganz direkte, sichtbare Art, ohne jede Mystik und ohne Verständnisschwierigkeiten, den ewigen Fortbestand des Lebens, das ewige Leben.

Reste des Blutopfers haben sich erhalten, allerdings als »Todesblut«, das auf aggressive Akte hin, also durch Verletzungen, fließt, wie es auch im Christentum der Fall ist. Warum dieses Blut erlösend wirken soll, wird erst verständlich, wenn wir die Hintergründe der Blutbedeutung für den Fortbestand des Lebens kennen. Die Menstruation war ursprünglich heilig, die *sacer mens*, das Sakrament.[5] In diesem Wort hat sich die ursprüngliche Bedeutung noch erhalten. Viele der ursprünglichen Schöpfungsmythen gingen von der Menstruation aus, aus deren Blut die Menschen von einer Muttergottheit erschaffen wurden. Selbst Adam, von einem männlichen Schöpfergott erschaffen, wurde aus roter Erde, aus Lehm, aus der Muttererde, geschaffen – nichts anderes war als Grundlage des Lebens denkbar.

In alten Ritualen war das Menstruationsblut reinigend oder erlösend. Diese Vorstellung kann weit zurückverfolgt werden, bis in die Zeit der Höhlengräber, in denen die Toten in Embryonalstellung bestattet und mit roter Farbe bemalt oder mit roter Erde bestreut wurden. Die Höhle, die oft auch rot bemalt war, galt als die Gebärmutter der Erde, der Tod wurde als zyklisches Ereignis gesehen, das zur Wiedergeburt führte.

Es war ja ursprünglich ein unbegreiflicher Vorgang, daß Blut floß, ohne daß ein aggressiver Akt, also eine Verletzung vorausgegangen war. Hinzu kam, daß blutende Frauen nicht starben, sondern das Blut im Gegenteil ein Zeichen ihrer Fähigkeit war, Leben hervorzubringen. Gleichzeitig war der Abstand zwischen zwei Menstruationen mit den Mondphasen identisch – die Körpererfahrung entsprach also einem spirituellen und damit tief anregenden und prägenden Erlebnis. Zudem gab es die Ehr-Furcht vor dem Blut, die Angst vor den unbegreiflichen Vorgängen um die Entstehung und die Fortführung des Lebens und vor der Verbindung mit kosmischen Kräften. Dieser Vorgang war Männern nicht zugänglich und löste deshalb Neid aus. Eine Frau weiß, ab wann sie fruchtbar ist – die Menarche wurde vielfach nachgeahmt in Initiationsriten[6] heranwachsender Männer, die praktisch immer mit Verletzungen des männlichen Genitales einhergingen, um die Blutung der Frau nachzuahmen. Auch die Beschneidung ist – abgesehen von allen rationalisierenden Erklärungen – eine Nachahmung des weiblichen Genitalblutes. Die religiöse Bedeutung der Beschneidung ist ursprünglich die Heiligung auch der männlichen Sexualfunktionen und ihre Einbeziehung in den Blutkult. Dazu ist aber immer die Verletzung als aggressiver Akt erforderlich, um dem männlichen Genitale Blut zu entlocken.

Daß es Menstruationsneid noch heute gibt, zeigt folgende kleine Episode:

Eine Frau berichtete, daß sie die Menarche, also die erste Menstruation, mit ihrer elfjährigen Tochter feierte. Es gab roten Sekt und die Tochter bekam einen Ring mit einem roten Stein, einem Granat. Ein paar Wochen später kam der neunjährige Sohn zur Mutter. Er wollte nun auch so ein Ding, das in die Unterhose kommt, denn er stehe unmittelbar vor seiner Jahresblutung. Die Mutter lachte ihren Sohn nicht aus, der sich offenbar die ganze Zeit mit dem Vorgang beschäftigt hatte, sondern versprach ihm, daß er mit elf Jahren ebenfalls eine Feier haben würde, mit der er dann auch zu den Erwachsenen gehöre.

Aber auch sexuell war die Menstruation an sich kein abschreckender, sondern im Gegenteil ein höchst erregender Zustand, und zwar für Frauen wie für Männer. Die erhöhte seelische Erlebnisfähigkeit der Frau zu diesem Zeitpunkt zeigte sich in einer besonderen Fähigkeit des Lustempfindens. Noch heute schildern viele Frauen, besonders diejenigen, die keine Beschwerden im Zusammenhang mit der Menstruation und damit eine unbefangenere Einstellung haben, sexuelle Wünsche und eine deutlich höhere sexuelle Erregbarkeit in diesem Zeitraum.
Aber der Neid auf diesen nur nachahmbaren, aber nicht erreichbaren Zustand und die Angst vor diesem unerklärlichen, mit göttlichen Kräften in Zusammenhang gebrachten Ereignis führte letztlich zur Ablehnung der Menstruation, zum Verzicht auf die mögliche Lust und auf die Teilhabe am Schöpferischen. Aus dem verehrenswürdigen wurde das ekelerregende Ereignis, aus dem Heiligen das Schmutzige.
Bereits in der Antike regte der fremde, wesensmäßig nicht direkt erfaßbare Körper der Frau und seine unerklärlichen Funktionen Philosophen und Ärzte zum Nachdenken, zu Phantasien und teilweise abenteuerlichen Spekulationen an. Insbesondere stand die Gebärmutter im Mittelpunkt der Mutmaßungen, sie wurde als wanderndes, unstetes, begieriges Lebewesen in der Frau dargestellt, und nicht als Teil von ihr. Vielmehr wurde vermutet, daß die Gebärmutter ihr Spiel triebe und daß die Frau dem ausgeliefert sei. Das Leiden am wandernden Uterus wurde *hysteria* genannt. Die Menstruation wurde als Reinigung, Entgiftung oder Entleerung angesehen, das Menstrualblut galt als unreife Vorform des Samens oder als Gift. Noch Hippokrates war der Meinung, daß eine Empfängnis während der Zeit der Menstruation am leichtesten erfolge. Im Mittelalter war die Menstruation eng mit dem Sündenfall verknüpft und galt als Strafe. Im 18. Jahrhundert

wurde sie als Ausfluß einer krankhaften, überreizten weiblichen Sexualität angesehen.
Die Meinung, daß die Menstruation besondere Kräfte freisetzt, zeigt sich noch heute in der Vorstellung, daß menstruierende Frauen Milch sauer werden lassen, daß Mayonnaise oder Schlagsahne nicht geraten, daß Marmelade oder andere zu konservierenden Früchte, insbesondere wohl Gurken, nicht halten und die Gläser aufgehen, während Hefe- oder Brotteig nicht aufgehen. Blumen sollen welk werden, Samen nicht keimen, andererseits könne Hagel oder auch Graupel auf dem Feld durch menstruierende Frauen vertrieben werden. Diese Vorstellungen von einem überwiegend schädlichen Zauber sind noch eine letzte Erinnerung an die Macht, die ursprünglich der Menstruation zugeschrieben wurde. Wenn wir uns die einzelnen Schädigungsmöglichkeiten anschauen, dann geht es meistens um das Verderben von Nahrungsmitteln, insbesondere von milchhaltigen – das primäre Nähren durch die Milch der Brust ist ebenfalls eine Fähigkeit der Frau, und die Menstruation tritt in der Nährzeit erst einmal nicht ein. Hier finden wir ebenfalls noch letzte Erinnerungen an ursprüngliche Zusammenhänge. Auch das Aufgehen von Behältnissen wie Einmachgläsern oder Dosen ist, symbolisch betrachtet, sehr aufschlußreich, besonders wenn wir um die natürlicherweise erhöhte sexuelle Bereitschaft von Frauen in dieser Zeit wissen.
Was den Körper der Frau selbst angeht, so vergrößert sich während der Menstruation angeblich die Infektionsgefahr. Frauen sollen sich deshalb drei Tage nicht waschen, auch nicht duschen oder baden. Auch die sexuelle Begegnung war deshalb verboten. Die Infektionsgefahr lieferte also – neben der »Unreinheit« – eine weitere Begründung für das Sexualtabu während der Menstruation. Dauerwellen sollen in dieser Zeit angeblich nicht halten, von Sport und schwerer körperlicher Betätigung wurde abgeraten, wobei allerdings schwer arbeitende Frauen keineswegs geschont wurden. Hier zeigt sich deutlich der Einschränkungscharakter dieser Tabus.
Für uns scheint die Menstruation vordergründig etwas ganz Natürliches und Problemloses zu sein. Es gibt keine sichtbaren Ausgrenzungen mehr. Allerdings hat die Lebensmittelindustrie nach wie vor Schwierigkeiten, wenn es um Reinlichkeit von menstruierenden Frauen und um deren Beteiligung bei der Herstellung milchhaltiger Produkte geht. Berufliche Einschränkungen waren und sind üblich. Die erste Pilotin mußte sich gerichtlich ihre Zulassung zur Ausbildung erkämpfen, denn Frauen sind angeblich nicht vier Wochen im Monat voll belastbar und konzentrationsfähig. Das sind sie auch tatsächlich

nicht. Denn die Menstruation wirkt nach wie vor: Frauen schildern sich als offener, beeindruckbarer, auch kränkbarer, spürsamer und anrührbarer. Alles, was uns tief berührt, läßt uns nicht gleich-mütig bleiben. Auch heute noch gilt, daß Frauen in dieser Zeit andere, zusätzliche Fähigkeiten haben, allerdings werden diese nicht mehr geschätzt, sondern abgewertet. Frauen gelten als launisch – dieses Wort kommt sprachlich von *lunatico*, ist also dem Mond zugeordnet. Hier haben wir noch eine Ahnung von alten Zusammenhängen. Anders sein, sich anders fühlen, könnte auch bedeuten, sich danach zu richten, sich darauf einstellen zu müssen, zu wollen, vielleicht auch zu können. Diese Fähigkeit der Flexibilität wird als »Labilität« bezeichnet und als behandlungsbedürftige »Störung«.
In unserer Kultur ist die Menstruation unsichtbar geworden. Die Industrie sorgt dafür, daß auch in den »kritischen« Tagen Frauen »unbeschwert« alles unternehmen können. Auch der lebendige, ursprünglich aufregende und sexuell erregende Geruch des Blutes wird von uns als lästig und peinlich verdrängt, als Gestank erlebt und sorgsam verborgen. Die Menstruation wird ins Badezimmer verbannt, geruchlos, unsichtbar und hygienisch. Einerseits ist dies sicherlich eine Erleichterung, aber andererseits wird damit die stillere, anrührbarere Zeit der Menstruation, in der ein gewisser Rückzug zum eigenen Schutz, etwas Schonung und Selbstbesinnung heilsam wären, übergangen. Frauen fordern sich die gleiche Leistung ab wie zu allen anderen Zeiten des Monats. Das heißt nun nicht, daß Bettruhe oder das prinzipielle Fehlen am Arbeitsplatz sinnvoll wären. Menstruation ist keine Krankheit. Aber etwas zurückzugehen mit den Ansprüchen an sich selbst, mit der Leistungsbereitschaft, etwas weniger das laute Außen zu suchen, eher in sich hineinzuhorchen oder sich die Stille zu schaffen, darum könnte es gehen, also um das Erleben der Menstruation und der damit verbundenen körperlichen Signale, statt diese nachhaltig zu verdrängen. Würden wir genauso viel Energie dafür einsetzen, die Menstruation und die Mitteilungen unseres Körpers zu achten und zu verstehen, wie wir für deren Verdrängung aufbringen, wären viele Beschwerden und Symptome überflüssig. Denn letztlich erzwingt sich der Körper doch sein Recht, und sei es mit Krankheit und körperlichen Beschwerden, wenn wir seine Signale nicht achten. Das ist in der psychosomatischen Medizin bestens bekannt.

Natürlich können wir uns in unserem Bedürfnis nach kausalen Erklärungen fragen, welchen Sinn die Menstruation haben könnte. Der

weibliche Zyklus wird immer noch als ein Rest der tierischen Existenz angesehen. Bei manchen Tieren, die nicht kontinuierlich sexuell erregbar sind, tritt eine Blutung während des Eisprungs als Zeichen der Fruchtbarkeit und als Begattungsanreiz auf; die Blutung erfolgt zur Zeit höchster Empfängnisbereitschaft. Bei Menschen hingegen ist die Blutung Zeichen verminderter Empfängnisfähigkeit, eine Zeit der wahrscheinlichen, vorübergehenden Unfruchtbarkeit und damit die Markierung einer Zeit, in der Sexualität als spezifisch menschliche Kommunikationsform, als verbindendes, menschliches Element der Nähe erlebt werden kann, ohne das Risiko einer Schwangerschaft einzugehen.[7] Nur Menschenaffen haben einen ähnlichen Zyklus.[8] Menstruation als natürliche Schwangerschaftsverhütung, die eine gewisse Unabhängigkeit und Entscheidungsfreiheit möglich macht, bedeutet eine menschliche Weiterentwicklung zu Autonomie und Freiheit hin. *Für* diese Bedeutung der Menstruation spricht auch die zu diesem Zeitpunkt *erhöhte* sexuelle Erlebnisfähigkeit derjenigen Frauen, die die kulturelle Entwertung der Menstruation als schmutzig, ekelerregend und entwürdigend nicht internalisiert haben.
Eine weitere Bedeutung der Menstruation liegt darin, daß sie die Wahrnehmung des Phänomens der »Zeit« als spezifisch menschliche Leistung – und damit die Entwicklung des Abstraktionsvermögens – nachdrücklich gefördert haben dürfte. Sie bezeichnet den Kalender im Körper der Frau. Denn die Menstruation entspricht ja tatsächlich einer inneren Uhr. Die Frau ist damit eingebunden in ein rhythmisches Geschehen der Lebensabläufe. Sie erfährt den Wechsel des »Stirb und Werde« am eigenen Leib, in der eigenen Körperlichkeit – und sieht diese innere Wirklichkeit im Wechsel der Mondphasen widergespiegelt, faßbar jedoch nur durch die ebenfalls spezifische Entwicklung des Abstraktionsvermögens.
Aus mehreren Gründen war die Menstruation ein unerklärbarer, unmittelbar mit dem Leben und seinem garantierten Weiterbestehen verbundener, heiliger und mächtiger Vorgang. Sie war eine Darstellung der natürlichen Abläufe und Naturgesetze, widergespiegelt am Himmel, gab damit den Antrieb zur Entwicklung religiöser Empfindungen und Rituale, und wurde so Ursprung und Teil vieler Religionen. Denn die Menstruation spiegelt auch die zyklischen Naturgesetze wider, die alle Lebensvorgänge regeln und die sich in den Biorhythmen, in den Phasen des Tages und des Jahres, aber auch in der ökologischen Selbstregulierung der Regenerationsfähigkeit der Erde zeigen.

Aus dieser Perspektive gesehen ist die Menstruation ein Ereignis höchster Tragweite für die Entwicklung unserer Kultur und der Religionen. In ihr spiegeln sich aber auch deren Störungen und Zerstörungen wider, und ihre Bedeutung ist, wie die Menstruation selbst, weitgehend unsichtbar geworden.

So kommt es denn auch folgerichtig zu Störungen verschiedener Art, die die Menstruation, deren Ablauf sowie deren Erleben betreffen.
Das zyklische Geschehen wird von sehr komplizierten und feinst aufeinander abgestimmten Regelkreisen gesteuert, auf die seelische Faktoren großen Einfluß haben. Seelische Einflüsse können aus der momentanen Situation heraus wirksam werden, wie in Urlaubs- oder Streßsituationen, die sich auf den Zyklus auswirken. Viele Frauen geben an, daß die Menstruation bei der Fahrt in einen oft gerade zeitlich außerhalb der Menstruation geplanten Urlaub einsetzt, oder im Gegenteil über die Urlaubszeit hin ganz ausbleibt oder sich verschiebt. Musikerinnen berichten, daß die Menstruation gelegentlich unmittelbar vor wichtigen Konzerten einsetzt, und zwar unabhängig von der Zyklusphase. Zuweilen stellen sie dann auch fest, daß diese Konzerte besonders gut gelingen, weil ein anderes Empfinden und ein anderer Ausdruck, eine andere Eindrücklichkeit möglich ist. Das scheint kein Einzelfall zu sein, sondern kommt offenbar recht häufig vor.
Zyklusveränderungen werden verständlicherweise erst recht durch belastende persönliche Situationen ausgelöst – wie Trennung, Scheidung, Vergewaltigung, aber auch Haft oder andere einschneidende Lebensveränderungen. Bei Frauen in Konzentrationslagern blieb die Menstruation fast durchweg aus, auch wenn die Ernährungsbedingungen eine ausreichende Hormonproduktion zugelassen hätten. Sie erlebten also eine sogenannte Notstandsamenorrhoe. Andererseits berichten viele Frauen, daß in Wohngemeinschaften oder längerdauernden Ferienlagern sich sehr schnell eine Synchronisierung der Menstruation einstellt, daß also alle Frauen zum gleichen Zeitpunkt menstruieren. Auch in Therapiegruppen von Frauen zeigt sich dieses Phänomen, wenn das Menstruationsgeschehen über längere Zeit wichtiges Thema der Gruppe ist. Erklärbar werden solche Zusammenhänge durch das Wirken sogenannter Pheromone, deren Wirkung derzeit erforscht wird. Die Ursachen sind also nicht mystisch, sondern sehr real.
Auch die Wirkung der internalisierten Abwertung und der Nichtachtung weiblicher Lebenszusammenhänge führt zu seelischen Reaktio-

nen. Psychische Faktoren stehen hinter den vielfachen Schwierigkeiten mit den weiblichen Funktionen. Interessant ist aber, was unter »psychischen Faktoren« üblicherweise verstanden wird. Es wird davon ausgegangen, daß bei den betroffenen Frauen neurotische Störungen in der Persönlichkeit vorliegen, die eine realitätsgerechte Konfliktverarbeitung in wichtigen Lebensphasen der Frau nicht ermöglichen. Als besonders gefährdet werden dabei Frauen angesehen, die ihre »weibliche Rolle«, also das, was in dieser Kultur darunter verstanden wird, nicht annehmen, die sich aktiv und aggressiv oder »ängstlich gespannt« verhalten. Auch Frauen mit »männlichem Habitus« sowie »infantile« und »ich-schwache« Frauen gelten als gefährdet. Das alles trifft sicherlich zu, aber die Ursachen dafür werden nicht benannt. Frauen werden etikettiert und in ihren Gesundheitsstörungen und ihrem Konfliktverhalten fixiert. Es wird nicht gefragt, wie denn eine realitätsgerechte Konfliktverarbeitung aussehen soll, wenn Frauen immer wieder mit Double-bind-Situationen konfrontiert werden. Wenn die Menstruation beispielsweise als etwas Ekelhaftes gilt, das unsichtbar und unriechbar gemacht werden muß, Frauen aber, wie etwa die geschilderten Musikerinnen, erfahren, daß dies eine Zeit besonders tiefen Erlebens ist, dann wissen sie nicht mehr, was nun wirklich stimmt. Meist wird das für richtig Erklärte entgegen dem eigenen körperlichen Erleben für richtig gehalten, weil es von Autoritäten stammt. Frauen erfahren sich im Umgang mit ihren Körperfunktionen immer wieder als inkompetent. Solche Konflikte realitätsgerecht zu verarbeiten fällt schwer.

Es ist an sich gut verständlich, daß Frauen mit Störungen ihrer weiblichen Körperfunktionen reagieren, so daß es zu dem Eindruck kommt, diese seien behandlungsbedürftig. Es kann zu Störungen der Menstruation kommen, etwa zum Ausbleiben der Periode (Amenorrhoe), zur schmerzhaften Regelblutung (Dysmenorrhoe), zur Kontakt- oder Abwehrblutung (Metrorrhagie) und zum sogenannten prämenstruellen Syndrom, also zu Beschwerden vor dem Beginn der Menstruation.

Da das prämenstruelle Syndrom (PMS) je nach Definition und Untersuchungskriterien angeblich bei 25 bis fast 100 Prozent aller Frauen auftritt, lohnt es sich, es näher zu betrachten.

Das PMS ist gekennzeichnet durch zwei bis zwölf Tage vor der Menstruation auftretende körperliche und psychische Beschwerden, die zu Beginn der Menstruation meist wieder verschwinden.

Körperliche Beschwerden in der Reihenfolge der Häufigkeit:
- Brustschwellung, -spannung, Druckempfindlichkeit der Brüste, allgemeines Spannungsgefühl, besonders auch in Unterleib und Beinen
- Gewichtszunahme und Wassereinlagerungen, besonders um die Augen, in Füßen und Händen
- Kopfschmerzen und Migräne
- Blähungen, Völlegefühl, Verstopfung
- gesteigerter oder verminderter Appetit.

Psychische Beschwerden, die dem PMS zugeordnet werden:
- Nervosität, gesteigerte Reizbarkeit, emotionale Labilität, Aggressivität
- depressive Verstimmungen bis hin zu Suizidgedanken und Suizidversuch
- Angstgefühle, Affektlabilität
- Schlafstörungen, Abgeschlagenheit, Erschöpfungszustände
- Verhaltensänderungen in der Familie und den anderen Lebensbereichen
- gesteigerter oder verminderter Antrieb

Weitere Beschwerden:
Herzklopfen, Schwindel, Übelkeit, Unterleibsschmerzen, Kreuzschmerzen, Hautunreinheiten, niedriger Blutzucker und Blutdruck, Gelenkbeschwerden, Auftreten von Herpes genitales und labialis, letzterer oft auch während der Menstruation.

Es gibt verschiedene Theorien, die versuchen, diese »Krankheit« zu erklären und dadurch erforschbar und behandelbar zu machen. Es wird ein Ungleichgewicht zwischen Oestrogen und Progesteron angenommen, aber auch eine ungenügende Ansprechbarkeit der Zielorgane, also eine Rezeptorschwäche für körpereigene Hormone. Weiterhin wird die Erhöhung anderer Hormone wie Prolaktin oder Androgene in Betracht gezogen wie auch eine Veränderung der vom Körper gebildeten, sogenannten Endorphine oder der Prostaglandine, die auf die Intensität der Uteruskontraktionen einwirken und deren Biosynthese gestört sein soll. Auch ein veränderter Transmitterstoffwechsel wird diskutiert, also eine Veränderung der Bildung der Überträgerstoffe, besonders von Serotonin und Dopamin. Der Magnesiumgehalt der roten Blutkörperchen soll niedrig sein, der Abbau von gewissen Substanzen im Körper soll gestört sein. Es gibt noch weitere, ganz unter-

schiedliche Theorien dazu. Die Fülle der vermuteten, jedoch nicht bewiesenen Ursachen spricht schon für sich.
Ein Ungleichgewicht oder eine Störung in der Herstellung körpereigener Stoffe ist bei Frauen mit prämenstruellem Syndrom in Einzelfällen festgestellt worden, es gibt aber keine einheitliche Ursache, die die Gesamtheit dieser grundverschiedenen Symptome erklären könnte. Außerdem bleibt immer noch die Frage offen, warum die Bildung von Hormonen und anderen Stoffen im Körper überhaupt gestört ist, die schließlich in ganz erheblichem Ausmaß von seelischen Einflüssen abhängt und mitgesteuert wird.
Auch eine andere Frage bleibt unbeantwortet. Wenn es hier um Symptome im Sinne von *Krankheitszeichen* geht, dann wäre die Hälfte der Menschheit zeitweise krank. Dieser Gedanke würde tatsächlich auf eine gewisse »Organminderwertigkeit« oder Schwäche des weiblichen Organismus hinweisen. Dann müßte alles unternommen werden, damit diese Krankheit geheilt wird. Frauen wären dann wirklich behandlungsbedürftig – oder tatsächlich zum Leiden verurteilt.
Aber vielleicht handelt es sich bei den geschilderten Beschwerden um *Mitteilungen*, also um Symbole, Zeichen oder Signale des weiblichen Körpers? Wenn das prämenstruelle Syndrom nichts weiter heißt, als daß Frauen Veränderungen ihres Körpers als Anzeichen einer bevorstehenden Menstruation wahrnehmen, dann ist es auch nicht als behandlungsbedürftig anzusehen. Dann wird es darum gehen, daß Frauen Vertrauen in die eigenen Körperfunktionen gewinnen und das als richtig Erlebte auch für richtig halten können, unabhängig davon, was darüber gesagt wird und welche Normen es dafür gibt. So gilt es beispielsweise als normal, emotional immer gleichmäßig zu reagieren, keine Schwankungen des Befindens, keine zyklischen Veränderungen zu erleben und immer gleichmäßig voll funktionsfähig zu sein. Wir begegnen hier wieder einer Auswirkung der Spaltung, die einen männlichen Maßstab als einzig richtig darstellt, denn ein Mann erlebt keinen deutlichen oder gar sichtbaren Zyklus. Nun verläuft aber alles in der Natur mit Schwankungen, in Zyklen, und wir können gerade das Nichtlineare, Nichtgleichmäßige als Zeichen von Lebendigkeit und Leben überhaupt verstehen. Um so erstaunlicher ist unser Normalitätsbegriff.
Eine andere Frage betrifft die *Symptome* des prämenstruellen Syndroms. Denn diese sind sehr vielfältig, so daß sie nicht auf eine oder mehrere Ursachen zurückgeführt werden können. Außerdem treten sie zeitweise bei allen Menschen auf, auch bei Männern. Eine Krankheit

mit derartig vieldeutigen Symptomen kann weder klar definiert noch ursächlich erforscht werden. Das simple monokausale Modell unserer Medizin und Forschung trägt hier nicht.
Nun *haben* aber Frauen die geschilderten Beschwerden, sie leiden darunter, fühlen sich krank, haben Schmerzen und sind tatsächlich manchmal genötigt, beispielsweise im Beruf einen Krankheitstag einzuschieben oder einen Tag einfach im Bett zu bleiben. Also doch eine Krankheit? Es soll an dieser Stelle klar gesagt werden, daß Schmerzen im körperlichen Erleben der weiblichen Funktionen nichts Naturgegebenes sind, das den Frauen auferlegt ist. Solange der Körper der Frau als mangelhaft, unzulänglich oder etwas kränklich angesehen wird, werden diese Schmerzen das Leiden am Weiblichkeitsbild widerspiegeln. Das prämenstruelle Syndrom ist damit ein deutliches Zeichen von konflikthaft erlebter weiblicher Körperlichkeit.
Mädchen erwarten ihre erste Regel noch heute mit negativen Vorstellungen. Die Menstruation wird zum Ereignis, das verheimlicht und unsichtbar gemacht werden muß, und dennoch sind Frauen ihm ausgesetzt. Das zyklische Erleben prägt auch das seelische Erleben, zyklische Gesetze werden leiblich erfahren – im Gegensatz zu den herrschenden Werten des unlinearen, monokausalen Denkens. Damit erfahren Frauen sich und ihre Körperfunktionen zwar als irgendwie normal, aber sie beeinträchtigen dennoch die Gesundheit und sie scheinen damit unzulänglich, nicht ganz richtig oder gar mangelhaft. Kein Wunder, daß bei der negativen Besetzung und der engen Verflechtung von Körperfunktionen und seelischem Erleben Beschwerden auftreten.
Das sogenannte Prämenstruelle Syndrom

- konfrontiert ganz direkt und unausweichlich mit der Blutung, mit deren Abwertung und Tabuisierung und mit der Abwertung des weiblichen Körpers überhaupt
- erinnert Monat für Monat an die negativen sozialen und seelischen Konsequenzen des Frauseins.

Meist läuft diese Konfrontation unbewußt ab. Ebenfalls unbewußt ist für Frauen mit Beschwerden die fehlende Befriedigung bei erhöhter sexueller Spannung kurz vor und während der Menstruation. Oft wird die sexuelle Erregbarkeit wegen dem Gefühl von Unreinheit überhaupt nicht mehr wahrgenommen und damit wirkungsvoll verdrängt. Dennoch ist sie vorhanden.
Unbewußt bleibt auch die Ablehnung und Verweigerung von weiblichen Funktionen als Folge von deren Wertung. Hinzu kommt die Ausgestaltung der Zeit der Menstruation, die unsichtbar gemacht statt gelebt

wird. Sie fordert jedoch im Gegenteil zu reduzierter Leistung, zu Schonung und Stille auf, statt zum gleichmäßigen Weiterfunktionieren.

Die Psychotherapie von Zyklusstörungen aller Art wie auch der Menstruation selbst ist heute nach wie vor schwierig, da tragfähige Theorien immer noch nicht existieren. Es wird nicht definiert, was Konfliktverarbeitung für Frauen heißt. Die Double-binds, denen Frauen ausgesetzt sind, werden nicht benannt und können damit auch nicht aufgelöst werden. Auch die weibliche Rolle, die angenommen werden soll, ist nur klischeehaft definiert; eine Therapie mit dem Ziel, Klischees zu genügen, kann nicht heilsam sein. Frauen berichten nicht selten, daß sie in der Therapie, wenn Menstruationsstörungen zur Sprache kamen, auf ihren Penisneid hingewiesen wurden. Außerdem wird behauptet, daß die Menstruation als unbewußtes Erleben der stattgefundenen Kastration oder als deren Beweis angesehen werden müsse. Obwohl derartige Vorstellungen in der mir zugänglichen Literatur nicht auftauchen, scheint diese absurde Vorgehensweise kein Einzelfall zu sein. Auch bei anderen Störungen im Bereich des weiblichen Genitales werden offenbar derartige Mythenbildungen zur Therapie eingesetzt.
Ein sinnvolles Vorgehen in der Therapie von Zyklusstörungen schließt zuerst einmal die Frage nach der Aufklärung, dem Umgang mit der ersten Regel, nach deren Erleben und nach Vorbildern ein. Wichtig ist, wie sich die Mutter oder weibliche Bezugspersonen der Umgebung verhielten. Dann muß die erlebte Wirklichkeit hinterfragt werden. Wieso ist Blut ekelhaft, wo ist der Ekel gerechtfertigt? Die Signale, daß insbesondere das weibliche Blut schmutzig sei, sollten bearbeitet werden. Diese Haltung zeigt sich beispielsweise auch in Bezeichnungen wie »Schmierblutung«, denn *schmieren* ist assoziiert mit Vorstellungen von Schmutz und Ekel. Hier ist auch verbales Umlernen wichtig, eine solche Blutung könnte *Minimalblutung* oder minimale Dauerblutung genannt werden, damit die ekelerregenden Assoziationen entfallen. Auch das Erleben von Geschlecht, Sexualität und Blut als unrein muß hinterfragt werden. Es ist eine Absurdität, daß der Vorgang, dem wir alle unser Leben verdanken und der für den Fortbestand und die spezifisch menschliche Weiterentwicklung unentbehrlich war und ist, so negativ gesehen wird. Die negative Besetzung muß bewußt gemacht und ihre Absurdität verdeutlicht werden. Mit der Umwertung der Menstruation als Grund für Stolz und Signal für Gesundheit ist bereits eine erste Einstellungsänderung möglich.

Oft führt auch die Frage nach dem Sinn der Menstruation weiter. Meist erarbeiten Frauen zusammen in einer Gruppe, aber auch in Einzelgesprächen erstaunliche, weitreichende und positive Einsichten.
Manche heute noch erhaltenen Bedeutungsreste der Menstruation wekken Erstaunen und Belustigung, beispielsweise in der Wichtigkeit des »roten Teppichs« bei Staatsbesuchen, der sich auf alte Rituale zurückführen läßt. Die Bedeutung des sacer mens, des Sakraments des Blutes, macht dagegen nachdenklich und oft auch stolz. In der Therapie bleibt, meist schon nach zwei bis drei Gesprächen, oft erst einmal die nächste Menstruation aus, so daß auch Zeit ist, die Wirkung des Ausbleibens zu bearbeiten. Wenn dann die nächste Menstruation einsetzt, treten üblicherweise keine Beschwerden mehr auf; sofern die Einstellungsänderung wirklich vorhanden und tragend ist, bleiben weitere Menstruationen auf lange Sicht störungsfrei. Natürlich muß die Behandlung von Menstruationsbeschwerden in ein therapeutisches Konzept eingebunden sein, das frauenfeindliche Inhalte vermeidet und auch lebensgeschichtliche, soziale und kulturelle Hintergründe einbezieht und bearbeitet.

Oft fragen Mütter, wie sie denn die bevorstehende erste Menstruation ihrer Tochter feiern könnten. Da uns seit den Pogromen der sogenannten »Hexen« alle Vorbilder fehlen und die Überlieferungen verloren sind, müssen Frauen auch da kreativ sein.
So schrieb die Mutter einer elfjährigen Tochter etwa ein Jahr nach Beendigung der Therapie, daß sie mit ihrer Tochter zur Feier der Menarche ausschließlich rote Speisen gekocht habe. Zudem bekam die Tochter einen Strauß roter Blumen.
Eine andere Frau berichtete telefonisch, sie habe mit ihrer Tochter einen Ausflug aus der Stadt heraus an einen Waldrand unternommen und dort mit ihr zusammen ein Picknick gemacht. Beide sprachen, mehr und anders als je vorher, über sich selbst, ihre Erfahrungen und Gefühle. Sie seien einander sehr nahe gekommen, und das habe sich auch für die weitere, vorher sehr problembeladene Beziehung positiv ausgewirkt. Und dann sagte sie etwas Erstaunliches: »Wir hätten so gerne getanzt, beide, aber wir wußten nicht, wie und was. Wir fanden es dann auch ein bißchen lächerlich und haben es gelassen, wir hatten aber beide das Gefühl, es würde dazugehören.« Diese Frau wußte nichts von alten Menstruationsfeiern und den Tänzen, die dazu gehörten. Das Gefühl, daß ein Geschehen des Körpers auch leiblich gefeiert werden muß, ist aber offenbar immer noch vorhanden.

Wenn Frauen wieder wahrnehmen können, daß sich Zyklisches nicht nur in den Eierstöcken und in der Gebärmutter abspielt, sondern die gesamte Körpererfahrung und Persönlichkeit beeinflußt, Durchblutung und Wassergehalt des Körpergewebes ebenso wie Stoffwechsel- und Blutdruckverhalten und die gesamte vegetative Steuerung, dann ist ein erster Zugang erreicht, der auch zum Erleben des Zyklischen im seelischen Bereich fähig macht und eine erhebliche Bereicherung des gesamten Lebens ermöglicht. Wenn wieder wahrgenommen und als normal akzeptiert werden kann, wie es zyklische Abläufe auch bei den sexuellen Wünschen gibt, in der Veränderung emotionaler Qualitäten und in der Wahrnehmungsfähigkeit, dann ist es möglich, zu den eigenen Schwankungen einen bejahenden Zugang zu erlangen. Frauen verhalten sich im Verlauf des Zyklus unterschiedlich, sie sind von unterschiedlicher Belastbarkeit und Leistungsfähigkeit, sie *haben* nicht nur einen Zyklus, sondern sie *leben* ihn, wenn sie für die damit zusammenhängenden Erfahrungen erlebnisfähig sind. Dabei erfährt jede Frau sehr viel über Weiblichkeit, über Lebendiges und über Lebensgesetze. Denn Lebensgesetze sind immer zyklische Gesetze, davon sind wir umgeben, darin sind wir eingebunden. Aber zyklische Gesetze sind negativ besetzt, denn sie zeigen Grenzen auf, und Grenzen heißen Einschränkung und Abhängigkeit, sie fordern zur Orientierung und Realitätsprüfung auf und wirken der Großartigkeit und dem Machbarkeitswahn des unilinearen, monokausalen Fortschrittsdenkens entgegen. Ihre Wahrnehmung würde dazu zwingen, menschliches Handeln wieder zu überprüfen. Wie wenig zyklische Gesetze respektiert werden, zeigt sich alltäglich an der Tatsache, wie schwer sich beispielsweise das Recycling als Gegensteuerung gegen die Grenzenlosigkeit durchsetzen kann, obwohl es als zyklisches Geschehen der Zerstörung gegensteuert. Das Zyklische wirkt der Spaltung entgegen. Es ist verbindend und zusammenfügend, während die Spaltung zerstört. Solche Erkenntnisse können sehr viel weiter führen als nur zu einer Behebung von Menstruationsstörungen. Sie können das Bewußtsein erweitern, Störungen aufspüren und möglicherweise rückgängig machen.
Wenn wir etwas über die Einstellung einer Gesellschaft zu Naturgesetzen und Regelkreisen wissen wollen, können wir uns den Stellenwert der Frau ansehen. Dieser wiederum wird uns durch die Einstellung zur Menstruation widergespiegelt. Ist sie ein geachteter Vorgang, dann werden auch das Leben und die Lebensgesetze geachtet. Ist sie ein verschwiegener und unreiner Vorgang, dann führt sie nicht nur zu körperlichen Schwierigkeiten oder Gesundheitsstörungen, sondern

verweist auch auf sehr viel weiterreichende Schäden im gesamten kulturellen Umfeld und in der Beziehung zu unserer Lebenswelt, die Umwelt genannt wird. Die Wertung der Frau zeigt wie in einem Vergrößerungsspiegel auch die Wertung der Gesetze der Regelkreise.

Die Brüste

Ein weiteres wichtiges Organ, das die Einstellung zum eigenen Erleben als Frau entscheidend prägt, ist die weibliche Brust.
Das Wort Brust bedeutet im Mittelhochdeutschen »aufschwellen«.[9] Andere, ältere Bezeichnungen sind *dutten, dütten* für die Brustdrüse und die Worte *tütlin, tettlin* für die Mamille. Eine häufige Bezeichnung ist das Wort »Busen«, über dessen Bedeutung als »Schwellung« oder »Bucht« sprachlich keine Klarheit zu bekommen ist. Jedenfalls empfinden wir dieses Wort als weniger direkt und als poetischer, es bekommt daher in der Literatur Beiwörter wie schneeweiß, knospend, schwellend, züchtig, unberührt, sittsam, verhüllt und entblößt. Die Büste, uns wohlbekannt aus dem Wort »Büstenhalter«, hat ursprünglich nichts mit der Brust zu tun. Es ist ein Kunstwerk aus Stein, Erz oder Bronze.[10] Dieses Wort bürgerte sich im prüden 19. Jahrhundert als Umschreibung ein.
Die Brustdrüsen des neugeborenen Kindes sind zuerst einmal bei Jungen und Mädchen gleich angelegt. Nach der Geburt wirken die mütterlichen Hormone im Körper des Kindes noch nach, so daß die Brustdrüsen des neugeborenen Kindes Milch bilden können, die sogenannte »Hexenmilch«. Es wurde geglaubt, daß diese Milch angehext sei und daß Hexen nachts diese Milch saugen. Als Gegenmittel, um Hexen fernzuhalten, wurde Kot auf die Brüste des Neugeborenen aufgetragen.[11] Danach folgt eine lange Ruhepause, denn in der Kindheit werden kaum Geschlechtshormone gebildet. Dabei ist die Brust bei beiden Geschlechtern gleichermaßen flach, die Drüsenkörper sind inaktiv und kaum entwickelt, und es findet sich, außer bei sehr übergewichtigen Kindern, keine Fettgewebseinlagerung. Im Alter von etwa acht bis zehn Jahren beginnt dann beim Mädchen, bedingt durch einen Anstieg des follikelstimulierenden Hormons (FSH) aus der Hypophyse (Hirnanhangdrüse), einem wichtigen steuernden Hormon, das Wachs-

tum der Eierstöcke. Diese bilden Oestrogen, das weibliche Geschlechtshormon, und dadurch setzt die Entwicklung der Brustdrüsen ein. Es entwickeln sich die Milchgänge und das Bindegewebe, auch erstes Fettgewebe wird eingelagert. Mit etwa 10 Jahren ist das Brustwachstum bereits deutlich sichtbar, mit 14 Jahren, also in der Pubertät, sind die Brüste meist weitgehend entwickelt. Sie erhalten langsam ihre endgültige Größe und ihr Aussehen. Sie verändern sich jedoch mit den verschiedenen Phasen des Zyklus noch weiter. Tritt eine Schwangerschaft ein, so beginnt eine Weiterentwicklung der Brust. Die Milchdrüsen werden größer und funktionsfähig und das Gangsystem der Milchgänge verlängert und verzweigt sich. Die dazu erforderlichen Hormone produziert ganz überwiegend die Plazenta (Mutterkuchen). Die Brüste sind nach der Geburt weiter vergrößert, gut durchblutet und fest. Die Mamillen sind größer und dunkler, weil vermehrt Hautfarbstoff eingelagert wird. Wir sehen hier deutlich, an wie vielen verschiedenen Stellen die unterschiedlichen Glieder des Hormonstoffwechsel-Regelkreises eingreifen. Nach dem Ende der Stillzeit bilden sich die durch die Schwangerschaft bedingten Veränderungen der Brust wieder zurück. Mit zunehmendem Alter und der Verminderung des Oestrogeneinflusses wird das Drüsengewebe teilweise durch Fettgewebe ersetzt und das Bindegewebe wird hier, wie bei jedem Alterungsvorgang, weniger elastisch. Damit verändert sich auch das äußere Bild der Brust.

Durch den Zeitpunkt ihrer Entwicklung ist die Brust ein besonderes Organ. Alle Organe des menschlichen Körpers sind von Geburt an vorhanden, sie verändern sich nur noch teilweise in ihrer Größe und Form. Die weiblichen Brüste nehmen aber insofern eine Sonderstellung ein und haben damit eine besondere Wirkung auf das Bewußtsein, als sie sich erst zu einer Zeit entwickeln, die bereits ein bewußtes Erleben dieses eindrücklichen Vorgangs möglich macht. Um so erstaunlicher ist die Tatsache, daß nur etwa ein Viertel aller Frauen bewußt ihre Entwicklung verfolgt hat und sich daran in Einzelheiten erinnert. Viele Frauen berichten, daß sie erst durch das Verhalten anderer und die Einschränkungen, die ihre Mütter ihnen plötzlich auferlegten, auf das Wachstum der Brüste aufmerksam wurden. Da Aufklärung und positive Teilnahme fehlen, wird die Wahrnehmung dieser wichtigen Entwicklung oft tief verdrängt und eher als peinlich und angstbesetzt erlebt statt als Grund für Freude und Stolz. Dabei findet während dieser körperlichen Veränderung auch eine seelische Entwicklung statt. Das Körpergefühl eines brustlosen Mädchens mit flachem Oberkörper wird durch die Entwicklung der Brust grundlegend verändert. Sie muß ihr Körper-Bild korrigieren und erweitern und ihre Brüste in das nunmehr neue Körper-Bild integrieren. Der Körper eines kleinen Mädchens ist ja wie niemandes Körper sonst beschaffen. Er sieht nicht aus wie der Körper von Jungen und Männern, aber auch nicht wie der von erwachsenen Frauen. Das Kind hat kein direktes Vorbild,[12] denn auch der Körper der Mutter ist anders. Mädchen können sich körperlich mit niemandem vergleichen und an niemanden orientieren. So erfordert die Entwicklung und das Bewußtwerden des weiblichen Körpers eine enorme Umstellung körperlicher wie seelischer Art. Dieses Erleben könnte es Frauen an sich ermöglichen, ein besseres Bewußtsein für sich selbst, für ihr Körper-Bild, ihre Körperwahrnehmung und ihre Funktionen und Fähigkeiten zu entwikkeln und so sehr viel mehr Vertrauen in den eigenen Körper zu gewinnen. Denn die Brüste sind damit das Organ, das jeder Frau ihre Weiblichkeit, ihren Weg zum Frauwerden und ihr Frau-Sein symbolisiert. Das ist um so einleuchtender, als die anderen spezifisch weiblichen Organe nach außen nicht sichtbar sind.

Die Brustentwicklung ist aber selten ein Ereignis, das die Mädchen begrüßen, bewußt wahrnehmen und mit Stolz betrachten. Häufig ist es von Ängsten begleitet. Wie wird die Brust aussehen, bekomme ich eine »gute Figur« oder »häßliche« – zu kleine, zu große, zu schlaffe – Brüste, fragen sich viele Mädchen während dieser Zeit. Denn für die Brust gibt es in unserer Kultur, wie für kein anderes Organ, Normen, Maßstäbe und Vorschriften der Mode. Idealbilder auf Plakaten, in der Werbung, in Illustrierten, Kinos und in der Pornographie unterstreichen diese Maßstäbe nachdrücklich. So hat eine Frau schlank zu sein und muß eine gut geformte, nicht zu kleine, aber auch nicht zu große, vor allen Dingen jedoch eine straffe und keinesfalls hängende Brust vorweisen. Allerdings wechseln, und das gibt es ebenfalls für kein anderes Organ, die Idealvorstellungen von der Idealgröße der Brust immer wieder. Die Busenstars der fünfziger Jahre mit ihren teilweise künstlich vergrößerten Brüsten wurden von der Twiggy-Welle abgelöst. Wer vor der Änderung des Modetrends eine »gute Figur« hatte, entsprach später eindeutig nicht mehr dem Schönheitsideal. Heute soll die Frau wieder mehr Brust vorweisen, die »neue Frau« trägt wieder »weiblich«.

Wie am Ende der Entwicklung ihre Brust aussehen wird, ob sie den Normen genügt, das kann keine Frau vorher wissen. Die Freude an der eigenen Körperlichkeit und der Stolz auf die eigene Entwicklung

werden deshalb oft durch Ängste getrübt und nicht selten erheblich beeinträchtigt. Am Ende kann die Ablehnung des eigenen Körpers und Körperfeindlichkeit stehen, die sich später möglicherweise in Erkrankungen bemerkbar macht.
Brüste zu haben bedeutet aber auch oft, sie verstecken zu müssen, da die Betonung der Brüste in unserer Kultur zwar gefordert wird, aber gleichzeitig als provokativ gilt. Ähnlich empfinden Frauen, die einfach nur große Brüste haben. Hat eine Frau hingegen keine oder nur kleine Brüste, so wird sie als mangelhaftes Wesen betrachtet. Die Brustentwicklung bedeutet also für viele Frauen: Angst vor dem Ergebnis, Probleme mit Vergleichen und Maßstäben, Trauer um eingeschränkte Möglichkeiten und Ablehnung des eigenen Körpers statt Stolz, Freude und Selbstbewußtsein.
Eine Frau, die – nach den gerade gültigen Modevorstellungen – eine schöne Brust entwickelt, hat aber ebenso ihre Probleme. Frauen berichten oft, daß sie von Jungen und Männern angestarrt, bedrängt, »angemacht«, oft sogar körperlich belästigt werden. Sie berichten auch, daß ihnen als junge Mädchen Jungen und oft auch ältere Männer schmerzhaft an die Brust griffen. Das ist ein erheblicher Eingriff in die Intimsphäre, eine Nichtachtung, die von Frauen häufig – bewußt oder unbewußt – als tiefe Kränkung erlebt wird. Die Brust kann so für jede Frau zum Problem anstatt zum Grund für Freude, Stolz und Selbstbewußtsein werden. Infolgedessen können nur sehr wenige Frauen mit Überzeugung von sich sagen, daß sie mit ihren Brüsten wirklich zufrieden sind.
Aufgrund dieser Erfahrungen gibt es kein Organ, das so häufig kosmetisch korrigiert, vergrößert oder verkleinert, umgeformt oder angehoben wird. Diese chirurgischen Eingriffe hinterlassen große Wunden und Narben, und sie verursachen Schmerzen. Als Folge der Durchtrennung von Drüsengängen wird die innere Struktur der Brust zerstört. Zudem entspricht das Ergebnis oft keineswegs den Erwartungen und Wünschen, besonders wenn sich Heilungsschwierigkeiten mit unschöner Narbenbildung oder eine sogenannte »Kapselfibrose« als Abwehrreaktion des Körpers einstellen. Manche Frauen glauben, Probleme lösen zu können, indem sie sich chirurgischen Eingriffen ausliefern. Schönheitschirurgie ist aber nicht gleichzeitig Psychochirurgie. Die durch eine Operation hinzugewonnenen Zentimeter an Brustumfang oder die vermeintlich ästhetischere Form können zwar das Gefühl fördern, sexuell attraktiv zu sein, sie bieten aber keine Garantie dafür, daß Frauen ihren Körper und damit sich selbst anders erleben als

vorher. Denn die hinter der vermeintlichen Korrektur stehende Körperfeindlichkeit und Selbstablehnung wie auch die Orientierung an von außen gesetzten Maßstäben läßt sich chirurgisch nicht beseitigen. Frauen ohne tragfähiges Körpergefühl sind allerdings eher mit dem äußeren Aspekt der Veränderung zufrieden als Frauen, die ein Gefühl für sich selbst, ihren Wert und ihre Körpersignale, also ein »Körper-Selbst-Bewußtsein« entwickelt haben. Damit stellt sich die Beziehung der Frau zu ihrer Brust oft als recht zwiespältig und problematisch dar. Dabei ist unser Schönheitsideal keineswegs selbstverständlich oder gar natürlich. Es gibt Kulturen, in denen nur die schlaffe Brust als schön gilt, weil sie Zeichen gelebten Lebens trägt und nicht mehr unreif ist.

Für das Erleben der Brust spielt auch der Büstenhalter eine Rolle, der eigentlich ein Brusthalter ist und der im 19. Jahrhundert als Revolution der Mode und als Erlösung vom Korsett erfunden und 1891 unter der Patent-Nr. 62641 registriert wurde. Dieser »Brustverbesserer«, wie er bezeichnenderweise hieß, wurde dann über eine große Zahl von zum Teil merkwürdigen Konstruktionen, teilweise mit Drähten, Bügeln oder Saugnäpfen[13] bis zur heutigen Form weiterentwickelt.

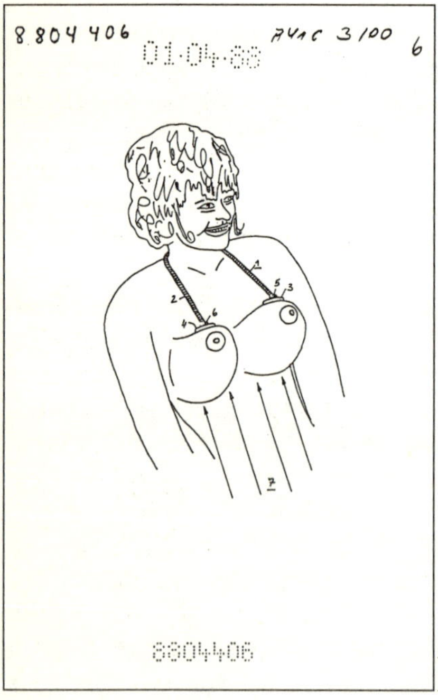

Halteeinrichtung für die weibliche Brust (Gebrauchsmuster 1988)

Der Brusthalter hat die Funktion, der Brust eine »schöne« Form zu geben und sie anzuheben. Das heißt unausgesprochen, ohne ihn ist die Brust nicht so ganz richtig in der Form und sie befindet sich auch nicht am richtigen Ort, ihr Sitz muß korrigiert werden. Für Mütter scheint er, wie Frauen berichten, die Funktion des Verbergens und Einengens der nun zur Frau werdenden Tochter zu haben, ja er kann sogar die unbewußte Botschaft von der Einengung und Unfreiheit des weiblichen Körpers übermitteln. Im Grunde ist er eine überflüssige Haltevorrichtung oder Bandagierung, die aber eine lange Geschichte hat. Schon im klassischen Griechenland trugen die Frauen den »strophion«, die Brustbinde, um die Brust klein erscheinen zu lassen.

Die Brust wird üblicherweise als dasjenige Organ gesehen, durch das die Frau sich definiert oder definieren läßt – als weiblich und attraktiv, vielleicht auch als mütterlich. Über die seelische Repräsentation der Brust ist wenig zu erfahren. Selbst neue, von Frauen geschriebene psychoanalytische oder psychosomatische Literatur kennt dieses Stichwort noch kaum. Die Brust wird nur nebenbei oder im Zusammenhang mit Erkrankungen wie Brustkrebs erwähnt. Und selbst dann geht es in erster Linie um die Funktion der Brust in der Beziehung von Frau und Mann oder von Mutter und Kind. Das Verständnis dafür, was die Brust für die Frau selbst bedeutet, ist nach wie vor kein Thema, obwohl es in Therapien, in denen es um weibliche Identität und das Selbstwertgefühl der Frau geht, oft auftaucht oder so nachdrücklich nicht auftaucht, daß erst durch geduldige Arbeit an diesem Thema die frühen Verletzungen und Kränkungen wieder mobilisiert werden können, die zu einem eindrücklichen Verdrängen eines für das Selbstverständnis und die Definition der Frau so wichtigen Organs geführt haben. Auch sprachlich wird die Brust nicht gewürdigt. Üblicherweise wird mit Worten wie »Brustwarze« und »Warzenhof« ein Körperteil bezeichnet, der nur für die Frau wichtig und kennzeichnend ist. Eine Warze ist aber bekanntlich eine krankhafte Hautveränderung, die eher unappetitlich und ekelerregend wirkt. Ich benenne dieses Organ mangels anderer Möglichkeiten mit dem Wort »Mamille«, das ist zwar ein Fachwort, aber doch genüßlicher auszusprechen, da es keine unappetitlichen und negativen Assoziationen weckt.
Die Brust hat biologische und physiologische Funktionen im sexuellen und mütterlichen Bereich. Sie zeigt Entwicklung und körperliche Reife der Frau auf. Sie kann körperliche Lust bereiten und spiegelt die sexuelle Erregung körperlich deutlich wider. In der mütterlichen Funk-

tion stellt sie Milch für die Ernährung des neugeborenen Kindes bereit. Diese Funktionen sind bekannt und gut untersucht, und sie werden vielfältig und ausführlich beschrieben.

Aber was bedeutet die Brust für die Frau selbst? Welches seelische Erleben, welche unbewußten Repräsentanzen stehen hinter den körperlichen Funktionen dieses Organs? Um diese Frage zu beantworten, können wir zuerst einmal den Vorgang des Nährens rein rechnisch beschreiben: Ein herausragendes Organ eines Individuums wird vom Hohlraum eines anderen aufgenommen, so daß eine innige Verbindung zweier Lebewesen entsteht. Während dieser Verbindung oder Verschmelzung wird ein wichtiger Stoff von einem Lebewesen zum anderen hin übertragen. Beide Vorgänge sind von Lustgefühlen und Triebbefriedigung begleitet. Wir können hier direkt die Brust mit dem Penis und den Mund des Kindes mit der Vagina vergleichen, denn es handelt sich um einen völlig analogen Vorgang. Beim Geschlechtsverkehr wird die Fähigkeit, den Hohlraum auszufüllen und die Samenflüssigkeit zu übertragen, als »Potenz« bezeichnet.[14] Die Analogie liegt auf der Hand, wird aber nicht so benannt. Die Fähigkeit des Nährens ist also eine Potenz. Ursprünglich war sie unverzichtbar und lebensnotwendig, um die körperliche und seelische Entwicklung des neugeborenen Menschen nach der Geburt zu gewährleisten. Sie war die zweite lebensnotwendige Verbindung des Kindes mit der Mutter, nun aber nicht mehr kontinuierlich wie durch die Nabelschnur, sondern nur noch zeitweise bis hin zum langsamen Abstillen. Damit ist die Brust als Verbindungs- und Kommunikationsorgan auch entscheidend wichtig für die Ausbildung menschlicher Beziehungs- und Kontaktfähigkeit durch das Zusammengehörigkeitsgefühl. Niemand wird sagen, daß es keine Rolle spielt, ob in einer Partnerschaft Sexualität gelebt wird oder nicht. Genauso wenig ist es gleichgültig, ob ein Kind gestillt wird oder nicht.

Daß unmittelbare Parallelen durchaus unbewußt wirksam sind, sehen wir in der – sonst äußerst unverständlichen – Phantasie von der Vagina dentata, die ja nichts real Mögliches ist, sondern den Ängsten des Mannes vor einer möglichen gewaltsamen Kastration durch die Frau während des Geschlechtsaktes entspringt. Hierbei wird die Vagina dem Mund des Kindes, das ja beim Saugen durchaus verletzen kann, wenn es bereits Zähne hat, gleichgesetzt – eine deutliche Analogie also.

Allerdings gibt es entscheidende Unterschiede zwischen Brust und Penis. So ist der Penis als Lustquelle immer vorhanden, er stößt aber

meist Millionen Spermien umsonst aus. Die Brust ist als Lustquelle ebenso immer vorhanden, aber Milch wird nur dann gebildet, wenn es sinnvoll ist, also wenn ein Kind geboren wurde, das die Milch verwerten kann. Sie ist damit maßvoll, denn sie berücksichtigt bei der Produktion den Bedarf.
Die Verbindung über die Brust galt als nahe und verwandtschaftlich, so daß damit Adoptionsriten durchgeführt wurden, wie uns verschiedene Sagen aus unterschiedlichen Kulturkreisen berichten. Die Beziehung zur Amme war sehr eng, das eigene Kind der Amme galt als »Milchgeschwister«. Die Brust und ihre Milch bewirkten also eine Verbindung bis hin zu einer der Blutsverwandtschaft analogen Verwandtschaft – Milch war hier so wichtig wie Blut.
Eine unbedingt lebensnotwendige Fähigkeit zu besitzen heißt aber gleichzeitig auch, über einen Machtfaktor zu verfügen. Und damit sind wir bei der zweiten wichtigen, aber meist ebenfalls unbewußten Fähigkeit der Brust. Nähren bedeutet Macht, denn wer eine lebensnotwendige Fähigkeit versagt oder zur Verfügung stellt, ist damit in der Lage, über Leben oder Tod und letztlich über das Werden oder Nichtwerden des einzelnen Menschen zu entscheiden. Diese Machtfunktion ist uns kaum noch bewußt, so sehr hat die Entwicklung und der Siegeszug der Flaschennahrung das Stillen entwertet.
Dieser Machtfaktor war noch in geschichtlicher Zeit bei verschiedenen Stämmen bekannt. Bei den Eipo in Neuguinea ergreifen Frauen, die überrascht werden und sich bedroht fühlen, eine oder beide Brüste. Nährende Mütter drücken dabei Milch aus. Dies gilt als ausgesprochen aggressive Demonstration weiblicher Macht, die durch ihr Kraftpotential den Feind, sei es nun Mensch oder Geist, erschrecken soll: Dämonenabwehr durch Entgegenstellen von mindestens gleichwertiger Kraft.[15]
Das Brustweisen war auch bei den Maori in Neuseeland üblich, wie noch alte Statuen zeigen. Und den Spaniern, die im Zeitalter der Entdeckungen den südamerikanischen Kontinent eroberten, kamen eingeborene Frauen entgegen, die den Angreifern die Brust präsentierten und Milch spritzten, um sie abzuwehren. Wir finden dieses Verhalten also bei sehr weit auseinanderliegenden Kulturen.
Das Gefühl für die Macht der weiblichen Brust ist unserem Bewußtsein verlorengegangen. Daß sie im Unbewußten noch vorhanden sein kann, zeigt folgender Traum einer achtundvierzigjährigen Frau:

In meinem Traum stand eine Frau mitten auf dem Bürgersteig, viele Leute gingen vorbei. Sie hatte ihre Brüste in der Hand, die waren eher klein, aber sehr prall. Sie drückte sie zusammen und spritzte hell giftgrüne Milch auf die Leute. Die wichen ihr aus, um nicht getroffen zu werden, und damit hatte sie Platz. Sonst passierte nichts. Es war wie eine Waffe, die sie immer zur Verfügung hatte. Die Brust war nach dem Spritzen leer und schlaff, aber sie füllte sich sofort wieder auf, wie aufgeblasen.

Die Träumerin als Autorin, Regisseurin, Schauspielerin und Bühne ihres eigenen Traums sieht hier eine ihr unbekannte Frau – ein Geschöpft ihres Unbewußten, seelische Anteile der Träumerin also. Wenn eine Frau »Gift spritzt«, aggressiv wird, sich wehrt, dann weichen ihr die Menschen aus – und das ist es auch, was hier geschieht; die Frau im Traum verschafft sich Platz, denn »sonst passierte nichts«. Diese besondere Milch verätzt nicht und zerstört nicht, genau wie angemessen eingesetzte Aggression, die ebenfalls nicht verletzen soll. Vielmehr dient sie dazu, sich eigenen Raum zu verschaffen. Diese Waffe stand im Traum zur Verfügung – wenn sie verbraucht ist, dann kann sie immer wieder neu aufgefüllt und benutzt werden. Noch betrachtet diese Frau ihre Fähigkeit zur Aggressivität mit Mißtrauen, mit Abwehr und Ekel. Aber ihr Traum knüpft direkt an die Fähigkeit der Brust als Waffe von großer Wirksamkeit an.

So ist auch das Nähren für das Kind eine wichtige Möglichkeit, seine Aggressionsfähigkeit zu entwickeln, und diese ist einerseits als Fähigkeit der Abgrenzung, andererseits als Antrieb, auf Neues zuzugehen, lebensnotwendig. In dieser ersten Auseinandersetzung erlebt das Kind beim Saugen, daß es verweigern, aber auch fordern und nehmen kann. Die Mutter erlebt ihrerseits, daß sie entweder den eigenen Willen durchsetzen oder den Willen des Kindes akzeptieren kann. Sie kann verweigern oder Lösung und Nähe zulassen oder gar über Füttern erzwingen. Allerdings kann die Brust im Gegensatz zum Penis nicht aktiv gewaltsam eindringen, eine Vergewaltigung durch die Brust ist ein absurder Gedanke.

Die dritte entscheidend wichtige Funktion der Brust ist die Verkörperung der Harmonie von Geben und Nehmen, der Ausgewogenheit und damit der nichthierarchischen Partnerschaftlichkeit, Beziehungsfähigkeit und Sicherheit. Diese Fähigkeit zeigt sich schon vor der Geburt. Durch die Berührung oder das Saugen an der Mamille wird ein Hormon aus der Hirnanhangdrüse ausgeschüttet (Oxytocin), das sowohl auf die glatten Muskelfasern der Milchgänge in der Brust wie auch auf die Gebärmutter einwirkt. Die Wirkung ist so deutlich, daß sie sogar für

die Einleitung der Geburt als natürliche, unschädliche und wirksame Hilfsmöglichkeit genutzt werden kann. Wenn eine Frau kurz vor dem Geburtstermin sanft ihre Mamillen mit den Händen massiert – oder sie liebevoll massieren läßt, eine Möglichkeit der Beteiligung und der Verbundenheit des werdenden Vaters – können Muskelkontraktionen in der Gebärmutter, also der Beginn der Wehen, nachgewiesen werden.[16]
Wird das Kind nach der Geburt der Mutter sofort an die Brust gelegt, so hilft ihr das Saugen, die sogenannte Nachgeburt (Plazenta) rascher zu gebären. Außerdem beschleunigt das Stillen die Rückbildung des Uterus. Hier wird deutlich, wie sich Mutter und Kind beim natürlichen Ablauf gegenseitig helfen und nützen, wechselseitig geben und nehmen können.

Beim Nähren bestimmt über diese Möglichkeiten der Steuerung eindeutig das Kind, obwohl es der eigentlich abhängige, und damit in unserer Sicht unterlegenere und schwächere Teil ist, wieviel es aufnehmen kann und damit auch, wieviel Milch in der Brust gebildet wird – kein Machtgefälle wie sonst in Beziehungen, sondern Ausgewogenheit und damit Beispiel einer im eigentlichen Sinne partnerschaftlichen Beziehung, so paradox und ungewohnt ein solches Verständnis für uns sein mag.

Dieser wechselseitige Nutzen des Nährens zeigt sich auch darin, daß die Abwehrkräfte eines gestillten Kindes sich besser entwickeln. Die Muttermilch hat sowohl bei der Infektabwehr als auch bei der Verhinderung von Allergien des Kindes große Bedeutung. Gleichzeitig ist die Tatsache bekannt, daß Frauen, die gestillt haben, seltener an Brustkrebs erkranken – das heißt, die Abwehrkräfte werden auch bei der Mutter durch die Stimulierung von Immunglobulinen gestärkt.

In unserer Kultur ist das Wissen um solche Zusammenhänge und ihre Bedeutung weitgehend verlorengegangen. Die seelische Bedeutung der Brust als Potenz- und Machtorgan und als Organ der Harmonie und nichthierarchischer Partnerschaft können wir nur noch aus der Kenntnis anderer Kulturen oder aus Märchen erschließen, in denen solche Zusammenhänge dargestellt werden. Die Brust ist entscheidend wichtig für die Definition, die Selbstdefinition und das Selbstwertgefühl der Frau – aber nicht deshalb, weil sie Attraktivität oder Schönheit verkörpert, sondern aus ganz anderen Gründen.

Dabei muß in aller Deutlichkeit gesagt werden, daß eine Potenz auch dann besteht, wenn sie, aus welchen Gründen auch immer, nicht gelebt wird. Potenz ist eine besondere, auch im seelischen Bereich repräsentierte Fähigkeit, die unabhängig von ihrer Verwirklichung oder Ausübung vorliegt, also auch bei Frauen, die nicht gestillt haben. Das gilt genauso für den Aspekt der Brust als Macht- oder Harmoniepräsentanz.

Das Stillen ist wichtig, und zwar für Mutter und Kind. Seine Bedeutung hängt sehr eng mit den oben geschilderten Fähigkeiten zusammen, weist aber noch einige andere Aspekte auf.

Die Diskussion um das Stillen selbst ist uralt, wie auch die Sitten und Gebräuche, die sich darum ranken. Manche Gebräuche wurden durch das Christentum beeinflußt. So wurden etwa in Oldenburg oder auch bei den Masuren die Kinder erst nach ihrer allerdings rasch nach der Geburt erfolgten Taufe angelegt, da man glaubte, sie könnten sonst nicht gedeihen. Eine Fülle von Votivtafeln verweisen auf Gebete um genügend Milch. Weit verbreitet war auch die Beeinflussung des Milchflusses durch Amulette. Noch heute ist es in manchen Teilen Italiens üblich, daß stillende Mütter sogenannte »Milchsteine« tragen, ohne daß ihnen noch die zugeschriebene Wirkung bewußt sein muß. Dabei handelt es sich um kleine Kugeln aus Achat von milchiger Farbe. Ähnliches gibt es auch in Spanien; die dortigen Bräuche verweisen auf noch ältere römische Traditionen. Aus Spanien stammt auch ein Amulett, das die entgegengesetzte Wirkung ausüben soll: Ein eiserner Schlüssel, der auf dem Rücken getragen wird, soll den Milchfluß zum Versiegen bringen, die Quelle wird verschlossen.[17]

Für das Kind spielt das Stillen für die Selbstentwicklung eine große und wichtige Rolle, vor allem die Erfahrungen der Bedürfnisbefriedigung, des Körper- und Lusterlebens, der Körpergrenzen und ein Gefühl für Rhythmen und emotionale Grenzen.

Auch für die Frau ist das Gefühl des »Potent-Seins«, des Wichtig-Seins, des Reichtums und der Fülle eine bereichernde Erfahrung, die eigene emotionale Defizite stillen und ausgleichen kann. Hinzu kommt das mögliche Lusterleben, das bis hin zum Orgasmus gehen kann. Viele Frauen erleben es noch, für noch mehr Frauen ist es jedoch derartig tabuisiert, körperliche Lust mit dem eigenen Kind zu erfahren, daß dieses Erleben völlig abgespalten und verdrängt und damit nicht mehr wahrgenommen wird.

Die Bedeutung des Stillens als Machtfaktor liegt für das Kind darin, die eigene Aggressivität zu üben und zu entwickeln. In unserer Kultur gewährt häufig nur der verbreitete Gummisauger Trost und Beruhigung. Daran kann jedoch ein Kind keine Fähigkeiten entwickeln. Es handelt sich hier um einen frühen und folgenschweren Betrug des Kindes und zusätzlich um eine Abwertung der Wichtigkeit des Saugens und des Stillens, das als rein technischer Vorgang aufgefaßt wird. Wie hätte der Erfinder des Gummisaugers sonst auf dieses Gerät verfallen können? Denn Wärme und tröstende Geborgenheit können nicht mitgeliefert werden, auch nicht die Möglichkeit der Auseinandersetzung, die die Aggressivität üben könnte. Solche Möglichkeiten sind in der Gebrauchsanweisung des Nuckels nicht vorgesehen. Hier wird eine sehr frühe Spaltung von Bedürfnisbefriedigung und den damit verbundenen Gefühlen bewirkt, die im späteren Leben Folgen haben muß, da das Eigentliche, Notwendige nicht oder nur sehr unzureichend erfahren wurde. Ähnliches gilt für die Flaschenernährung. Die üblichen sogenannten wissenschaftlichen Untersuchungen darüber, ob sich natürlich genährte und Flaschenkinder seelisch unterschiedlich entwickeln, gehen davon aus, daß das Nähren ein mechanischer Vorgang ist. Dabei ist infolge der massiven Verunsicherung und Abwertung des Stillens die »Versuchsmutter« oft selbst nicht in der Lage, eine seelische Bindung zu ihrem Kind aufzunehmen, das heißt sie verhält sich bindungsunfähig. Deshalb kann sie weder Bindungsfähigkeit noch andere seelische Qualitäten vermitteln, sondern eben nur Nahrung zuführen, mehr nicht. Das häufige Ergebnis solcher Untersuchungen, es gäbe kaum Unterschiede in der Entwicklung der unterschiedlich genährten Kinder, ist sicherlich dann richtig, wenn die Mutter sich selbst als »Fläschchenersatz« und das Stillen als technischen Vorgang betrachtet, wie es ihr im Krankenhaus nicht selten nahe gebracht wird. Das Stillen dient dann nicht mehr als Brücke zwischen zwei Menschen. Solche Untersuchungen erbringen nur dann verwertbare Ergebnisse, wenn vorausgesetzt werden kann, daß Frauen noch etwas von ihrer Potenz, ihrer Macht und ihren Fähigkeiten ahnen, daß sie nicht zu sehr verunsichert und daß sie im Vorgang des Stillens bindungsfähig geblieben sind.

Auch die Frau wird beim Stillen mit ihrer eigenen Macht konfrontiert. In einer Kultur, in der Macht als »unweiblich« gilt und auch von Frauen selbst abgelehnt wird, entstehen dadurch Schwierigkeiten bis hin zum Rollenkonflikt. Die Folge ist meist eine völlige Verdrängung des Machtaspekts, den wir kaum noch bewußt wahrnehmen. Frauen kommen aber auch mit eigenen Aggressionen in Berührung, ganz besonders, wenn es reale Gründe gibt, beispielsweise wenn die Mamillen schmerzen oder das Kind beißt oder wenn die Mutter selbst eigene Bedürfnisse oder dringende Tätigkeiten aufschieben soll, weil das Kind Hunger hat. Die Versuchung, sich zu verweigern und das Kind einfach schreien zu lassen, ist dann oft groß. Die Mutter kann aber

auch auf schmerzhafte Weise mit eigenen Symbiosewünschen und eigenen unerfüllten emotionalen Bedürfnissen in Berührung kommen. Nicht selten hat sie auch Angst vor der eigenen Befriedigung und Lust und lehnt deshalb das Stillen ab, oder sie erfüllt es wie eine lästige Pflicht, um Emotionen aus dem Wege zu gehen.
Das Stillen in der Bedeutung der nichthierarchischen Partnerschaft bedeutet für die Frau das Erleben des Einklangs von Funktion und Bedürfnis, für das Kind das Erleben von Wichtigkeit, von Nähe und Geborgenheit.
Welche Bedeutung für die Entwicklung des Selbstwertgefühls und des Körperbildes beim Kind das Stillen hat, wurde bereits erwähnt, aber auch die Körpergefühle der Mutter, ihr Gefühl für körperliche Intaktheit und Ganzheit können hier eine große Rolle spielen.
Stillschwierigkeiten – und deren Therapiemöglichkeiten – können sich aus Störungen in allen drei Fähigkeitsbereichen der Brust entwickeln. Es kann die Potenz selbst gestört sein, und damit die Fähigkeit zur Lust, die Fähigkeit der Beziehung und der Verbindung. Es kann das Bewußtsein der eigenen Machtfülle gestört sein, was die Auseinandersetzung mit der eigenen Aggressivität und der des Kindes erschwert. Es kann aber auch die eigene Partnerschaftlichkeit, die Fähigkeit der Ausgewogenheit von Geben und Nehmen gestört sein; dabei können eigene »Süchte« nach Versorgung, eigene Defizite und nicht erfüllte Symbiosewünsche eine Rolle spielen. Für die Therapie ist das Aufspüren der Störungsmöglichkeiten wichtig, da sich hieraus die Behandlung ergibt.

Ein Sonderfall ist die ökologische Situation und ihre Auswirkungen auf das Stillen, das zunehmend in seinem Nutzen hinterfragt wird. Die seelischen Folgen für Mutter und Kind sind unübersehbar. In manchen Gegenden Deutschlands ist der Gehalt an PCB und verwandten Stoffen in der Muttermilch auf das Zehn- bis Zwanzigfache des Grenzwertes angestiegen; zur Zeit werden noch höhere Zahlen gemeldet. Damit wird die Muttermilch von einer Quelle der Gesundheit für das Kind zum Sondermüll. Volles Stillen wird häufig nur noch für die ersten vier Lebensmonate empfohlen, denn so lange überwiegen die Vorteile die Nachteile. Bei längeren Stillzeiten ist es sinnvoll, die Muttermilch auf ihren Gehalt an persistenten Organohalogenen untersuchen zu lassen. Längeres Stillen mit hohen Schadstoffkonzentrationen reichert den Gehalt von krebserzeugenden Substanzen im Babyspeck an.[18]
Die Folgen sind noch nicht hinreichend bekannt und nicht abzusehen. Dadurch geraten Mütter in einen zusätzlichen Konflikt: Aus der guten

Macht des Nährens wird die böse Macht des Vergiftens – die Mutter wird zur potentiellen Vergifterin ihres Kindes. Das führt zu einer erheblichen Ambivalenzspannung und zur weiteren Abwertung des Stillens; die Mutter verweigert die Brust, um nicht zu vergiften. Als besonders schlimm schildern viele Frauen das Gefühl, daß sie sich selbst auf Kosten ihres Kindes entgiften, denn die schädigenden Stoffe in der Muttermilch werden ja ihrem eigenen Körper entzogen. Mütter, die das Stillen verweigern, sind aber als verweigernde Mütter auch »böse« – vielen Müttern bleibt keine andere Wahl als zu vergiften oder zu verweigern. Sie geraten in ein Double-bind, eine unlösbare Konfliktsituation. Hier wird eine wichtige Urbeziehung zerstört, die Selbstwertgefühl, Aggressionsfähigkeit und Beziehungsfähigkeit des Menschen entscheidend beeinflußt.
Für das Kind ergibt sich neben der Verweigerung äußerer Nähe und innerer Bindung ein weiterer Konflikt: Außen erleben wir den Frieden, die soziale Sicherheit, den Wohlstand; außen werden »gute Objekte« erlebt. Im Innern droht dagegen die Vernichtung des Subjekts durch vielfache Schäden und Bedrohungen, und zusätzlich durch die Verweigerung der Mutter. Damit kommt es auch für das Kind zu einem Double-bind, die Relation zwischen guten und bösen Objekten ist nicht mehr eindeutig. Die seelische Rettung kann nur durch Spaltungsmechanismen und Distanz erfolgen; durch die ökologische Situation wird eine Regression des Kindes auf die schizoide Stufe erzwungen. Das führt zu Orientierungslosigkeit und Vertrauensverlust. Das Kind erlebt eine Verweigerung der ursprünglichen Rechte und dahinter im tiefsten Unbewußten die Angst vor dem Zusammenbruch der integrativen Kräfte des Ichs – denn sind solche Gegensatzspannungen wirklich noch integrierbar? Es entsteht ein Teufelskreis: Solche Kinder, großgeworden in der äußeren Sicherheit und in der Angst vor der Vernichtung, vor Desintegration und vor Triebdurchbrüchen, spalten Aggressionen ab und haben keine Angst mehr vor Zerstörung.[19] Sie werden unter Umständen ungesteuert destruktiv, wie wir dies heute bereits an der Zunahme der Gewalt in Schulen beobachten können.
Für die Frau sind die Folgen Unsicherheit, Schuldgefühle und Ängste, Ohnmachtsgefühle, Trauer, Zerstörungen und Störungen der weiblichen Funktionen, denn hier findet eine weitere Enteignung weiblicher Fähigkeiten statt, die ursprünglich für den Menschen unentbehrlich waren.

Brusterkrankungen

Wie wichtig die Brust für das Selbstverständnis der Frau ist, zeigt sich auch darin, daß Brusterkrankungen ein einschneidendes, an die seelische Existenz rührendes Erlebnis darstellen, unabhängig davon, ob die Erkrankung gutartig oder bösartig ist.
Als häufigste Erkrankung der weiblichen Brust ist die Mastopathie zu nennen. Diese Bezeichnung ist ein Sammelbegriff, der verschiedene Veränderungen von Bindegewebe und die zystische Erweiterung von Milchgängen und Drüsen zusammenfaßt. Solche Veränderungen sind so weit verbreitet, daß sich die Frage stellt, ob es sich dabei wirklich um ein Krankheitsbild handelt oder ob dies der Normalzustand der älterwerdenden Brust ist. Die Ursachen sind noch nicht endgültig abgeklärt. Die Brust fühlt sich dabei knotig an; bei den Knoten kann es sich um Zysten, aber auch um andere gutartige Tumoren (Adenome, Fibroadenome) handeln. Oft treten auch Schmerzen unterschiedlicher Stärke auf. Als Mastodynie wird eine schmerzende Brust oder Spannungsgefühle ohne tastbare Knoten bezeichnet. Sie wird oft auch als Symptom des sogenannten Prämenstruellen Syndroms beschrieben.
Häufig ist mit solchen Veränderungen Krebsangst verbunden. Brustkrebs sollte in jedem Fall durch eine Untersuchung der Brüste ausgeschlossen werden.
Die Behandlung kann dann mit pflanzlichen Mitteln, kalten Umschlägen, Moor- oder Fangopackungen, Kurzwellen und ähnlichen Maßnahmen erfolgen. Operationen oder eingreifende Hormon- oder andere medikamentösen Therapien sind bei Ausschluß von Brustkrebs in keinem Fall erforderlich. Schmerzen lassen sich nicht »wegoperieren«, aber sie besagen etwas, wenn wir ihnen in der Psychotherapie nachgehen. Schmerzen eines Organs sind oft Hinweis auf »seelische« Schmerzen, Kränkungen, ungelöste Konflikte und Ambivalenzen und diese sind am Beispiel der Brust besonders einsichtig. Psychotherapeutische Hilfe im Sinne einer psychosomatischen Behandlung ist also gerade auf diesem Gebiet wichtig und hilfreich – und kaum zu finden, da tragfähige Theorien mit einer Würdigung der besonderen Bedeutung der Brust noch immer keinen Platz in der psychotherapeutischen Ausbildung haben.
Eine schwere, und wenn sie zu spät entdeckt und behandelt wird, lebensbedrohliche Erkrankung ist der Brustkrebs.
Für das Entstehen von Krebserkrankungen als multifaktoriellem Geschehen gibt es mehrere Ursachen. Daß bei der Entstehung von Krebs

auch seelische Faktoren eine Rolle spielen, kann wohl kaum noch bestritten werden. Angesichts der Vielzahl der Faktoren ist es verständlicherweise schwierig, die Zusammenhänge im einzelnen nachzuweisen. Die Frage, warum ein bestimmtes Organ von einer zerstörenden Krankheit befallen wird, kann immer nur spekulativ beantwortet werden. Aber bei ungewöhnlich vielen Brustkrebspatientinnen fallen bei der Durchsicht der Literatur und aufgrund der eigenen therapeutischen Erfahrung verschiedene Gemeinsamkeiten auf:

1. Der Umgang mit Emotionen spielt eine besondere Rolle.
2. Die Patientinnen leiden unter Verlusterlebnissen, die oft die Mutter, aber auch als mütterlich erlebte Personen betreffen, in anderen Fällen aber auch Kinder oder, in übertragenem Sinne, »zu nährende Abhängige«.
   Auch der Verlust der Heimat oder der Arbeitsstelle, ganz allgemeine Entwurzelung oder Verlust eines als schützend und stützend erlebten Lebensraumes kann eine Rolle spielen.
3. In der Lebensgeschichte von brustkrebskranken Frauen finden wir oft eine besondere Beziehung zur Mutter, wobei diese entweder als besonders gut oder als extrem negativ beschrieben wird.
4. Sehr häufig finden wir Probleme mit dem Frausein und Weiblichkeit, die schon vor der Erkrankung bestanden. Diese können sowohl persönlicher Art sein, aber auch soziale und ökologische Faktoren spielen eine große Rolle.
5. Offenbar besteht eine besondere Einstellung zur Kreativität.

1. Unterschiede zu Nichterkrankten sind im Erleben von zwischenmenschlichen Beziehungen wie auch im Umgang mit Ärger und Angst zu beobachten. Eine Neigung zu Depressionen, Verzweiflung und Hoffnungslosigkeit scheint eine wichtige Rolle zu spielen. Dabei geht es nicht um die Gefühle an sich, wie sie alle Menschen erleben, sondern darum, wie sie verarbeitet werden. Oft spüren die betroffenen Frauen sehr wenig davon, welche Wünsche und Bedürfnisse sie wirklich haben, und sie sind selten in der Lage, über ihre Bedürfnisse nachzudenken oder ihnen nachzuspüren. Als Folge der verminderten Selbstwahrnehmung können sie sich häufig weder ihre Wünsche erfüllen, noch Wut und Ärger erleben. Auch »Egoismus« wird in unserer Kultur negativ bewertet, obwohl er lebensnotwendig ist. Das Gefühl für Überlastung und Streß wird häufig genauso verdrängt wie Ängstlichkeit oder massive Ängste.

In der Sexualität bestanden auch vor der Erkrankung häufig Gehemmtheit mit erheblicher Neigung zu Verdrängung und Verneinung. Oft wird die Hilfsbereitschaft, also das »Gute«, sozial Erwünschte, bis hin zur Selbstaufopferung hochstilisiert. Die betroffenen Frauen sind nicht selten »selbst-los«. Sicherheit wird häufig in Autoritätsgläubigkeit und Religiosität sowie in einer streng geregelten, konventionellen Lebensweise und im Einhalten gesellschaftlicher Normen gesucht. Deshalb haben die betroffenen Frauen nur wenig Möglichkeiten, sich gegen Anforderungen, Ansprüche, Ängste und Bedrohungen oder Verluste abzugrenzen. Denn die aggressive Kraft als Möglichkeit und Mittel zur Abgrenzung gilt als nicht erlaubt, gefährlich, »bösartig« und damit verboten. Damit genügen die betroffenen Frauen im besonderen Maß den Anforderungen und Klischees unserer Kultur an Weiblichkeit.

2. So wird auch die Schwierigkeit verständlich, Verluste angemessen zu verarbeiten und sich damit auseinanderzusetzen, sie zu betrauern, sich zu trennen, abzugrenzen, zu lösen. Den Frauen fällt es schwer, loszulassen, um Raum für Neues zu schaffen, um neue Beziehungen aufzubauen und sich neuen Lebensraum zu erobern oder in neuen Tätigkeiten heimisch zu werden. Die Verarbeitung von Verlusten kann wegen der Angst vor den dazu nötigen aggressiven Kräften nur begrenzt oder gar nicht stattfinden. So werden Verluste eher als Auslieferung und Ohnmacht erlebt.

Als besonders schwerwiegend wird dabei der Verlust der Mutter oder von als mütterlich erlebten Personen, Situationen oder Funktionen beschrieben. Damit kann auch ein ganz anderer Mensch, eine Arbeitsstelle, ein Verein oder die Heimat im weitesten Sinne gemeint sein. So können Frauen, die in der geschilderten Weise mit Gefühlen umgehen, Verluste nicht trauernd verarbeiten und werden Jahre später möglicherweise an Brustkrebs erkranken. In den uns bekannten Fällen wurde die Beziehung zur »Mutter« oder zu entsprechenden Bezugspersonen oder Institutionen häufig als besonders tiefgehend und in das Leben eingreifend und der Verlust als besonders erschütternd geschildert.

Ähnliche Beschreibungen sind auch aus der Fachliteratur bekannt. Dabei geht mit dem Verlust oder der Entwurzelung etwas verloren, das nicht durch eigene seelische Repräsentanzen ersetzt werden kann.

3. Die Beziehung zur Mutter war in vielen Fällen wesentlicher Lebensinhalt für die Tochter, und umgekehrt stellte die Bindung an die Tochter die Lebensaufgabe der Mutter dar. Die Tochter delegierte ihre eigene Entwicklung und Verantwortung als Erwachsene weiterhin an die Mutter oder an andere Geborgenheit spendende Institutionen. Da-

mit wird oft Eigenverantwortlichkeit und Selbständigkeit vermieden, Aggressivität als Durchsetzungsmöglichkeit kommt nicht zum Einsatz. Da sie aber irgendwo bleiben muß, wird sie autoaggressiv verarbeitet. Häufig gehen die betroffenen Frauen schonungslos und wenig liebevoll mit sich um, sie überfordern sich auch durch ihr soziales Engagement, durch Überangepaßtheit und durch ihre Helferinnenhaltung. Die Ansprüche an sich selbst werden so hoch gesteckt, daß die Betroffenen diesen niemals genügen können. Dies kann zu einem Gefühl von Hilflosigkeit und Hoffnungslosigkeit führen. Durch die Überforderung und deren Folgen kommt es zu einer Art von Schicksalsergebenheit. Denn wer sich nicht abgrenzt, aktiv und aggressiv handelt, ist tatsächlich ausgeliefert und ohnmächtig.
Bei Brustkrebs wird zudem ein Teil der eigenen Weiblichkeit zerstört und damit eigene Potenz, eigene Vollmacht, Vermittlungs- und Bindungsfähigkeit. Hier könnte die Wirkung sogenannter »guter« Mütter auf ihre Töchter liegen, auf Töchter nämlich, die ihre Rolle als erwachsene Frau nicht angenommen und an die Mutter delegiert haben. Natürlich ist dabei auch die Frage zu stellen, inwieweit diese Mütter bereit waren, ihre Töchter in ein eigenständiges Leben zu entlassen.
An einem Fallbeispiel aus der Therapie läßt sich dieser Zusammenhang deutlich aufzeigen.

Die dreiunddreißigjährige Katja S., verheiratet, zwei Töchter, erkrankte an Brustkrebs, so daß eine Brustamputation rechts durchgeführt werden mußte. Zur Behandlung kommt sie wegen Angstzuständen – die aber nicht etwa den Krebs betreffen. Viel mehr schildert sie die Angst, festgelegt zu werden, Angst vor engen Räumen und eine Angst vor »bösen Gesichtern oder Masken«. Zur Vorgeschichte erfahren wir, daß eine enge Beziehung zu der überängstlichen, überbehütenden, sehr fürsorglichen Mutter besteht. Diese habe immer »das Beste« gewollt und erzog die Tochter zur Aggressionshemmung gegenüber ihren strengen Normen und ihrer Bevormundung. Eine vier Jahre ältere Schwester setzte sich ganz ab, »sie tat, was sie wollte und das war ziemlich häßlich von ihr«. Die Patientin war beim Tod ihres Vaters drei Jahre alt, sie kann sich noch gut daran erinnern, daß sie damals die Mutter getröstet hat, wodurch die Bindung noch enger und die Patientin zum Partnerersatz wurde. Das heimliche Familienideal, dem nur sie und die Mutter gehorchten, war Harmonie, Fürsorge, Aufopferung, für andere da sein. Das Böse existierte nur in Form der eigenwilligen Schwester. Auch der Vater wurde als liebevoll und gutmütig idealisiert, allerdings bestehen keine eigenen Erinnerungen der Patientin. Die Ehe wurde 10 Jahre vor der Operation mit einem fünf

Jahre älteren Mann geschlossen und nach den Harmonievorstellungen der Mutter und den Idealisierungen des Vaters gestaltet. Die Patientin übertrug ihre Symbiosewünsche und ihre überhöhten Erwartungen an den Ehepartner. Dieser konnte den unrealistischen Ansprüchen natürlich nicht genügen. Deshalb zog sich die Patientin emotional zurück – und die Mutter zog ins Haus ein, um auf die beiden kleinen Töchter aufzupassen. Sie stieg also wieder in die vorherige enge Beziehung ein. Die Mutter versorgte den Haushalt und die Kinder. Damit die Patientin auch etwas zu tun hatte, richtete sie sich einen kleinen Andenkenladen unten im Haus ein, dort saß sie, wartete auf Kundschaft und strickte. Dann kam der Brustkrebs.

Der Krebs kann hier als Ausdruck der abgewehrten und auf den eigenen Körper autoaggressiv projizierten Wut gesehen werden. Er nimmt der Patientin einen Teil ihrer Weiblichkeit, wie die Mutter, die die eigentliche Hausfrau ihres Haushalts ist. Die Krebserkrankung konfrontiert die Patientin mit dem »Bösartigen« in ihr und mobilisiert ihre narzißtische Wut – die Auslieferung an Krankheit und Operation war eine Wiederholung der Auslieferung an die Mutter, wie sich im Erleben der Patientin zeigte. Ihre Aggressionen, die möglicherweise zu einer Veränderung ihrer Lebenssituation hätten führen können, erlebt sie nur als »ohnmächtige Wut« gegenüber der Krankheit und den Operateuren und als Ängste, Angst vor Kontrollverlust und vor »Bösem«. Diese Frau bemerkt bezeichnenderweise bewußt keine Entstellung durch die fehlende Brust, denn im seelischen Bereich und in ihrem Körper-Bild ist die Brust noch nicht repräsentiert, die Patientin ist weiterhin die »kleine Tochter« ihrer Mutter.
Für die Mutter war die Erkrankung der Tochter ein Grund mehr, sich in die Belange der Tochter helfend einzumischen und deren Autonomiewünsche, die nun langsam etwas deutlicher wurden, nicht zu akzeptieren. Die Tochter faßte im Verlauf der Therapie die Erkrankung als Chance auf, doch noch etwas vom Leben haben zu wollen, eigene Bereiche aufzubauen und beispielsweise selbst ihren Haushalt zu versorgen. Damit übernahm sie ihren eigenen Lebensbereich, und die Mutter mußte sich, wenigstens teilweise, zurücknehmen.
Eineinhalb Jahre nach der Tochter erkrankte die Mutter, ebenfalls rechts, an Brustkrebs. Die Tochter übernahm nun triumphierend den gesamten Haushalt, da sich die Mutter schonen mußte.
Hier wird deutlich sichtbar, daß Brustkrebs zu einem verhängnisvollen Arrangement im Gleichgewicht zwischen Tochter und Mutter – hier einer aufopfernden, hilfreichen Mutter, führen kann.

In einem zweiten Beispiel aus der Therapie, bei Ulrike K., 37 Jahre alt, verheiratet, zwei Kinder, stellt sich dies etwas anders dar.

Auf Wunsch der Patientin wurde nicht nur die rechte Brust wegen eines Karzinoms, sondern »prophylaktisch« auch die linke Brust amputiert.
Sie kommt wegen Durchschlafstörungen, Magenbeschwerden, Angst vor Enge und Erschöpfung zur Behandlung, obwohl sie die Psychotherapie eigentlich ablehnt.
Auch hier wird eine enge Beziehung zur Mutter angegeben, die als dominant, Normen und Leistung fordernd, geschildert wird. Die Patientin sucht noch heute die Zuneigung und Hilfe der Mutter. Der Vater ist ruhig und verschlossen, alles bleibt unausgesprochen. Die Patientin war nach einer fünf Jahre älteren Schwester als Sohn erwünscht und entwickelt sich dann auch burschikos, jungenhaft, sehr leistungsorientiert und wurde mit diesen Eigenschaften von der Mutter erst einmal bevorzugt. Sie war die Ansprechpartnerin der Mutter und damit teilweise Partnerersatz. Die erste Menstruation und die Brustentwicklung führten bei der Patientin zu einer tiefen Krise. Zudem wurde in ihrem 15. Lebensjahr ein Bruder geboren. Damals entwickelte sie Unterleibskrämpfe. Beide Eltern wandten sich von den Töchtern ab und dem Sohn zu. Dieser Rückzug wurde von der Patientin als Ablehnung ihres »Nur-Tochter-Seins« und damit des Weiblichen erlebt. Sie machte einen erneuten Versuch, die Zuwendung der Mutter zu erhalten, indem sie den Bruder überkompensatorisch umsorgte, sich unentbehrlich machte und Neid und Haß gegen ihn unterdrückte.
Ihre Ehe mit einem viel jüngeren Mann gestaltete die Patientin ebenfalls nach dem Muster ihrer Ursprungsfamilie. Sie suchte sich einen Ehemann, der ebenso leistungsorientiert und fordernd war wie die Mutter. Sie konnte damit die immer gewünschte »Partnerschaft« mit der Mutter weiterleben. Mit der Geburt von zwei Söhnen erfüllte sie auch den Wunsch der Mutter nach Söhnen und war gleichzeitig »besser«. Sie war jedoch ihren Kindern gegenüber deutlich ambivalent eingestellt, so wie sie es auch dem Bruder gegenüber erlebt hatte. In der Stillzeit litt sie unter Brustentzündungen. Die Söhne sind krank, der Ältere leidet unter Allergien, der Jüngere unter Asthma. Als der Ehemann sich eine Freundin suchte, traten erhebliche Unterleibsbeschwerden auf, so daß die Patientin eine Hysterektomie vornehmen ließ. Nach der Entfernung beider Brüste waren nun auch die letzten Zeichen von Weiblichkeit eliminiert.

Auch hier war der Brustkrebs Ausdruck der abgewehrten und auf den Körper projizierten Wut. Der Krebs trug dazu bei, ihre körperliche Weiblichkeit zu beseitigen, damit kennzeichnet sie nichts mehr als »Tochter«.

Zwei Jahre zuvor war die Mutter an Brustkrebs rechts erkrankt, als der Bruder der Patientin energische Ablösungsversuche unternommen hatte, die von der Patientin gefördert wurden. Sie entwickelte ihrerseits Schuldgefühle, weil sie damit half, der Mutter den Sohn zu entfremden, aber sie gab selbst zu, daß sie gewollt habe, daß der Platz bei der Mutter wieder frei würde.

Auch hier bewirkt die Erkrankung an Brustkrebs erhebliche Veränderungen im Leben einer Frau, die andernfalls den Einsatz eigener Kräfte und den Verzicht auf kindliche Wünsche nötig gemacht hätten.

Natürlich sind diese Überlegungen teilweise spekulativ, zumal eine gewisse erbliche Disposition wahrscheinlich ist, es gibt allerdings einige Hinweise dafür, daß hinter der Erkrankung durchaus die geschilderten unbewußten Zusammenhänge stehen können.

4. Aus dem letzten Fall sehen wir deutlich, daß bei den Betroffenen Probleme mit dem Frausein und der Weiblichkeit vorliegen können, die schon vor der Erkrankung bestanden. In der Therapie ist es wichtig, diese deutlich zu trennen von Schwierigkeiten, die erst nach der Erkrankung und der Operation mit ihren Folgen und Nachbehandlungen auftraten.

5. Untersuchungen haben gezeigt, daß Krebs auch als »Kreativität« am falschen Platz, als Neuschaffen gedeutet werden kann. Eine eigene Untersuchung brachte das unerwartete Ergebnis, daß gerade von an Brustkrebs erkrankten Frauen der Wunsch, etwas Kreatives zu tun oder kreative Fähigkeiten zu entwickeln, geäußert wird. Sie tun dies aber nur äußerst selten, denn entsprechend ihrer Orientierung an sozial erwünschten Werten bleibt dafür nie Zeit, alles andere scheint immer wichtiger und vorrangig zu sein.

Mit aller Klarheit muß jedoch gesagt werden, daß Frauen an ihrer Brustkrebserkrankung keineswegs »selbst schuld« sind. Die hier angestellten Überlegungen dienen nicht der Schuldzuweisung, werden aber oft als solche verstanden. Es geht vielmehr um tiefsitzende Konflikte, Defizite und Ängste, für die in der Lebensgeschichte der betroffenen Frau manchmal kein anderer Ausweg gesehen wird. Für die Therapie sind solche Überlegungen insofern wichtig, als sie dazu beitragen, die Psychodynamik der Erkrankung zu verstehen und heilsame Perspektiven für Veränderungen aufzuzeigen.

Ein weiterer wichtiger Punkt für die Therapie ist die Frage, wie es in der Partnerschaft krebskranker Frauen aussieht. Wir haben 44 Frauen mit Brustkrebs befragt, dabei lag die Krebserkrankung zwei bis sechzehn Jahre zurück, immerhin ein Zeitraum, in dem sich die Situation verdeutlicht oder stabilisiert haben konnte, vier der 44 Frauen waren keine Ehe oder Partnerschaft eingegangen, bei sechs der Frauen war die Partnerschaft bereits vor der Operation durch Tod oder Scheidung beendet. 34 Patientinnen waren vor der Operation verheiratet oder lebten in einer festen Partnerschaft. Die Dauer der Ehe oder Partnerschaft war unterschiedlich.

Jahre	Zahl
1 – 5	5
6 – 10	3
11 – 15	9
16 – 20	7
21 – 25	6
mehr als 25	4

Diese Frauen wurden nun befragt, wie sie ihre Beziehung vor der Erkrankung beurteilten. 10 Frauen beschrieben die Partnerschaft als gut, 14 als mittelmäßig oder »nicht schlecht«, 10 als schlecht. Die symmetrische Verteilung der Zahlen ist Zufall. Nach der Operation waren bei 10 Patientinnen die Beziehungen gleich schlecht oder gleich gut geblieben, es hatte sich jedenfalls durch die Operation keine Veränderung eingestellt. 6 Frauen gaben an, die Beziehung sei besser geworden. Bei 11 Frauen war die Ehe oder Partnerschaft schlechter geworden, 7 Beziehungen endeten durch Trennung oder Scheidung oder durch Auszug des Partners ohne Kommentar. Diese Zahlen lassen noch kaum weitere Rückschlüsse zu, zumal sich eine statistische Auswertung wegen der kleinen Fallzahl verbietet. Es läßt sich höchstens ein Trend feststellen, der dann als Arbeitshypothese verwendbar ist.

Dauer der Ehe (Jahre)	**Beurteilung vor der Operation**			**Verlauf nach der Operation**			
	gut	mittelmäßig	schlecht	gleichgeblieben	gebessert	verschlechtert	getrennt
1 – 5	0	2	3	1	1	2	1
6 – 10	1	1	1	0	1	1	1
11 – 15	1	3	5	2	1	3	3
16 – 20	4	2	1	2	2	2	1
21 – 25	1	5	0	3	0	2	1
mehr als 25	3	1	0	2	1	1	0
gesamt	10	14	10	10	6	11	7

Betrachten wir zuerst einmal die Ehen, bei denen sich angeblich nichts geändert hat. Zwei dieser Ehen werden von beiden als gut bezeichnet und zwar sowohl vor als auch nach der Operation. In einer dieser Ehen sind nie Konflikte ausgetragen oder angesprochen worden. Eine weitere Ehe wird als Vernunftehe bezeichnet, die nach wie vor funktionsfähig ist. Die übrigen sechs Ehen sind weiterhin mittelmäßig, ein besonders enger Kontakt habe niemals, auch vorher nicht, bestanden. Beide leben aneinander vorbei.
In den elf verschlechterten Beziehungen suchte sich der Partner in sechs Fällen eine Freundin und lebte mehr oder weniger offen mit dieser zusammen. Zwei Ehepaare redeten eigentlich nicht mehr miteinander, in zwei weiteren Ehen fand kein Geschlechtsverkehr mehr statt, ein Ehemann bezeichnete seine Frau nach der Operation als »gerupfte Gans«, was ihre Selbstwertproblematik verstärkte. Eine Frau verachtete nun ihren Mann wegen seines Ekels vor ihrem Körper – seitdem sie davon wußte, zeigte sie sich ihm immer häufiger unbekleidet – eine seltsame Umkehrreaktion von Aggressionen.

Die Trennungen oder Scheidungen erfolgten aus unterschiedlichen Gründen. Vier Ehemänner zogen zu einer Freundin. Ein Ehemann ließ sich scheiden, weil seine Frau seit der Operation trinkt, eine Ehefrau ließ sich aus dem gleichen Grund von ihrem Mann scheiden. Ein Ehemann, Koreaner, zog ohne ein Wort mit beiden Kindern zurück nach Korea, während seine Frau noch zur Nachbestrahlung im Krankenhaus lag. Sie war nach zwei Jahren noch immer ohne jede Nachricht von ihrer Familie und wußte nicht, wo sie geblieben war.
Es lohnt sich auch, die sechs gebesserten Partnerschaften genauer zu betrachten. In einer Ehe ist die Beziehung tatsächlich durch die bedrohliche Erkrankung der Ehefrau intensiver geworden. Der Ehemann sagte: »Ich hatte solche Angst, sie zu verlieren. Ich weiß erst jetzt, was sie für mich bedeutet.«
Vier Partner sind überfürsorglich geworden. Das wird von den Frauen zum Teil als lästig empfunden: »Ich bin doch noch normal, er muß mich doch nicht gängeln«. Einer der Partner besteht darauf, jeden Abend Rücken und Schultern der Frau eine halbe Stunde zu massieren – obwohl er kein ausgebildeter Masseur ist. Seine Frau meint dazu: »Ich lasse ihn, weil es ihm anscheinend gut tut. Mir tut es meistens sehr weh.« Ein Ehemann freute sich über die Operation seiner Frau, weil er nun seine übermäßige Eifersucht etwas abbauen konnte. Sie sagte: »Mein Mann meint, er ist froh darüber und es macht ihm nichts

aus. Jetzt kann ich ihm ja nicht mehr weglaufen, wer will denn schon eine Verstümmelte.« Die vermehrte Sorge und der teilweise übertriebene Beistand der Männer, die übrigens alle zum Dreiergespräch kamen, muß als verminderte Angst vor der nunmehr beschädigten Weiblichkeit verstanden werden. Andererseits wissen wir, was Überfürsorglichkeit bei Müttern bedeutet, nämlich eine Überkompensation von Aggressionen gegenüber dem abgelehnten Kind. In diesem Sinne ist die Überfürsorglichkeit der Partner teilweise auch zu interpretieren.

In einem Fall bedeutete die Verbesserung lediglich, daß der Mann seine Frau nun nach der Operation nicht mehr schlägt. Er schreie zwar noch genauso mit ihr herum, aber er fasse sie nicht mehr an. Also auch das kann »Verbesserung« bedeuten. Hinter der verbesserten Beziehung werden also manchmal bei näherer Betrachtung unerwartete Erklärungen sichtbar.

Siebzehn der Frauen hatten übrigens nach der Operation psychologische Beratung, Paargespräche oder Eheberatung in Anspruch genommen, sicherlich eine ungewöhnlich hohe Zahl. Während der Paartherapie oder Eheberatung war die Beziehung in allen Fällen gut. Einzelne Frauen meinten dazu: »Während das lief, da war alles gut. Wir hatten sechs Gespräche, alle zwei Wochen eins. Danach dauerte es noch ein paar Wochen, dann hatte er seine Freundin.«

»Er hatte auch während der Gespräche schon eine Freundin, aber das hat er nicht gesagt. Und ich habe es nicht gewußt.« »Er wollte sich doch nicht bloßstellen. Wer seine Frau nach so einer Operation verläßt, ist doch ein ekelhafter Kerl.« Nur fünf Frauen sagten, daß sich die Beratung auf lange Sicht positiv ausgewirkt habe. Häufig verhält sich der Mann während der therapeutischen Gespräche kooperativ. Er ist mit der bedrohlichen Krankheit seiner Frau konfrontiert und hat in manchen Fällen eigene irrationale Ängste vor Krebs als Strafe oder als »Schuld« zu verarbeiten. So sagte ein Mann: »Ich könnte ja auch so etwas bekommen. Jetzt hat es eben meine Frau getroffen, da habe ich Glück gehabt.«

Aus der Tatsache, daß psychotherapeutische Behandlung in Anspruch genommen wurde, läßt sich jedoch noch nichts über den Verlauf einer Beziehung sagen. Vor allen Dingen ist es wichtig, daß bei allen Untersuchungen das Beobachterproblem bedacht wird, das in den Naturwissenschaften seit langem bekannt ist. Es gibt keine Realität, die davon unabhängig ist, ob sie beobachtet wird oder nicht. Der Beobachtungs- oder Meßvorgang seinerseits beeinflußt den beobachteten Vorgang. Die Therapeutin oder der Therapeut, gleichzeitig Beobachter/in, wird in der

Phantasie des Paares, besonders des Mannes, zur beurteilenden Instanz gemacht, vor der er sich auf keinen Fall mit seinen Ängsten und Aggressionen gegenüber seiner kranken Frau bloßstellen darf.

In der Psychotherapie mit Frauen nach einer Brustamputation ist folgendes zu beachten:

- Falls Krebs vorliegt, geht es zuerst einmal um die Realangst vor weiteren belastenden, die Lebensqualität einschränkenden Behandlungen und vor Metastasen. Diese völlig berechtigte Angst muß angenommen und bearbeitet werden. Auch der Umgang mit dem schweren Schicksal ist anzusprechen.
- Eine wichtige Rolle spielt das Gefühl von Isolierung, Minderwertigkeit und sozialer Diskriminierung, mit dem die Betroffenen oft durch die Angst ihrer Umwelt vor Ansteckung oder Vererbbarkeit konfrontiert werden. Diese Angst Außenstehender entbehrt jeder sachlichen Begründung.
- Es gilt, sexuelle und partnerschaftliche Probleme, die nach der Operation und dem Organverlust aufgetreten sind, zu ergründen und zu behandeln. Sie müssen deutlich abgegrenzt werden von Partnerschafts- oder Sexualproblemen, die bereits vor der Erkrankung bestanden. Für die Therapie ist es wichtig, ob eine Störung des weiblichen Selbstbildes und des Selbstwertgefühls bereits vor der Erkrankung bestand und möglicherweise daran beteiligt war oder ob sie erst durch die Krankheit ausgelöst wurde.
- Der Organverlust und der dahinter stehende Verlust an Weiblichkeit muß bearbeitet werden. Trauerarbeit muß stattfinden, damit neue oder verbleibende Möglichkeiten entdeckt und gelebt werden können.
- In der Therapie ist es ferner wichtig, zugrundeliegende pathologische Beziehungsmuster und die dahinter stehenden, sogenannten »frühen Störungen« aufzufinden und diese Gesichtspunkte in die Therapie einzubeziehen.

Ziel einer psychotherapeutischen Behandlung sollte zum einen die Verarbeitung der Erkrankung und ihrer körperlichen Folgen sein. Dabei kann auch über die Möglichkeit von äußeren Hilfen gesprochen werden (zum Beispiel Prothesen, Rekonstruktionsoperationen).
Seelische Folgen wie das reduzierte Selbstwertgefühl als Frau und möglicherweise eine Identitätskrise sind zu bearbeiten. Trauerarbeit ist notwendig, wie auch die Verarbeitung von Wut und Neid, die im Zusammenhang mit der Operation auftreten können. Erst wenn dieser

Prozeß abgeschlossen ist, können neue Möglichkeiten wahrgenommen werden. Die betroffene Frau steht vor der Aufgabe, ein individuelles unverwechselbares Frau-Sein aufzubauen, das sich nicht mehr über das äußere Bild definiert.
Die sozialen Folgen, der veränderte Umgang mit Menschen des näheren und weiteren Umfeldes sollten bedacht werden. Es ist wichtig, Beziehungen neu zu definieren und zu überprüfen.
So kann dieser Verlust zu einer Chance für Entwicklung und Neubeginn werden.

Menstruation, Brustentwicklung und Schwangerschaft sind Erfahrungsbereiche, in denen Frauen mit dem eigenen Körper Entscheidendes und Prägendes erleben. Sie können dabei etwas über sich selbst und ihren Wert als Frau erfahren, das sich von dem übermittelten Bild der Frau und den Weiblichkeitsklischees wesentlich unterscheidet. Gefühlsmäßig können diese Erfahrungen wirksam werden als Erleben von Eingebundensein in die Gesetze des Lebens; sie vermitteln Sicherheit und Geborgenheit, Reichtum, Stolz, Fülle und Vollmacht und damit auch Gesundheit. Häufiger kommt es allerdings vor, daß dies nicht bewußt erlebt wird, denn die eigenen Möglichkeiten werden durch fehlende Wertbestätigung, Zuschreibungen, Klischees, Definitionen und Normen verdeckt. Das Zutrauen in das eigene Erleben und damit die Entwicklung des Selbstwertgefühls als Frau wird dadurch erschwert; die körperliche Gesundheit wird störbar.

Die Sexualität

Die menschliche Sexualität unterscheidet sich von ihren Möglichkeiten her durchaus von der tierischen Sexualität, die im wesentlichen im Dienste der Fortpflanzung steht. Die menschliche Sexualität kann über die eigentliche Funktion der Fortpflanzung hinaus vieles mehr bedeuten, nämlich: Lust, sinnliche Erfahrung, Vergnügen, Entspannung, Zeitvertreib, Sport, Technik, Kunst, Streß, Gewohnheit, Pflicht, Dienstleistung, Bestechung, Ware, Sünde, Schande und Schuld, Triebhaftigkeit, Hemmungslosigkeit, das »Tierische« im Menschen, eine Form von Aggressivität und Gewalt, Herrschaft, Macht, Abwertung, Ausbeutung, Mißbrauch, Strafe und Unterwerfung, Hörigkeit und Ab-

hängigkeit, Flucht, Abwehr von Einsamkeit, Verdecken oder Ablenken von Konflikten, Mittel der Versöhnung und Harmonie, Demonstration oder Quelle von Freiheit, Trotz, Rebellion, Bestätigung und Selbstbestätigung, Mittel der Körperwahrnehmung, Aufwertung, Belohnung, eine menschliche Kommunikationsform, Beziehung, Hingabe, Selbstaufgabe, religiöse Exstase, mystische Vereinigung und Todeserleben. Mit einer solchen Fülle von Bedeutungen aus dem gesamten Spektrum menschlicher Erlebens- und Verhaltensweisen befrachtet, die Frauen und Männern teilweise unterschiedlich zugeordnet werden, kann Sexualität nichts »Natürliches« sein. Zudem gibt es erhebliche kulturelle Unterschiede im Hinblick auf Anziehung, Erotik und sexuelle Erregungsauslöser. Sexualität ist ein sehr komplexes menschliches Phänomen.
Beim Menschen hat Sexualität auch etwas mit Beziehung zu tun, außer wenn sie – entsprechend einer Spaltung von körperlichem und seelischem Geschehen – als rein physiologischer Vorgang, als mechanische Verrichtung, getrennt von der Persönlichkeit, abläuft.
Sexuelle Triebkraft wird von jedem Lebewesen mit auf die Welt gebracht. Beim Menschen ist sie anfänglich ausschließlich autoerotisch. Sie ist weder auf einen anderen Menschen noch gar auf das andere Geschlecht gerichtet. Sie dient der Entdeckung des eigenen Körpers und der Selbstwahrnehmung und damit der Ausbildung des eigenen Körper-Bildes und Selbstbildes.
Die frühkindliche Masturbation ist daher nicht auf die Geschlechtsorgane beschränkt.

Masturbation kann sowohl vom Zeitpunkt wie von der Dauer und Intensität her, selbstbestimmt und selbstgesteuert werden, und sie dient ausschließlich der eigenen Lust. Sie enthält damit weniger hemmende und ängstigende Möglichkeiten bei gleichem Ablauf des Lustempfindens und bei gleicher möglicher Intensität. Die Beziehung zu sich selbst, die Selbststeuerung und Selbstbestimmung ist für viele Menschen, die in diesem Bereich seelisch verwundet wurden, ein wichtiger Aspekt. Gerade Frauen können durch die Masturbation leichter zurückfinden zu ihrer Existenz als Sexualwesen – ohne Abhängigkeiten, ohne Bedingungen und ohne hierarchische Strukturen. Aber wie Untersuchungen zeigen, masturbieren Frauen seltener. Masturbation wird bei Männern eher geduldet und erlaubt, sie ist auch schwieriger zu verhindern, da diese ihr Genitale selbstverständlich berühren dürfen, beispielsweise beim Urinieren, und es, nicht nur in der Kindheit, zum

Austragen von Rivalitäten benutzen, beispielsweise beim Wettpinkeln oder bei Größenvergleichen. Das männliche Genitale ist vorzeigbar, da es ungeschützt außen sichtbar ist. Das weibliche Genitale hingegen ist geschützt und verborgen bis auf das Lustorgan Klitoris, von dessen Vorhandensein Mädchen jedoch üblicherweise verbal nichts erfahren. Berührung ist nur zum Waschen erlaubt, das weckt Assoziationen zu Schmutz und schlechtem Geruch. Infolgedessen wird die Beschäftigung mit der eigenen Lust gehemmt. Aber auch die Verbote sind rigoroser und die Toleranz geringer. So entsteht bei Frauen eher ein Gefühl von Scham – so wird ja das gesamte weibliche Genitale bezeichnenderweise benannt – und Schuld, und das erschwert Unbefangenheit im Umgang mit dem eigenen Körper. Dabei kann gerade die Masturbation für Frauen besondere Lusterfüllung bieten, da sie vielfache Orgasmen möglich macht. Masturbation ist damit eine Form der Sexualität, die die Beziehung zum eigenen Körper und zum Selbst fördert. Sie ist kein Heilmittel, das wäre eine Entfremdung ihrer Bedeutung, aber eine selbstverständliche Form sexuellen Erlebens.

Eine weitere Form von Sexualität, die Homosexualität, setzt die Beziehung zum gleichen Geschlecht voraus, zu einem Objekt also, das dem Selbst körperlich wie seelisch ähnlich ist. Das ist für Frauen eine vertraute Erfahrung. Infolge der üblichen Organisation der Erziehung, für die nach wie vor der Mutter die praktisch ausschließliche Verantwortung übertragen wird, von sehr seltenen Ausnahmen abgesehen, ist sie daher die erste Liebesbeziehung beider Geschlechter. Eine Frau lernt also von einer Frau, was Liebe, Haß, Zärtlichkeit, Ablehnung, Verständigung und Beziehung heißt. Diese frühen Kindheitserfahrungen prägen das spätere Erleben ganz entscheidend, davon geht auch die Psychoanalyse und damit viele psychotherapeutische Richtungen aus.

Das bringt besondere Möglichkeiten, aber auch Schwierigkeiten und Gefahren mit sich. Voraussetzung für eine lesbische Lebensform ist zunächst einmal der Respekt vor Frauen, der sich daraus entwickeln kann, daß die erste Beziehung zu einer Frau, also zur Mutter, befriedigend war und daß diese als Mensch geachtet werden konnte, denn in der ersten Beziehung werden auch Achtung und Selbstachtung vermittelt. Wenn Frauen primär lesbisch sind, widersetzen sie sich schon in der Kindheit und dann in der Pubertät dem massiven Druck zur Internalisierung von Weiblichkeitsnormen. Andere Frauen entdecken nach dem für sie unbefriedigenden Versuch heterosexueller Beziehungen diese Lebensform. Damit entsprechen Frauen nicht den Erwartungen der Gesellschaft. Um dies auszuhalten und damit leben zu können, benötigen sie die Stärke, die aus der hinreichenden Entwicklung der Ichfunktionen bezogen wird. Sie müssen Selbstkonstanz entwickeln und damit verbunden ein Selbstbewußtsein, das nicht primär auf die Bestätigung von außen angewiesen ist. Denn sie werden nicht bestätigt, sondern als Minderheit abgelehnt. Sie gelten als neurotisch, infantil, minderwertig, anormal, pervers, krank oder feministisch, das heißt, sie werden mit negativen Wertungen bedacht. Sie werden also in besonderem Maße mit Frustrationen konfrontiert und müssen daher eine ausgeprägte Frustrationstoleranz entwickeln. Es gibt üblicherweise keine Unterstützung dieser Lebensform, es gibt keine Geschichte und noch weniger Vorbilder für sie als für Frauen sonst.

Eine Orientierung ist daher noch schwieriger und erfordert noch mehr eigene Arbeit, Urteilsfähigkeit, Realitätsprüfung und Orientierungsleistung. Hinzu kommt der Verzicht auch auf menschlichen Schutz der Person, zum Beispiel gegen Gewalt. Aber auch finanziell sind lesbische Frauen auf sich selbst gestellt und müssen Wünsche nach Schutz und Versorgung aufgeben. Damit werden sie jedoch auch weniger abhängig. Ihre Autonomie erfordert in besonderem Maße die Entwicklung der Fähigkeit zur Abgrenzung und Selbstkonstanz. Denn meist ist mit dem lesbischen Lebensentwurf auch der Verzicht auf die üblichen sozialen Kontaktmöglichkeiten verbunden, so daß homosexuelle Frauen nicht selten isoliert leben. Sie müssen daher auch die Fähigkeit entwickeln, mit sich alleine zu sein – und alleine sein können wir nur mit einem Menschen, den wir achten, schätzen und mögen. Ein gewisses Maß an Selbstachtung ist daher erforderlich. Wie wir sehen, setzt die Beziehung zu gleichgeschlechtlichen Beziehungsobjekten eine gute Entwicklung der Ichfunktionen voraus, also gerade eine *nicht*-neurotische Entwicklung.

Weitere Möglichkeiten liegen darin, daß lesbische Frauen eine Beziehung jenseits der Geschlechterstereotypen erleben können. In einer egalitären Beziehung, in der Macht, Geltung, Abhängigkeit und Wert gleich verteilt sind, kann sich eine besondere Form von Verstehen und Verständigung entwickeln. Natürlich bilden sich dabei, entsprechend individuellen Bedürfnissen, auch ganz unterschiedliche Beziehungsstrukturen aus.

Die möglichen Ängste vor Hingabe, Selbstaufgabe und Kontrollverlust können vermindert sein und damit auch die Angst vor dem Erleben der eigenen Sexualität. Bei lesbischen Frauen können dafür andere

Ängste auftauchen, nämlich die Angst vor Einsamkeit und Isolation, vor dem eigenen Mut, vor Feindseligkeit von außen, vor zusätzlicher Abwertung als Frau und als Lesbe. Viele empfinden auch Selbstzweifel und fürchten die Entdeckung und deren Folgen; das kann zu Mißtrauen, aber auch zur Entwicklung der Fähigkeit des Selbstschutzes führen. Gefahren liegen da, wo Symbiosewünsche die Beziehung bestimmen und wo lediglich Defizite kompensiert werden sollen, die aus einer defizitären Beziehung zur Mutter stammen.

Da lesbische Frauen auf vieles verzichten, ist oft Trauerarbeit erforderlich. Schmerzlich ist zum Beispiel der Verzicht auf eine Familie nach dem gängigen Bild, das trotz aller gegenteiligen Erfahrungen noch immer mit dem Bild der Geborgenheit, Vertrautheit, Dauerhaftigkeit und Sicherheit verbunden wird. Aber auch die allgemeine Heimatlosigkeit der Lesbierinnen in dieser Kultur löst Trauer aus. Wut auf Feindseligkeit und Ausgrenzung und Wut auf die Spaltung und Abwertung, die mit unserem stereotypen Bild von Weiblichkeit verbunden sind, können sich einstellen. Für die Botschaft der Spaltung sind sie besonders sensibilisiert, da sie versuchen, wenigstens ihr eigenes Leben anders zu gestalten.

In der Therapie werden von lesbischen Frauen in der Regel keine Konflikte mit dem Lesbischsein geäußert, oft aber Konflikte mit der Außenwelt, den Diskriminierungen und den Anfeindungen, mit Gewalt und Ausgrenzung. Diese Erfahrungen teilen sie mit allen Minderheiten. In der Therapie ist es daher wichtig, die Ich-Funktionen und das Selbstwertgefühl zu stärken und Verzichte und Verluste zu bearbeiten. Ein sicheres Bild von Weiblichkeit ist häufig vorauszusetzen.

Die dritte mögliche Beziehungsform in der Sexualität ist die zum anderen Geschlecht – mit Absicht benutze ich nicht den Begriff »Gegengeschlecht«, da dieser auf das Wirken gängiger Spaltungsphänomene verweist. Sie gilt in unserer Kultur als einzig normale Form.

Auf ihre Würdigung muß in diesem Zusammenhang nicht näher eingegangen werden. Sie findet sich in allen einschlägigen Lehr- und Fachbüchern. Hinzu kommt eine Flut unzähliger Produkte der Literatur, die in Romanen, Gedichten, Dramen, Lustspielen sowie in Opern, Operetten und dergleichen diese Lebensform darstellt – denn »Liebe« ist das bevorzugte Thema überhaupt. Dem ist nichts mehr hinzuzufügen. Infolgedessen werde ich nur auf die Schwierigkeiten eingehen, die sich für Frauen aus dieser Form der Sexualität, der sogenannten Heterosexualität, ergeben.

Die Voraussetzung für heterosexuelle Beziehungen der Frau ist ein Objektwechsel. Sie muß das erste Liebesobjekt, das eine Frau ist, aufgeben, während der Mann wieder zu seinem ersten Liebesobjekt zurückkehren darf, für ihn ist an dieser Stelle kein Objektwechsel erforderlich. Die Liebe einer Frau zu einer Frau ist daher mit der Liebe eines Mannes zu einer Frau in dieser Hinsicht ganz direkt vergleichbar.
Die Hinwendung zum Mann wird für die Frau dadurch erschwert, daß sich in der Sexualität die Auswirkungen der Spaltung besonders deutlich zeigen. Nach wie vor findet in unserer Kultur die Spaltung von Lust und Pflicht statt. Die Lust ist, vereinfacht gesagt, schön, aber nicht unbedingt »gut«. Die Pflicht hingegen dient der Erzeugung der Nachkommen, sie ist gut, weil sie im Dienste der Fortpflanzung steht. Andererseits gibt es die eheliche Pflicht der Frau, die sie erfüllen soll, sie hat die Verpflichtung, ihren Körper zur Verfügung zu stellen. Damit ist die Lust eher der männlichen Sexualität, die Pflicht eher der Frau zugeordnet. Einem Mann kann auch, schon aus physiologischen Gründen, die Verpflichtung zur Sexualität nicht auferlegt werden. Hier zeigt sich deutlich die Spaltung und Verteilung von Dominanz und Unterwerfung, auch von Aktivität und Passivität. Nach wie vor wird eher vom Mann erwartet, daß er den ersten Schritt tut, und von der Frau, daß sie darauf reagiert. Das setzt sich in der Sexualität fort, Frauen sollen im Bett reagieren, nicht regieren, heißt ein Spruch. Aber noch eine weitere Spaltung wird sichtbar. Die Pflicht wird der Frau und Mutter zugeordnet, die Lust eher anderen Beziehungen. Dahinter wird nach wie vor noch die traditionelle Spaltung des Frauenbildes in »Heilige« und »Hure« sichtbar.
In machen Kulturen, gerade in katholischen Ländern, ist es heute noch üblich und durchaus wünschenswert, daß der Mann schon früh Erfahrungen sammelt. Die Frau soll sich dagegen »rein« erhalten, jungfräulich bleiben. Dahinter steht die Spaltung in die für den Mann »gute«, weil Erfahrungen bringende und die für die Frau »böse«, weil beschmutzende und nicht in die reine Mütterlichkeit führende Sexualität – eine kaum verständliche, unterschiedliche Wertung des gleichen Vorgangs. Noch reiner ist es allerdings, keine Sexualität zu leben – welch menschenverachtender Umgang mit Beziehung, Zärtlichkeit, Bindung, Nähe und deren körperlichem Ausdruck.
Im Zuge des Versuchs von Gleichberechtigung haben Verhütungsmittel für Frauen zwar für eine Sexualität gesorgt, die weniger mit der Angst vor Schwangerschaft belastet ist, dafür müssen aber Frauen ihren Körper mit Hormonen täuschen und belasten. Hinzu kommt, daß

sie diese Angst nun auch nicht mehr als Argument einsetzen können, um unerwünschte Sexualität zu verweigern.
Auch das Gegenbild der aktivistischen Frau wurde entworfen. Es dreht die Spaltung einfach um. Gegenbilder orientieren sich genau am Vorbild, nur mit umgekehrten Vorzeichen. Danach hat eine Frau aktiv zu sein, die Initiative zu ergreifen, wenn sie Sexualität will. Ihren Partner sucht sie selbst aus. Sie *darf* kein Objekt sein, *darf* auch keine Schuldgefühle haben, sie *muß* frei sein, sie *soll* genießen und sie *muß* Orgasmen haben. Beides, Bild und Gegenbild, entspricht nicht der Lebenswirklichkeit der Frau, die durch alte und neue Normen bestimmt wird. Die Frau soll nach Vorschrift erleben, und nicht nach der eigenen Befindlichkeit. Viele Frauen helfen sich mit zweifelhaften Abwehrmechanismen; sie erklären die Sexualität zur Nebensache, setzen sie als Mittel zum Zweck ein und entfremden sich so von ihrem eigenen Körper, benutzen sie zur Bestechung oder um Konflikte zu verdecken und Auseinandersetzungen zu vermeiden, die oft zu ihrem Nachteil mit Gewalt verbunden sind. Die Heterosexualität mit dem Ideal von Ehe und Kindern sichert das Spalt-Bild der Frau als verfügbar und unterlegen.
Die in unserer Kultur ausgeprägte Angst vor Homosexualität, die Homophobie, bei Frauen wie bei Männern sichert das System ab, während gleichzeitig gerade bei Männern die Anziehung unter Gleichen groß ist. Clubs, Fußball- und andere Sportvereine, Stammtische, Männerbünde, von denen Frauen ausgeschlossen sind, zeigen dies deutlich auf. Diese Kameradschaften, Seilschaften und Beziehungsnetze dienen dem Erhalt männlicher Solidarität in der sozialen Kette. Analoge Beziehungen werden bei Frauen gesellschaftlich weniger geduldet und vor allen Dingen kommt ihnen niemals ein exklusiver Stellenwert in der Gesellschaft zu.

Frauen erleben daher folgerichtig eine Fülle von Störungen ihrer weiblichen Organe und des sexuellen Erlebens, die oft in Therapien zur Sprache kommen.
Allgemein üblich ist die Einteilung der sexuellen Reaktionen in folgende Phasen:

1. Phase der sexuellen Annäherung und der Aufnahme sexueller Kontakte
2. Phase der sexuellen Stimulation, Körperkontakt
3. Phase der sexuellen Vereinigung
4. Orgasmusphase
5. nachorgastische Phase.

Alle Störungen in diesen Phasen können:
1. primär sein, d.h. sie bestehen immer;
2. sekundär: vor der Störung lag eine symptomfreie Zeit;
3. initial: die Störung besteht nur in der Anfangsphase einer Beziehung;
4. praktikbezogen: sie tritt nur bei bestimmten Formen sexueller Aktivität auf;
5. situations- oder objektbezogen: sie entwickelt sich nur bei bestimmten Beziehungsobjekten oder in bestimmten äußeren Situationen;
6. vollständig, d.h. bei jeder Form sexueller Aktivität.

Diese Einteilung kann für die Therapie wichtige Hinweise liefern. So gehen vollständige Störungen und gelegentliche primäre Störungen eher auf organische Ursachen zurück, die etwa 5% aller Störungen betreffen, während die anderen Formen praktisch immer seelische oder soziale Hintergründe haben.[20]
Eine Störung in der ersten Phase wird Appetenzstörung genannt, das bedeutet, daß keine sexuellen Wünsche und keine Bedürfnisse nach sexuellen Kontakten bestehen. Sie tritt häufig auf und resultiert teilweise aus der Auffassung, daß Sexualität zu den *Pflichten* der Frau gehört. Das sexuelle Desinteresse kann zur Ablehnung auch von Zärtlichkeit und Berührung führen, oder zu Ekelgefühlen vor Sexualität insgesamt. Dahinter können auch körperliche Erkrankungen stehen, beispielsweise gestörtes Wohlbefinden oder Schmerzen. Die Appetenzstörung kann als Nebenwirkung vieler Medikamente auftreten, vor allem auch bei Einnahme von Psychopharmaka. Sie entsteht aber auch oft als Folge sexueller Ausbeutung in der Kindheit oder nach einer Vergewaltigungserfahrung.
Unerregbarkeit gilt als Störung der zweiten Phase. Sie ist durch das Fehlen von Erregungsgefühlen gekennzeichnet. Oft besteht gleichzeitig eine Appetenzstörung. Körperlich können die Reaktionen des Genitales, Durchblutungssteigerung und Feuchtigkeit ausbleiben, oder sie treten auf und werden subjektiv entweder nicht bemerkt oder als Krankheitszeichen fehlgedeutet, beispielsweise wenn die normale Feuchtigkeit als »Ausfluß« bezeichnet wird, der seinerseits Krankheitsängste auslöst. Dahinter stehen immer seelische Ursachen.
Bei Störungen in der dritten Phase kann es zum einen zu Schmerzen kommen (Dyspareunie), die etwa in der Hälfte der Fälle organisch bedingt sein sollen und Vulva und Vagina als äußere Geschlechtsorgane, Gebärmutter, Eierstöcke, Eileiter sowie Beckeninnenraum, Blase

und Darm betreffen können. Organische Ursachen sind meist Infektionen, Entzündungen, Zysten, Mißbildungen, Verwachsungen, Tumore oder auch Endometriosen, also versprengte Gebärmutterschleimhaut außerhalb der Gebärmutter, beispielsweise im Beckenraum. Sehr kritisch muß bei dieser Art der Einteilung angemerkt werden, daß Schmerzen bei der Penetration, die organisch bedingt sind, den »Sexualstörungen der Frau« zugeordnet werden. Es entspricht viel eher einer Sexualstörung beziehungsweise einer Abspaltung von Körperwahrnehmung und Selbstwahrnehmung, bei derartigen organischen Erkrankungen und Schmerzen Sexualität ausüben zu wollen oder zu sollen. Hinter den nicht organisch begründbaren Beschwerden stehen immer seelische Ursachen.

Dabei wird auch hier seelisches Leiden als körperlicher Schmerz empfunden. Durch dieses an sich deutliche Signal wird gleichzeitig verhindert, daß das seelische Leiden in seinem Ausmaß bewußt wird, denn das ist oft schwerer erträglich. Körperliche Schmerzen hingegen sind erst einmal gesellschaftlich akzeptiert, zudem kann ihre Behandlung an das Medizinsystem delegiert werden. So fordern gerade bei dieser Form der Beschwerden Frauen häufig die organische Abklärung, auch wenn diese bereits mehrfach durchgeführt wurde. Es kommt dabei oft zu unnötigen diagnostischen Eingriffen. Dabei wird die Mitteilung des Symptoms Schmerz nicht verstanden und die »Schuld« kann auf das Medizinsystem verschoben werden, das organische Ursachen nicht findet, aber die seelischen Hintergründe auch nicht benennt. Auch der oft genannte, aber sehr seltene Vaginismus kann auftreten, eine Verengung der Vagina durch unwillkürliche Anspannung der Beckenbodenmuskulatur. Die Ursachen sind immer seelische Faktoren, meist steht Angst vor Schmerzen, Auslieferung und Kontrollverlust dahinter.

In der vierten Phase steht das subjektive Gefühl, keinen Höhepunkt zu erleben, im Vordergrund. Manchmal ist es nur auf eine bestimmte Form von Sexualität oder einen bestimmten Partner bezogen, das heißt, Frauen können bei anderen Formen durchaus Höhepunkte erleben. Die Ursachen liegen auch hier oft in der Angst vor Kontrollverlust und Auslieferung bei fehlendem Gefühl von Sicherheit. Aber auch die Angst vor Mehrfachorgasmen kann eine Rolle spielen, wenn Frauen glauben, daß sie nicht »besser« sein dürfen als der Mann. Sie meinen, daß ihnen dieses Erlebnis nicht zukommt, und halten es unter Umständen für »unnormal«. Aus dem gleichen Grund lassen sich viele davon abhalten, mehr zu verdienen oder eine höhere soziale Stellung einzunehmen.

In der fünften Phase kann es zu Depressionen, Ekel- oder Unlustgefühlen kommen, wenn der sexuelle Kontakt als unbefriedigend erlebt wurde, wobei dies eher einer Reaktion oder Mitteilung als einer Funktionsstörung entspricht.

Für die Therapie von Sexualstörungen sind immer auch soziale Faktoren einzubeziehen, die das frühe Erleben von Frauen bestimmen. Eine für Frauen oft schwierige Situation ist die unterschiedliche geschlechtsspezifische Wertung von Sexualität. In der Erziehung müssen Jungen viel eher auf Zärtlichkeiten verzichten, sie werden eher zur Ablehnung von körperlicher Nähe und zur Unterdrückung ihrer diesbezüglichen Bedürfnisse erzogen, um dem gängigen Bild von Männlichkeit zu genügen. Dieser häufig geforderte Verzicht auf Zärtlichkeit kann später zu deren Ablehnung und damit zu Konflikten mit Frauen führen, die eher an Zärtlichkeit gewöhnt sind und sie erwarten. Unfreiwilliger Verzicht führt immer zu einer mehr oder weniger unbewußten Aggressivität.
Für das männliche Denken hat Sexualität zudem häufig etwas mit Leistung zu tun, weil sie mit Potenz, Fähigkeit und Macht verbunden wird. Hinter der Gewalt gegen Frauen stehen angeblich unbewußte Zweifel an der eigenen Männlichkeit, die durch die Gewaltausübung beseitigt werden sollen. Die zugrundeliegende gestörte Identitätsentwicklung ist offenbar ein weit verbreitetes Phänomen, denn in jeder dritten Ehe werden Gewalttaten und Mißhandlungen ausgeübt.[21] Eine solche Vorstellung setzt voraus, daß das Bild von Männlichkeit in unserer Kultur wirklicher Männlichkeit entspricht. Es entspricht aber nur dem Spaltungsprodukt Männlichkeit, also keinem tatsächlichen Wert, dessen Entwicklung zu einer echten Identität führen könnte. Im Gegenteil führt Gewalt gegen Frauen dazu, daß lediglich das Bild von Männlichkeit bestätigt wird, also das Spaltprodukt Mann. Damit ist Gewalt gegen Frauen in hohem Maße auch schädlich für die Selbstentwicklung und Identitätsentwicklung des Mannes. Die Entwicklung menschlicher Fähigkeiten, wie die Fähigkeit zu Schwäche, Abhängigkeit, Wärme, Verantwortlichkeit und Zärtlichkeit beispielsweise wäre heilsam und könnte endlich das Zerrbild von Männlichkeit in unserer Kultur hinterfragen.
Zudem ist Sexualität beim Manne auf ein einziges Organ reduziert. So zeigt auch die Pornographie deutlich, daß Sexualität – denn damit hat Pornographie ja angeblich etwas zu tun – nur als vom übrigen Erleben abgespaltene Erregung des genitalen Partialobjektes Penis verstanden wird und zum Abarbeiten isolierter genitaler Regungen dient. Mit

Zärtlichkeit, Körperlichkeit, Nähe, Genuß oder gar Liebe hat das nichts zu tun, wohl aber sehr viel mit Spaltung, Gewalt und Aggressivität. Aber eigentlich steht der gesamte Körper als Lustquelle zur Verfügung – eine bedauerliche Verarmung von Gefühlsqualitäten, die jedoch unbewußt bleibt.

Für die Frau hat Sexualität etwas mit Zärtlichkeit und Sicherheit zu tun, auch mit Beziehung und Verantwortung, die sie ganz konkret übernimmt, wenn sie wie üblich für die Verhütung sorgen muß. Sie umfaßt also sehr viel mehr Bereiche. Beziehungsarbeit zu leisten gilt als Frauensache, dazu werden schon kleine Mädchen erzogen. Aber das kann auch heißen, im Dienste des Partners zu stehen und vieles für die Beziehung in Kauf zu nehmen, was wiederum die Sexualität beeinträchtigen kann. So werden etwa die ohne weiteres vermeidbaren Urinflecken neben dem Klo und die gelben Flecken in der Unterhose zum Prüfstein mancher Partnerschaft. Ekel und Ablehnung von körperlicher Nähe können durch mangelnde Sauberkeit bedingt sein. Außerdem fühlt sich die Frau degradiert, wenn sie diese so leicht vermeidbaren Ausscheidungen beseitigen muß. Bewußt oder unbewußt entstehen damit Aggressionen, die wiederum unterdrückt oder auch einmal durch übersteigertes Reinlichkeitsbedürfnis kompensiert werden, das seinerseits Ungemütlichkeit verbreitet – eine wohlbekannte Aggressionsform von Frauen, die aber immer noch gesünder ist als Autoaggressivität. Viel ist die Rede von belastenden Ereignissen, von Traumen, von »life events« und deren Auswirkungen für das sexuelle Erleben. Über die ganz banalen Ursachen wie Ekel und Demütigung, die uns unerheblich erscheinen, aber in der täglichen Wiederholung zum ernsthaften Störfaktor für Beziehungen und Sexualität werden können, wird wenig geredet, nicht einmal in Paartherapien, und noch weniger geschrieben. Aber sie kommen nicht selten in der Therapie zutage, wenn Frauen einmal bereit sind, über ihre alltäglichen demütigenden Erfahrungen zu reden. Und sie spielen neben Zwang, Gewalt, Alkohol, Vernachlässigung und Untreue eine nicht zu vernachlässigende Rolle als Ursache sogenannter »Sexualstörungen« bei Frauen.

Sexualität wird oft mit Genitalität verwechselt, also auf die Geschlechtsorgane und oft auch auf mechanisches Abarbeiten eingeschränkt. Prostitution, Pornographie und Perversionen weisen deutlich auf diese Sichtweise hin. Damit ist eigentlich unsere gesamte Sexualität, so wie sie in unserer Kultur verstanden und praktiziert wird, eine Sexualstörung. Wir sehen wenig davon, was sie als spezifisch menschliche Fähigkeit bedeutet, und das erschwert die Therapie durchaus. In der eigentlichen Vielfalt ihrer Bedeutung meint sie das Erfassen des ganzen Menschen und ganz verschiedener Gefühlsqualitäten. Hier wird die Störung zum Ausdrucksmittel – gestört ist nicht nur das Verhältnis zur Sexualität, sondern auch zum eigenen Körper und zum Erleben. Gestört ist auch der Umgang mit der Frau – und zwar auch bei Frauen selbst. Und so können uns die Signale der weiblichen Sexualstörungen darauf verweisen, daß vorhandene Bedürfnisse unterdrückt werden – nach Zärtlichkeit und Verständigung, nach Gemeinsamkeit und Lust, nach Anerkennung und Wertschätzung und nach Stolz auf sich selbst und auf die eigenen Fähigkeiten als Frau.

Vergewaltigung

Ein schwerwiegender Problemkreis für Frauen, der im Bereich der Heterosexualität angesiedelt ist, liegt in der Konfrontation mit männlicher Gewalt. Vermutlich hat jede dritte bis vierte Frau Erfahrungen damit gemacht, sei es in der Kindheit mit sexueller Ausbeutung oder im Erwachsenenalter mit Vergewaltigung. Genaue Zahlen gibt es nicht, die Dunkelziffer wird auf das Fünf- bis Zwanzigfache der erfolgten Anzeigen geschätzt. Dabei sind die Vergewaltigungen in der Ehe nicht eingerechnet, da hier nach geltendem Recht nach wie vor kein strafbarer Tatbestand vorliegt.

Die Vergewaltigung in der Ehe ist zudem wenig untersucht, obwohl sie als noch bedrohlicher erlebt werden kann als andere sexuelle Gewalt. Die seelischen Folgen sind noch schwerwiegender, da diese Form der Gewalt die Verletzung einer Vertrauensbeziehung darstellt, die oft die einzige enge Beziehung der betreffenden Frau ist. Sie erlebt sich als zutiefst erniedrigt und gedemütigt, und zwar noch mehr als durch andere körperliche Mißhandlungen.

Außerdem bleibt dem Opfer meist keine Wahl, als weiter mit dem Vergewaltiger zu leben. Dies interpretiert der Täter in der Regel als Akzeptieren seiner Tat, und das macht ihm die Wiederholung leicht. Vergewaltigungen in der Ehe sind Wiederholungstaten.[22]

Die angezeigten Vergewaltigungen außerhalb der Ehe im Bereich der ehemaligen BRD liegen bei etwa 7000 im Jahr. Vergewaltiger sind sehr häufig Männer aus dem Beziehungsfeld der Frau, Freunde und Bekannte, Nachbarn, Arbeitgeber, Kollegen oder Verwandte. Verge-

waltiger sind also sehr selten die fremden, »bösen« oder psychisch abnormen Männer.
Etwa 80 Prozent der Vergewaltigungen waren Einzeltaten, bei 20 Prozent handelte es sich um Gruppenvergewaltigungen. Das ist deshalb von Bedeutung, weil bei Gruppentaten oft besonders brutale Gewalt ausgeübt wird. Wie Untersuchungen zeigen, werden ausschließlich verbale Drohungen nur in knapp 15 Prozent der Fälle angewendet. In den übrigen Fällen erfolgt einfache körperliche Gewalt, das heißt Prügel, Würgen oder Drosseln, Bedrohung mit Pistole, Messer, Rasierklinge, Schere, Beil, zerschlagener Flasche oder ähnlichem, Fesseln mit Gürtel, Strümpfen, Kabeln, Handschellen oder ähnlichem. Verbrennungen, Betäubungsmittel, Bedrohung mit Hunden oder Anfahren mit dem Auto kommen eher selten vor. Auch Mord in Verbindung mit Vergewaltigung ist kein häufiges Verbrechen.[23]
Die unmittelbaren körperlichen und seelischen Folgen für Frauen können der nachfolgenden Tabelle entnommen werden.

Tatfolgen	**n**	**%-Anteil**
Hämatome, Prellungen, Hautrötungen	340	33,8
Kratz-, Schürf-, Platz-, Biß-, Brandwunden	234	23,3
Würgemale	28	2,8
Nasenbeinfraktur	22	2,2
Verletzungen des Genitales	33	3,3
Defloration	14	1,4
Schwangerschaft	16	1,6
Kopf-, Unterleibs-, Rückenschmerzen	45	4,5
Schock und andere psychische Schäden	187	18,5
Sonstiges: Haare ausgerissen, Infektion mit Gonorrhoe, Zahnverlust, Herzanfall, Commotio cerebri (Gehirnerschütterung)	12	1,2
Sachbeschädigung	75	7,4
Gesamtzahl	1006	100,0

Folgen der Vergewaltigung für das Opfer (n = 1006 Einzelangaben)[24]

Vergewaltigung bedeutet, physischer und psychischer übermächtiger Gewalt und Bedrohung ausgesetzt zu sein und der Selbstbestimmung, der Bestimmung über den eigenen Körper, beraubt zu werden. Praktisch immer erleben Frauen dabei Todesangst, unabhängig davon, ob der Täter bekannt oder unbekannt ist. Die völlige Auslieferung und das reale Ohnmachtserleben mobilisiert zudem ohnmächtige Wut, die ihrerseits oft nur schwer erträglich ist. Eine Vergewaltigung ist daher immer ein traumatisches Ereignis, das seelische Folgen hat, unabhängig von der direkten Reaktion der Frau. Hinter scheinbarer Ruhe und Gelassenheit nach der Tat verbirgt sich oft eine abgewehrte, massive Krise, die dann zu Spätfolgen führen kann.
Nicht selten erleben Frauen bei einer Anzeige und nachfolgender Gerichtsverhandlung weitere Traumatisierungen, über die sie in der Therapie berichten. Oft dauert die Befragung zum Tathergang Stunden. Ihr sexuelles Vorleben wird peinlich genau erforscht, wie auch ihr Verhalten dem Täter gegenüber, denn beides spielt für die Beurteilung der Tat offenbar nach wie vor eine Rolle. Und Frauen wird immer noch nahegelegt, sich nicht zu wehren, damit ihnen der Täter nicht noch mehr Verletzungen zufügt. Befolgen sie aber diesen Ratschlag, wird ihnen nicht selten ein Einvernehmen mit dem Täter oder ein Einverständnis mit der Tat unterstellt. Hier zeigt sich massives Mißtrauen gegen vergewaltigte Frauen. Vor Gericht wiederholen sich nicht selten ähnliche Erfahrungen. Zur Überprüfung der Glaubwürdigkeit der Frau als Tatopfer werden nicht ganz selten Psychiater hinzugezogen. Das gibt es bei keiner anderen Straftat. Üblicherweise versuchen Frauen nach einer Vergewaltigung, das ganze Ereignis möglichst schnell zu verdrängen und zu vergessen. Über Demütigungen und Verletzungen ausführlich berichten zu müssen ist belastend und erneut demütigend. Und noch zusätzlich das Mißtrauen der Verhörenden zu ertragen ist für viele Frauen psychisch kaum mehr möglich. So wird nur ein kleiner Teil der Gewalttaten überhaupt angezeigt, etwa 70% davon innerhalb eines Tages, der überwiegende Rest innerhalb einer Woche.
Psychosomatische Folgen einer Vergewaltigung sind sehr häufig Schlaf- und Appetitlosigkeit. Sehr oft haben die Frauen Angst vor Ansteckung mit einer Geschlechtskrankheit, insbesondere vor AIDS, aber auch vor einer Schwangerschaft. Fast immer treten Angstzustände als Folge des Ohnmachtserlebens auf, bei dem Selbstbestimmung und Selbstkontrolle so spürbar gewaltsam enteignet wurden.
Als Spätfolgen stellen sich praktisch immer Ängste ein, die bis zur Isolierung führen können. Oft wird das Selbstwertgefühl beeinträch-

tigt, zumal wenn, wie immer wieder berichtet wird, Eltern oder Ehemänner mit Vorwürfen oder gar aggressiv auf die vergewaltigte Frau reagieren, etwa mit der Bemerkung: »Wie konntest Du mir das antun...« oder, wie eine neunzehnjährige Frau berichtet: »Die erste Reaktion meines Vaters war: nur Ärger mit den Kindern. Das hat mir natürlich den Rest gegeben.« Nicht selten stellt sich das Gefühl ein, physisch wie psychisch beschmutzt, entwertet und nicht mehr »ganz« zu sein. Bei dafür prädisponierten Frauen ist auch die Entwicklung von Zwangsneurosen zu beobachten; insbesondere Wasch- und Reinigungszwänge sollen die Angst beziehungsweise die oft unbewußt bleibende, massive Aggresivität bannen. Als Folge der Gewalttat können auch Depressionen auftreten. Der Zusammenhang mit der Vergewaltigung ist dann meist nicht mehr nachzuweisen, weil die Spätfolgen erst mit einiger Latenz auftreten, nachdem die Frau vergeblich versucht hat, zu vergessen und zu verdrängen.

Vergewaltigungsversuche können ganz harmlos beginnen, die betroffene Frau muß nicht einmal Verdacht schöpfen, besonders wenn es sich um Männer aus dem näheren Umkreis handelt.

Eine Vergewaltigung hat immer schwerwiegende, tief eingreifende Folgen, die sehr lange nachwirken. Die Therapie ist daher nicht einfach, besonders wenn zusätzlich schädigende therapeutische Vorerfahrungen gemacht wurden, über die auffallend viele Frauen berichten. Nach wie vor erleben sie, daß ihnen unterstellt wird, sie hätten es doch irgendwie gewollt, provoziert oder vielleicht sogar genossen. Die noch heute bei Therapeuten und Laien gängige Meinung, daß Frauen insgeheim Vergewaltigungen wünschen, dient der Rechtfertigung der Gewalttat und ist eine rein männliche Phantasie. Sie hat nichts mit der Lebenswirklichkeit von Frauen zu tun. Vergewaltigungsphantasien bei Frauen, die es durchaus gibt, werden immer von der Frau selbst gesteuert und kontrolliert, es entsteht dabei niemals ein Auslieferungsgefühl, und vor allem sind sie niemals von der geschilderten Todesangst begleitet – außer bei Frauen mit realen Vergewaltigungserfahrungen. Durch solche Unterstellungen werden in einer Therapie die stets vorhandenen Scham- und Schuldgefühle bestätigt und verstärkt, statt sie zu bearbeiten.

Viele Frauen berichten auch, daß ihnen Verhaltenstherapie gegen die Angst zugemutet wurde. Dieses Vorgehen ist äußerst gefährlich, denn Angst ist unsere wichtigste Schutzfunktion, es ist wichtig, daß Frauen Angst haben, um sich zu schützen. Dort, wo die Angst zu stark ist und das Leben beeinträchtigt, hat sie etwas mit früheren, beängstigenden

Gewalt- oder Ohnmachtserfahrungen zu tun, die in der Therapie bearbeitet werden müssen. Tatsächlich wurden viele der später vergewaltigten Frauen in ihrer Kindheit sexuell ausgebeutet. In der Therapie muß die Angst überprüft werden, die Realangst muß bestätigt werden, aber von alten Ängsten aus früheren Gewalt- und Ohnmachtserfahrungen unterschieden werden. Diese können in einer Therapie deutlich gemacht und bearbeitet werden.

Auch ein lockerer Umgang mit den Vergewaltigungsfolgen ist nicht selten. So berichtete eine achtundzwanzigjährige Frau, die mit neunzehn Jahren vergewaltigt worden war: »Man schickte mich zu einem Psychologen, der angeblich sehr gut sein sollte. Dem erzählte ich die Sache und die Auswirkungen. Er meinte ganz trocken, ich sollte mich nicht so anstellen, im Krieg sind laufend Frauen vergewaltigt worden, das wäre ja wohl auch meine Schwierigkeit in der Sexualität. Im ersten Moment glaubte ich das auch noch, weil ich annahm, die Psychotherapeuten müßten es ja wissen. Erst heute, neun Jahre später, nach zwei Jahren Psychoanalyse, aber nicht bei diesem Psychologen, sind meine Ängste in dieser Richtung einigermaßen abgebaut...« Das ist kein Einzelfall.

Immer geht es in der Therapie auch um die massive Wut, die oft hinter den Schuld- und Schamgefühlen und den Ängsten verborgen ist und sich meist autoaggressiv in der Ablehnung des eigenen Körpers als schmutzig und entwürdigt bis hin zu Suizidversuchen und in der seelischen Verstörung äußert. Diese massive Aggressivität wird ihrerseits als beängstigend erlebt, weil sie wegen ihrer Triebstärke nicht mehr steuerbar erscheint. Das eigentliche Ziel der Aggressionen ist der Gewalttäter, das sollte in einer Therapie deutlich werden, und nicht die eigene Person, die schon genug geschädigt wurde. Konstruktive Wut muß in Selbstschutzmaßnahmen umgesetzt werden, die meist vorhandene Aggressionshemmung sollte aufgespürt und bearbeitet werden. Frauen lassen sich eher selbst verletzen und schädigen, sie haben meistens nicht gelernt, sich angemessen zu wehren; die spielerische Auseinandersetzung in der Kindheit wurde nicht geübt, da Mädchen selten raufen. Sexuell ausgebeutete Frauen sind besonders gefährdet, weil sie gelernt haben, alles mit sich geschehen zu lassen und einfach aus der Realität auszusteigen. Das tun sie in vergleichbaren Situationen auch wieder, sie sind oft nicht imstande, sich zu wehren, weil sie ihren Körper, wie damals in der Kindheit, aus einer Art von Selbstschutz heraus verlassen haben, um seelisch zu überleben. Oft bemerkt die erwachsene Frau hinterher mit Entsetzen, wie die Folge eine völlige Wehrlosigkeit ist, die zur Selbstaufgabe führt. »Es war, als ob ich in der Nähe stand und einfach zusah, ich konnte nichts machen und beschäftigte mich deshalb mit ganz anderen Gedanken. Ich bin entsetzt, daß ich mich wieder so im Stich gelassen habe, es macht mich ganz hilflos, und es macht mir große Angst«, berichtete eine Frau. Zudem wird dieses nicht steuerbare Verhalten des Realitätsverlusts bei Anzeigen oder in Verhandlungen oft als Zustimmung zur Gewalttat gedeutet.

Im übrigen sind Frauen auch sonst Gewalterfahrungen und Verletzungen ihrer Intimsphäre ausgesetzt: seelischer Gewalt beim Anhörenmüssen von erniedrigenden und demütigenden sogenannten Witzen und Zoten über Frauen, körperlicher Gewalt auch dann, wenn sie Übergriffe am Arbeitsplatz oder ganz gewöhnliche »Anmache« erleben. Außerdem bekommen sie noch zu hören, das sei ja ganz harmlos oder gar nett gemeint. Aus Angst vor körperlicher Unterlegenheit, beruflichen Nachteilen und zusätzlicher Abwertung als »Spaßverderber« oder »zickig« und damit vor Ausgrenzung setzen sie sich oft nicht ausreichend zur Wehr und lassen die Übergriffe geschehen. In solchen Situationen entstehen in jedem Fall bewußt oder unbewußt Schamgefühle, Angst und Wut, die als Affekt aus den bereits geschilderten Gründen nicht zum Handeln genutzt werden kann und daher unterdrückt wird. Die dabei zurückbleibende Affektenergie kann auf Dauer schädlich im psychosomatischen Sinne wirken, da sie meist autoaggressiv verarbeitet wird.

Frauen und Medikamente

Wenn es um Gesundheitsstörungen von Frauen geht, spielen Medikamente eine wichtige, ja herausragende Rolle.
Bis zum Alter von zwölf Jahren erhalten Mädchen und Jungen etwa gleich viele Medikamente. Anschließend werden Mädchen und Frauen jedoch weit häufiger ärztlich behandelt als Jungen und Männer, und sie bekommen weit mehr Medikamente verordnet. Was geschieht da rund um den Pubertätsbeginn mit der Gesundheit der Frau?

Beispiel Schmerzmittel

Alter	männlich	weiblich
Säuglinge	290.000	270.000
1 – 5 Jr	1 230.000	1 075.000
5 – 12 Jr	1 120.000	1 025.000
12 – 20 Jr	985.000	1 160.000
20 – 40 Jr	2 640.000	4 050.000
40 – 60 Jr	4 780.000	7 390.000

Anzahl der Verordnungen pro Jahr (1982/83)[25]

Sind die Frauen nun plötzlich kränker als gleichaltrige Männer? Mit der Menarche erleben Mädchen sehr häufig Einschränkungen, sie sind mehr ans Haus gebunden, bekommen mehr Pflichten und weniger Freiheiten. Die Zeit des ersten »Unwohlseins«, verbunden mit den normalen zyklischen Schwankungen des Befindens, wird häufig zum ersten, nicht krankheitsbedingten Anlaß für einen Arztbesuch. Die Antwort auf die »Schwächezustände« ist das Arzneimittel. Damit erhalten junge Frauen das Signal, daß ihre zyklisch bedingten Befindlichkeitsschwankungen behandlungsbedürftig seien. Behandelt werden aber nur Krankheiten – also scheint es sich dabei um eine Krankheit zu handeln. Der Mythos von der Krankheit »Frau« ist nun installiert, und damit beginnt ein Teufelskreis. Der Mythos bestimmt den Inhalt des vermeintlichen Wissens, das Wissen verstärkt den Mythos.

Ein weiteres Signal kommt von der Zellstoffindustrie: Nur mit Hilfe des Tampons oder der Monatsbinde ist die Frau nicht »behindert« durch die Menstruation, sondern so frei, als ob sie keine Menstruation hätte. Auch die »Tage zwischen den Tagen« machen die Benutzung von Zellstoffprodukten anscheinend erforderlich – Frauen können sich nur mit diesen Hilfsmitteln ungehindert und unbefangen bewegen. Solche Signale wirken natürlich auf das weibliche Selbstverständnis ein: Ohne Medikamente und Zellstoffprodukte sind sie den Belastungen des Alltags nicht gewachsen. Die Botschaft lautet: Frausein ist Schwäche und Behinderung.

Die Pillen...
die alten verzieren ihre Teller
mit farbigen Tabletten,
Schmuckstückmedikamente.
Ich will jetzt lügen, sagen
Nein, nein, ich nehme gar nichts.
Ich bin zu jung für alles.
(Gabriele Wohmann)[26]

Bei vergleichbaren Unpäßlichkeiten von jungen Männern wird diesen geraten, mehr Sport zu treiben, beispielsweise einem Sportverein beizutreten, Gymnastik zu machen und sich gesund zu ernähren. Medikamente werden lediglich an Jungen verschrieben, die stiller sind, verträumt oder nachdenklich, denn sie erfüllen nicht die Erwartung, sich sportlich, laut und aggressiv zu verhalten. Dahinter steht offenbar die Angst vor Verweichlichung, die sich einstellt, wenn ein Junge nicht dem stereotypen Männlichkeitsbild genügt. Hier wird Druck auch auf die männliche Entwicklung ausgeübt, der auf ein Männlichkeitsbild abzielt, das der Realität von Männern nicht entsprechen kann. Jungen Männern werden zudem eher anregende und aktivierende Medikamente verschrieben, auch hier ahnen wir die Wirkungen der Spaltung.
Besonders psychische oder psychosomatische Erkrankungen scheinen seuchenartig unter den erwachsenen Frauen um sich zu greifen. Es werden

26 Prozent mehr Neurosen
46 Prozent mehr Schlafstörungen
100 Prozent mehr Migräne
und 300 Prozent mehr Verstopfungen

als bei gleichaltrigen Männern diagnostiziert.[27]
Um das Ausmaß deutlich zu machen: Für 9,5 Millionen Frauen im Alter zwischen 20 und 65 werden jährlich 20 Millionen Diagnosen gestellt. Also entfallen auf jede Frau mindestens zwei Diagnosen. Diese verteilen sich auf:

6,1 Mio Neurosen
3,0 Mio Migräne
3,0 Mio Schlafstörungen
2,7 Mio Kopfschmerzen
1,8 Mio Depressionen
1,7 Mio Psychosen
1,1 Mio Nervosität/Schwäche[28]

Diese Störungen müssen nun behandelt werden. Frauen erhalten eher eine Dämpfung mit Schlaf-, Beruhigungs- und Schmerzmitteln. Sie erhalten sogar 80 Prozent mehr Herz-Kreislauf-Medikamente, obwohl ihre Erkrankungshäufigkeit vor dem Klimakterium weit unter der von gleichaltrigen Männern liegt und erst bis zum achtzigsten Lebensjahr auf deren Niveau ansteigt.
Hormone für alle Lebenslagen werden in unvorstellbaren Mengen an Frauen verabreicht; ein Vergleich mit gleichaltrigen Männern ist hier nicht möglich, da deren Hormonstatus weder untersucht noch als behandlungsbedürftig eingestuft wird.
Eine Steigerung erfährt die Medikamentenmenge noch einmal nach dem vierzigsten Lebensjahr. In dieser Altersgruppe werden mehr psychische und psychosomatische Krankheiten denn je diagnostiziert, und die Krankheitskosten für Frauen steigen weiter an. Allerdings ist ein deutlicher Rückgang von Arzneimittelverordnungen bei über neunzigjährigen Frauen zu beobachten, während bei gleichaltrigen Männern die Verschreibungen weiter zunehmen.[29]
Viele Medikamente erzeugen eine Abhängigkeit, sie führen in die Suchtkrankheit. Frauen sind an der Alkoholsucht mit 30 Prozent beteiligt, bei der Medikamentenabhängigkeit sind jedoch von 500.000 Abhängigen 350.000 Frauen, also 70 Prozent. Hier finden wir also eine Erkrankung, die tatsächlich Frauen viel häufiger betrifft, wobei 70 Prozent aller Psychopharmaka an Frauen verschrieben werden. In der Folge wird oft eine Suchtbehandlung notwendig, die die Behandlungskosten steigert und den Eindruck von der »kränklichen« Frau scheinbar bestätigt.
Zu den geschlechtsspezifischen Besonderheiten des Erlebens von Frauen gehört wohl auch, daß 90 Prozent der Männer sich von ihren suchtkranken Frauen trennen, jedoch nur 10 Prozent Frauen von ihren abhängigen Männern.[30]
Es ist für die Gesundheit von Frauen wichtig, solche Fakten kritisch zu betrachten. Frauen nehmen oft kritiklos die verschriebenen Medikamente ein, weil sie sich nicht informieren. Es scheint einfacher, die Verantwortung für die eigene Gesundheit an ein Medizinsystem abzugeben, das bereitwillig solche Angebote macht. Es wäre wichtig, eine andere Einstellung zur eigenen Gesundheit zu suchen und Gesundheit wieder zu einem Körpererleben zu machen, das unabhängig ist von der Bestätigung durch Autoritäten. Eine verbesserte Wahrnehmungsfähigkeit, mehr Sensibilität und größeres »Körper-Selbst-Vertrauen« könnten auch dazu befähigen, die Körpersprache besser zu verstehen

und auf tatsächliche Krankheitssignale eher, sensibler und damit gezielter zu reagieren. Wenn Gesundheitssignale nicht mehr verstanden werden – wie sollen Krankheitssignale davon unterschieden und ernstgenommen werden? Es wäre ein wichtiger, zu besserer Lebensqualität führender Schritt, wieder mehr Eigenverantwortung für die eigene Gesundheit zu übernehmen. Zudem heilen viele Medikamente nicht, sondern sie behandeln und unterdrücken nur Symptome.

»Compliance« wird die kritiklose Befolgung ärztlicher Verordnungen genannt. Non-Compliance ist die mangelnde Mitarbeit, die hier, kritisch und verantwortungsbewußt eingesetzt, durchaus als Schutzmöglichkeit für die eigene Gesundheit verstanden werden kann.

4 Schwangerschaft und Geburt

Konfliktfeld Schwangerschaft

Fruchtbarkeit – Fortpflanzung – Reproduktion – Generativität – schon bei der Wortwahl für dieses Erlebensfeld der Frau wird es schwierig, für ihre Erfahrungen und Fähigkeiten eine angemessene Bezeichnung zu finden. Denn Schwangerschaft bezeichnet ja nur den Zeitraum, in dem Frau und Kind noch nicht getrennt sind und eine körperliche Einheit bilden.

Was bedeutet eigentlich das Wort Schwangerschaft? Schwanger[1] heißt eigentlich schwerfällig, schwer, langsam, träge. Hier wird ein für die Frau und letztlich für den Fortbestand der Menschheit wichtiger Zustand durch das äußere, negativ beschriebene Bild der Frau in der Spätschwangerschaft bezeichnet. Nichts von der Ruhe, Schönheit, Würde und der lebendigen Fülle, die dieses Bild kennzeichnen, fließt hier ein. Das Wort schwanger gibt es noch in der Zusammensetzung »unglücks-« oder »unheilschwanger«. »Glücks-« oder »freudeschwanger« gibt es nicht. Auch dieses Wort ist also durch negative Assoziation belastet.

Und wie wird eine Frau schwanger – denn schwanger werden ist ein *passiver* Vorgang – wer schwängert sie also aktiv? Für die »Zeugung« gibt es nur ein *aktives* Wort, nämlich zeugen. Es bezeichnet ebenso wie das Wort »befruchten« die Tätigkeit des Mannes. Der Mann befruchtet, die Frau wird befruchtet, es wird ihr »ein Kind gemacht«. Sprachlich gesehen handelt es sich also um ein passives Geschehen. Die einzige »aktive« Tätigkeit der Frau besteht im »Empfangen« – und auch das ist ein Wort von passiver Bedeutung, denn es heißt hinnehmen, geschehen lassen, machen lassen und aufnehmen. Es enthält keine aktiven, lebendigen Handlungsanteile und weckt Assoziationen von unbeteiligt, stumpf, leblos, nur als Gefäß vorhanden, das entgegennimmt. Dies entspricht keineswegs der Lebenswirklichkeit von Frauen.

Auch die völlig unrichtige Bezeichnung des sogenannten »Samens« weckt Assoziationen, die nichts mit der Wirklichkeit zu tun haben. Der Samen einer Pflanze enthält in sich die gesamte Erbanlage, er ist also dem befruchteten Ei vergleichbar. Er wird in die Erde gesät, und aus ihm entsteht die vollständige neue Pflanze, wie aus dem befruchteten

Ei der gesamte Mensch entsteht. Wäre die Analogie durchdacht, müßte das befruchtete Ei Samen genannt werden.
Die Erde ist für die Pflanze nur passiver Nährboden. Bei Mensch und Tier entspricht eine solche Wortwahl nicht der Realität. Dennoch werde ich in Ermangelung anderer Bezeichnungen die gängigen Worte mit erheblichen Vorbehalten benutzen.
Die Aktivität des Mannes ist zwar vordergründig sichtbarer und auffälliger, aber das Ausstoßen der Spermien ist der einzige aktive Vorgang, den der Mann zur Fortpflanzung beiträgt. Denn schon die Suchwanderung der Spermienzellen wird nur durch sehr eindrückliche, aktive Vorgänge im Körper der Frau möglich.[2] Zwar haben die Spermien auch eine Eigenbeweglichkeit, sie ist jedoch von verschiedenen Aktivitäten des weiblichen Körpers abhängig, die wir uns im einzelnen ansehen wollen.
Die 200 bis 500 Millionen Spermien können im sauren Milieu der Scheide, das sich als Schutz vor Infektionen dort bildet, nicht überleben. Ein alkalisches Sekret, ein in der Gebärmutter und im Gebärmutterhals gebildeter Schleim, ermöglicht das Weiterleben, den Weitertransport und die Ernährung der Spermien. Dieser Schleim wird unter Hormoneinfluß um die Zeit des Eisprungs gebildet. Die Gebärmutter befördert dann durch ihre Kontraktionen, also aktive Bewegungen, die Spermien bis zu den Eileitern, die ihrerseits durch gezielte Bewegungen und durch einen Flüssigkeitsstrom das Erreichen der Eizelle möglich machen. Das alles sind aktive Vorgänge, ohne die das Entstehen des neuen Lebewesens nicht möglich wäre. Außerdem wird in der Gebärmutter und in den Eileitern das Sperma aktiviert, dieser Vorgang heißt »Kapazitation«. Ohne diesen Prozeß könnte kein Spermium in die Eihülle gelangen und keine Verschmelzung der Kerne stattfinden. Erst kapazitierte Spermien sind befruchtungsfähig. Es ist inzwischen bekannt, daß erst die Sekrete der Frau, vor allen Dingen die Follikelflüssigkeit, also die Flüssigkeit aus den Eibläschen, die Spermien befruchtungsfähig machen. In der Folge steigen Stoffwechsel, Sauerstoffverbrauch und Beweglichkeit der Spermien an, die »Befruchtung« wird möglich. Die Eizelle bewirkt auch, daß nur ein einziges Spermium eindringen kann (Zonareaktion), sie steuert so den Vorgang der Befruchtung.
Das Ei seinerseits löst sich nun von den Eierstöcken und wandert den Eileiter hinunter, der es durch Kontraktionen und Sekrete befördert. Dann kann sich das befruchtete Ei in der Gebärmutterschleimhaut einnisten. Es wird nicht abgestoßen, weil sich offenbar eine neutrale Zellschicht zwischen dem körperfremden Gewebe des Embryos und

der Gebärmutterschleimhaut bildet, das Zellkerne und Zellplasma beider enthält. Hier werden möglicherweise auch immunsuppressive Substanzen gebildet, die die Abstoßung verhindern – ein noch nicht genau erforschter Vorgang, der aber die Forschung in der Transplantationsmedizin weiterbringen könnte, weil er die Abstoßung von fremdem Gewebe verhindert.

Anschließend bildet sich die Plazenta, der Mutterkuchen, die für die Versorgung des Embryos mit Nahrung und Sauerstoff zuständig ist. Sie ist ein besonderes Organ, denn sie bildet sich ganz neu und übt die Funktion vieler Organe aus, die der Embryo erst ausbilden muß, beispielsweise von Lunge und Leber und dem gesamten Verdauungstrakt. Sie ist das eigentliche Organ der Symbiose. In ihr sind mütterliche und kindliche Zellen vereint, ohne sich gegenseitig zu zerstören. Die Plazenta zeigt aber auch, daß Symbiose ein Zustand ist, der nur zeitbegrenzt und zweckbestimmt andauern kann und sich dann überlebt, wenn beide getrennt sind und ihr eigenes Leben führen. Sie ist also ein Symbol von menschlicher Nähe und Abhängigkeit, aber auch der Notwendigkeit von Weiterentwicklung und Trennung.

Die Plazenta ist zudem ein hormonbildendes Organ. Die Schwangerschaft läuft regelhaft nur dann ab, wenn in ausreichendem Maße Hormone gebildet werden. Die Plazenta begrenzt damit auch die Dauer der Schwangerschaft.

Im seelischen Bereich wird in der psychoanalytischen Theoriebildung, äußerst verkürzt dargestellt, die seelische Bedeutung der Schwangerschaft als Kompensation der Penislosigkeit und das Kind als Penisersatz gesehen. »Nur wenn es dem Mädchen möglich ist, den Penisneid aufzugeben und durch den Wunsch nach einem Kind zu ersetzen, ist die Voraussetzung für eine befriedigende weibliche Identitätsfindung gegeben.«[3] Das soll offenbar heißen, daß die Schwangerschaft für die Weiterentwicklung der Frau notwendig ist, ohne Schwangerschaft ist sie anscheinend ein unfertiges Wesen. Damit werden Frauen, die aus ganz unterschiedlichen Gründen nicht Mutter werden, von einer seelischen Weiterentwicklung ausgeschlossen: »Die Möglichkeit, ein Kind zu gebären … bildet einen gewissen Abschluß der Identitätsfindung der weiblichen Persönlichkeit.« »Von der eigenen psychosexuellen Entwicklung der werdenden Mutter hängt der Erfolg oder das Gelingen der Übernahme der Mutterrolle ab. Sie muß als Mädchen den sogenannten Penisneid überwinden …«[4]

Wir finden in solchen und vielen anderen, endlos perpetuierten »maskulinistischen« Überlegungen den Penis als einzig erstrebenswertes

Geschlechtsorgan und daher den Penisneid als gegeben dargestellt. Und nur durch seine Leistung, die sogenannte Zeugung, entwickelt sich die Frau weiter. Alle diese reduzierenden Vorstellungen gehen auf Freud zurück: »Das Mädchen gleitet … vom Penis auf das Kind hinüber …« »Die beiden Wünsche nach dem Besitz eines Penis und eines Kindes bleiben im Unbewußten stark besetzt erhalten und helfen dazu, das weibliche Wesen für seine spätere geschlechtliche Rolle bereit zu machen.«[5]

Was bedeutet eine Schwangerschaft *wirklich* für die Frau selbst, für ihr Gefühl und ihr seelisches Erleben?

Jeder Mensch ist von einer Mutter geboren, eine an sich selbstverständliche und fast banale Tatsache. Jeder Mensch hat eine Mutter, die eine Mutter hatte, die aus einer Mutter kam – eine endlose Lebenskette bis hin zu einer hypothetischen »Urmutter«, mit der das menschliche Leben begann. Diese »Urmutter« spukt als bedrohliche und beängstigende Gestalt durch die psychoanalytische Literatur und beeinflußt noch immer unser Bild von der Mutter. Jedenfalls entsteht damit eine unendliche Kette, eine Lebenskette, in der jede Frau verbunden ist mit den Frauen, die vor ihr waren.

In ihrem Gedicht »Mütter und Töchter« beschreibt Ina Seidel (1885-1974) das so:

Mütter und Töchter

Einst kommst du, mein Kind, vom Leibe los
und er sinkt zurück in meinen Schoß.

Weil ich auch dann hingesunken bin.
Meiner Mutter Leib nahm mich dahin,

die mit dir und mir in Fleisch und Blut
eingegangen in die Ahnin ruht.

Erdig und verwittert, Leib in Leib,
Wipfel sank zur Wurzel, Weib in Weib. –

Ob sich hinter dir die Türe schließt?
Ob aus dir einst keine Tochter sprießt?

Qual und Seligkeit hört auf zu wandern,
Erde, ruhn wir, eine in der andern.

…

Grafisch können wir uns diese biologische Lebenskette so vorstellen:

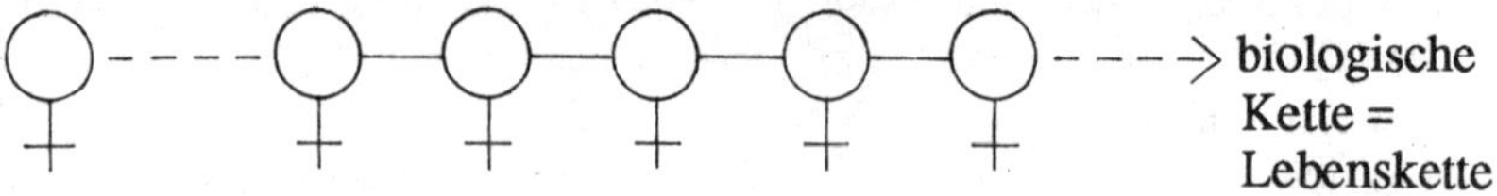

Dies ist eine in ihrer Kontinuität eigentlich unzerstörbare Folge. Sie kann als persönliche Kette verstanden werden, aber auch als überpersönliches, alle Frauen einbindendes Phänomen.
Die Väter, Brüder und Söhne können dabei, weil ihnen die Fähigkeit des direkten Weitergebens von Leben mit dem eigenen Körper fehlt, in der Lebenskette als Seitenzweige dargestellt werden:

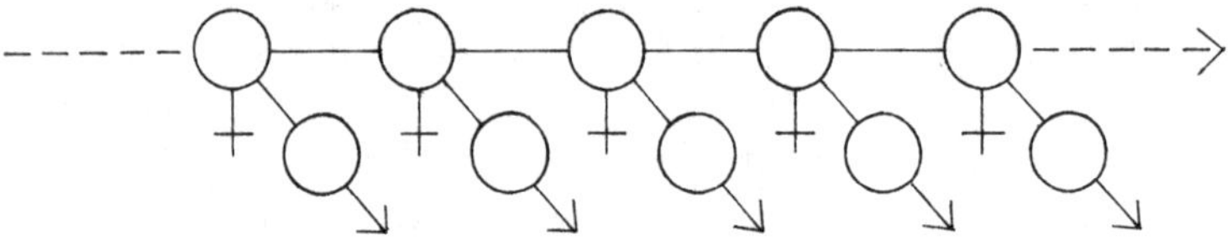

Diese haben ihrerseits als Reaktion auf dieses Faktum enge Verbindungen untereinander geknüpft durch die Weitergabe von Namen, Besitz, früher auch Macht, Titel oder Beruf vom Vater auf den Sohn. Der Sohn ist der bevorzugte Erbe, der »Stammhalter«, seine Geburt ist daher erwünschter als die einer Tochter, denn er hält die Scheinkontinuität aufrecht.
So entstand eine zweite, eine »soziale« Kette, die durch gesetzliche Regelungen und Rechte konstituiert wurde. Diese ist nach außen hin zur sichtbaren Kontinuität in unserer Kultur geworden – Frauen hängen nur noch als Seitenzweige daran. Damit geht das Gefühl für die eigene, natürliche Kontinuität verloren. Frauen gehören zur Familie des Mannes und nicht mehr zur eigenen Familie. Die Beziehungen zwischen Frauen wurden verdünnt, und gerade die Beziehungen zu den Frauen der eigenen Familie verloren zunehmend an Bedeutung. Daraus folgte natürlich auch, daß die Weitergabe des Wissens älterer Frauen an die jüngeren unterblieb, von Wissen, das sich vor allem auf Lebenszusammenhänge, Heilmethoden, Geburtshilfe und Verhütung und damit Geburtenregelung, aber auch auf die Gestaltung von Lebenszusammenhängen bezog. Durch die Verbrennung von sechs bis neun Millionen Frauen als Hexen wurde dieses Wissen zudem nachdrücklich und wohl endgültig vernichtet. Damit war das Feld der Medizin frei für die Professionalisierung und Versachlichung bis hin zur Technisierung und zur Apparatewissenschaft, in der menschliche Lebenszusammen-

hänge nicht mehr als lebensbestimmend und lebenswichtig gesehen werden. Die psychosomatische Medizin hat noch teilweise dieses Erbe übernommen. Aber auch hier besteht zunehmend die Gefahr, daß sie es vernachlässigt, weil sie zur Naturwissenschaft und zur Statistik hin tendiert.
Jedenfalls wurde mit dieser Entwicklung der Zusammenhalt von Frauen weitgehend zerstört. Wir erleben heute schmerzhaft die Folgen, wenn Frauen zu unbarmherzigen Kritikerinnen von anderen Frauen werden und die bisherige Entwicklung verteidigen. Damit zeigen sie ihre Zugehörigkeit und ihre Konformität mit der »sozialen« Kette und ihre Entfremdung von der Lebenskette. Dahinter steht Angst, denn die biologische Lebenskette trägt nicht mehr – Frauen können kaum mehr Sicherheit und Wissen von Frauen erlangen und an andere vermitteln. Besonders schwierig ist die Situation von Müttern und Töchtern geworden, deren Beziehung fast schon regelhaft problematisch und gestört ist. Die soziale Kette sieht also heute, unter dem Einfluß der bisherigen Entwicklung, etwa so aus:

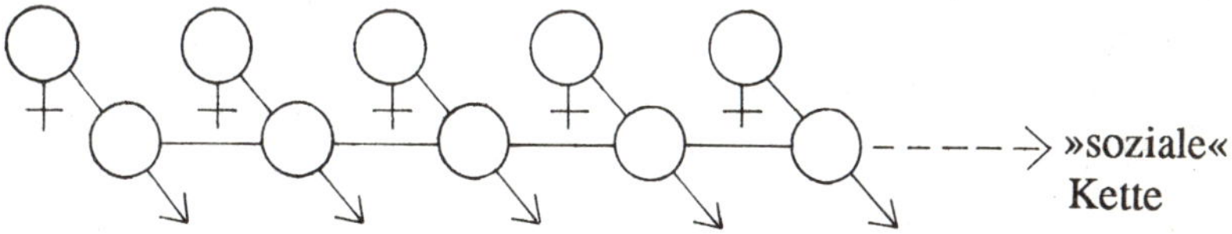

Durch die Isolierung von Frauen, ihre Verweisung auf eheliche und mütterliche Pflichten und durch die Verweigerung von Rechten, beispielsweise auf Erbschaften, Mündigkeit und Selbstbestimmung, auf eigenständige Werte, Wissen und Bildung wurde in den letzten Jahrhunderten die Bindung oder besser das Abhängigkeitsverhältnis zwischen Frauen und Männern sehr gestärkt. Frauen bezogen ihren Wert praktisch ausschließlich über ihre Zugehörigkeit zur sozialen Kette männlicher Verwandter oder Ehemänner. Gleichzeitig wurden durch die technische Entwicklung weitere traditionelle Kontaktmöglichkeiten unter Frauen ausgedünnt, die durch gemeinsame Back- und Waschtage, durch Spinn- und Nähstubenkontakte bestanden. Durch Bildungschancen und Berufstätigkeit der Frau sowie durch ihre wenigstens nach dem Gesetz vorhandene Gleichstellung entstehen langsam wieder mehr Beziehungsmöglichkeiten. Das wird sich für die psychosoziale Entwicklung der Frau und ihr Selbstverständnis und damit für ihre spezifisch weiblichen Gesundheitsstörungen möglicherweise positiv bemerkbar machen – falls nicht die für Frauen und Männer gleichermaßen gefähr-

lichen, krankmachenden Umwelt- und Arbeitsbedingungen das Gegenteil bewirken.
Jedenfalls verleiht das unverlierbare Gefühl von Kontinuität und Zugehörigkeit Sicherheit, es löst aber auch Neid aus. Ohne diesen hätte die – sicherlich teilweise unbewußt erfolgte – Entwicklung der »sozialen« Kette, die mit so viel Mühe und Energie aufrecht erhalten wird, in dieser Form vielleicht nicht stattgefunden.
Jedenfalls wird durch die Bedeutungsreduzierung der Schwangerschaft auf das Austragen der Frucht und durch die Wortwahl für die mit ihr im Zusammenhang stehenden Vorgänge auch die Bedeutung der tragenden Kontinuität der Lebenskette reduziert. Der weibliche Körper wurde durch einseitiges Eherecht und den Verlust des eigenen Namens zum Besitz des Mannes, der sich damit die natürlicherweise nicht vorhandene Sicherheit schaffte, daß seine Nachkommen wirklich »sein eigen Fleisch und Blut« sind. Denn die Mutter steht immer fest, die Vaterschaft ist nie ganz sicher. Aus der biologischen Benachteiligung wurde ein sozialer Vorteil gemacht, ein Zuwachs, ja ein Überschuß an Rechten. Das gemeinsame Kind trägt auch heute, obwohl dies rechtlich anders möglich wäre, praktisch immer den Namen des Vaters, während die Mutter nicht mehr direkt sichtbar ist.

Das Schwangerschaftserleben selbst wird geprägt durch verschiedene Konfliktfelder. Wichtig ist in diesem Zusammenhang die Frage, ob das Kind von der Frau selbst gewollt oder ungewollt ist. Bei gewünschter Schwangerschaft kann es zu einem Gefühl von Wertzuwachs kommen, zum Gefühl der Lebensberechtigung, von Zufuhr von Selbstwertgefühl und zu einer Bewußtseinserweiterung.
Die abgelehnte Schwangerschaft wird zum Konfliktfall, das Kind zum Konfliktträger. Der eigene Körper wird zur Feindin, der Foetus wird als eingedrungener Fremdkörper erlebt, dessen Wachstum die Frau häufig als Inbesitznahme des Körpers, als Entzug von Lebenskraft und Energie erfährt und gegen den sie sich nur ohnmächtig, aber erfolglos auflehnt. Ihr Selbstwertgefühl wird reduziert, sie erlebt sich als Objekt, dem die biologische Funktion eine bedrohliche Niederlage bereitet. Damit können ihre Identität und ihr Gefühl für Integrität und Selbstbestimmung in Gefahr geraten.

Bei allen Frauen kommt es in der Schwangerschaft zu unbewußten und bewußten Schwangerschaftsphantasien, die sich auf verschiedenen Ebenen der seelischen Entwicklung und des Erlebens beschreiben lassen:[6]

1. Alles Leben stammt aus dem Mütterlichen. Das Gefühl, nun selbst Teil davon zu sein und sich mit dem Mütterlichen oder der »Großen Mutter« zu identifizieren, kann auf unbewußter Ebene zu einer Konfrontation mit eigenen Größengefühlen führen. Solche narzißtischen Gefühle sind nicht stabil, sie schlagen schnell in ihr Gegenteil um. So kann die Frau sich in der Identifikation mit dem eigenen Kind selbst als hilfloser, ausgelieferter Embryo fühlen, winzig, nichtig und ohnmächtig. Es kann zu einem sehr belastenden und anstrengenden Wechsel zwischen diesen beiden sehr starken Gefühlen kommen. Seelisch stabilere Frauen fühlen sich als Teil eines natürlichen Ablaufs, getragen von der Erfahrung des Aufgehobenseins in dem sich unendlich wiederholenden Vorgang des Werdens und Vergehens. Das kann eine enorme Bereicherung und Entwicklungsmöglichkeit für Frauen bedeuten.
In dieser Phase spielt der Vater des Kindes oder der Partner keine Rolle, die Frau erscheint unerreichbar – tatsächlich kann sie solche meist unbewußten Erfahrungen auch nicht verbal mitteilen – und sie kann dadurch beängstigend und sehr fremd wirken. Und Ängste tragen, wie wir wissen, zur Mythosbildung bei.
2. Gleichzeitig ist die Frau mit ihrem Kind eine untrennbare Ganzheit und Einheit, von der die gesamte übrige Welt, also auch der Vater des Kindes, ausgeschlossen ist. Die Symbiose zwischen Mutter und Kind wird in dieser Phase spürbar, sie trägt und hält es und trägt und hält dabei gleichzeitig sich selbst. Sie kann dieses Geschehen mit niemandem wirklich teilen, kann es auch nicht selbst kontrollieren und bestimmen. Die Erfahrung der körperlichen Ununterschiedenheit von Mutter und Kind kann von seelisch stabilen Frauen ebenfalls als große Bereicherung und Wertzuwachs erlebt werden, wobei sich die Frau als Trägerin von Leben bewußt wird.[7]
In der Identifikation mit dem eigenen Kind kann sich hier der Vater ebenfalls getragen fühlen – damit können aber gleichzeitig bei ihm Ängste vor dem Fallengelassen-Werden mobilisiert werden.
3. Weitere Phantasien beschäftigen sich mit dem Zusammenhang zwischen dem vollen Bauch bei der Sättigung und dem vollen Bauch bei der Schwangerschaft. Es kann zu einem Gefühl von Angefüllt-Werden und Ausgefüllt-Sein kommen, das je nach der Lebenserfahrung und der Einstellung der schwangeren Frau als angenehm oder als einengend erlebt wird. Das Schwangerschaftserbrechen kann diesen Phantasien und ihrem Erleben entspringen, es kann, psychosomatisch gesehen, auch als der Versuch verstanden werden, sich des Kindes auf diesem

Wege zu entledigen. Daß solche Phantasien weit verbreitet sind, zeigt auch das Wort »Muttermund« für den Eingang der Gebärmutter. Ein Mund nimmt auf – die schwangere Frau hat erlebt, wie das Sperma in sie »hineingefüllt« worden ist, wie sie davon angefüllt wurde und wie sie nun ausgefüllt ist. Diese Phantasien sind schon bewußtseinsnäher. Hier spielt auch die Beziehung zum Vater des Kindes eine Rolle, da er an der Entstehung der Schwangerschaft beteiligt ist.
4. Auf einer weiteren Ebene der Phantasie vom Ausgefülltsein im Sinne von »Verstopfung« kommt es zu Phantasien von Festhalten oder Ausstoßen bis hin zu der unbewußten Angst vor dem »Zerplatzen«. Das Kind kann ebenso auch als Kontrollinstanz erlebt werden, die von außen ins Körperinnere eingedrungen ist.
Der Vater kann hier ebenfalls als kontrollierend erlebt werden, weil das Kind Teil von ihm ist. Es kann aber auch die Phantasie bestehen, daß er Kontrolle über das Kind ausübt, wie folgender Vers zeigt:[8]

»Drillinge im Mutterleib
spielen Skat zum Zeitvertreib.
Plötzlich kracht es in der Spalte –
Karten weg, jetzt kommt der Alte.«

5. Ein Hinweis auf eine andere Ebene der Phantasie ist die Tatsache, daß viele Frauen in der Schwangerschaft Sexualität ablehnen. Das kann natürlich reale Gründe im Verhalten des Mannes und in der Beziehung zu ihm haben. Manchmal verhalten sich Frauen unbewußt aber auch so, als sei der Vater des Kindes ihr eigener Vater. Dahinter können Inzestängste sichtbar werden.
Bisweilen taucht auch die Phantasie auf, daß das Kind den »unanständigen« Geschlechtsverkehr wahrnehmen und die Eltern dabei »erwischen« könnte. Auch dies ist eine Mobilisierung alter Ängste. Dies kann durch einen Witz verdeutlicht werden:[9]
»Zwei Embryos unterhalten sich. Der eine mißlaunig zum anderen: Heute Nacht habe ich wieder schlecht geschlafen. Da kam doch wieder dieser glatzköpfige Typ rein und hat mir ins Gesicht gespuckt.«
Es ist ja nichts Ungewöhnliches, daß die sexuellen Kontakte zwischen den zukünftigen Eltern seltener werden und schließlich ganz aufhören. Oft nennen sie sich auch gegenseitig Papa und Mama und verhalten sich so. Darin spiegelt sich, daß beide möglicherweise das Gleiche erleben, nämlich die Begegnung mit dem andersgeschlechtlichen Elternteil und die Wiederbelebung alter Ängste. Hier wird es also darum

gehen, mit Schuldgefühlen, vielleicht auch mit früheren belastenden Erlebnissen und alten Ängsten anders umgehen zu lernen.

6. Auf einer weiteren Ebene erhält neben der Schwangerschaft auch die Partnerschaft eine besondere, innige Bedeutung. Das werdende Kind kann als etwas Gemeinsames, als Ausdruck des »Wir« aus »Ich« und »Du« erlebt werden. Hier gibt es den Austausch zwischen beiden, die Bereitschaft, einander körperlich wie seelisch teilhaben zu lassen an dem jeweils besonderen Erleben.

Schwangerschaft ist aber immer auch ein Erleben von Grenzen, das von Naturgesetzen gesteuert und primär nicht manipulierbar, sondern nur störbar ist. Schwangerschaft als spezifisch weibliche Erfahrung schließt das unmittelbare Erleben von Naturgesetzen ein, das Akzeptieren des Zeitfaktors etwa, das Erleben der nötigen Geduld, die Erfahrung des Werdens unabhängig vom Tun, das Erleben der Störbarkeit und der Verletzbarkeit alles Wachsenden. Wachstum braucht Zeit, es kann nicht beschleunigt und durch Tun nur gestört werden. Die Wachstumserfahrung ist aber nicht grenzenlos. Wenn die Zeit gekommen ist, führt das Wachstum zu einer Veränderung, nämlich zur Trennung durch die Geburt. Damit endet das intrauterine Wachstum an einer Grenze, die nicht vom Menschen gesetzt und bestimmt ist. Eine neue Form des Lebens folgt, die wiederum nach Naturgesetzen und in Grenzen abläuft. Darin ist zugleich die Erfahrung enthalten, daß das Ende gleichzeitig Neubeginn heißt. Frauen werden durch Schwangerschaft und Geburt immer wieder mit Erfahrungen konfrontiert, die den Werten unserer Kultur, die einseitig den linearen Fortschritt ohne Grenzen aufwertet, entgegengesetzt sind, und dadurch ergeben sich weitere Konflikte.

Aber Schwangerschaft konfrontiert auch mit dem möglichen Tod, die Geburt als »kleiner Tod« ist das unwiderrufliche Ende dieser Schwangerschaft, es wird nie wieder so sein wie vorher. Gedanken an den Tod sind noch heute bei Schwangeren keineswegs ungewöhnlich, obwohl die realen Gefahren heute minimal sind. Auch in dieser Hinsicht spielt die Grenzerfahrung eine Rolle, denn das neue Leben, das die Frau in sich trägt, wird ihr eigenes Leben überdauern. Damit wird sie gleichzeitig mit ihrem eigenen unausweichlichen Ende konfrontiert.

Frauen erfahren in der Schwangerschaft bereichernde Werte, die heute jedoch nicht mehr als Werte gelten. Das Beachten und Annehmen von Grenzen ist natürlich, der Natur entsprechend, sie respektierend. Alles Grenzenlose ist unnatürlich und damit naturfeindlich, aber es dient den

Größenvorstellungen des Machbarkeitswahns, dem unbegrenzten Produktionstrieb und damit der Angstabwehr, daß es etwas gibt, das stärker ist. Grenzen machen Angst, weil sie mit der Endlichkeit konfrontieren. Zudem wird der ursprünglich auf das Lebendige bezogene Wachstumsbegriff, mit dem ja gerade die Schwangere konfrontiert wird, abgespalten, der Begriff wird verfügbar, den Naturgesetzen entzogen und manipulierbar. Der Begriff des Wachstums wird in unserer Kultur auf Unlebendiges angewandt. Dasjenige Wachstum, das uneingeschränkt und grenzenlos gefördert wird, ist das Wachstum des Wohlstandes, des Bruttosozialprodukts, das Wirtschaftswachstum. Vergleichbar grenzenlos ist – war? – das Rüstungswachstum bis zum vielfachen Vernichtungspotential des vorhandenen Lebens. Die Angst vor Grenzen führt in dieser Haltung in die Einbahnstraße, sie führt zur »Endlosschwangerschaft« – wir können nur ahnen, welches Monster da grenzenlos heranwächst. Eine der grundlegenden, prägenden und möglicherweise korrigierenden Erfahrungen der Menschheit spielt in unserer Kultur offenbar keine Rolle mehr, sie ist nicht mehr wertvoll. In der Therapie wird daher die Bearbeitung solcher Konflikte, falls sie überhaupt wahrgenommen werden, schwierig und zweifelhaft.

Die geschilderten Phantasien und Erfahrungen können auf den Verlauf der Schwangerschaft einwirken und zu Störungen führen.
Zuordnungen sind immer mehr oder weniger willkürlich und ungenau, weil sich Lebendiges nicht völlig in Schemata fassen läßt. Aber immerhin liefern sie uns Ansatzpunkte für eine psychosomatische Behandlung, weil wir eher verstehen, welche Konflikte zugrunde liegen oder an welcher Stelle sich Defizite bemerkbar machen.
Ganz allgemein kann gesagt werden, daß Störungen in der Schwangerschaft häufig zum einen organische Ursachen haben, die teilweise behandelbar sind, zum anderen aber der seelische Anteil nicht vernachlässigt werden sollte.
Schwangerschaft bedeutet – wie vieles im Leben der Frau – Neuanfang und Auseinandersetzung mit der eigenen Rolle und den eigenen Möglichkeiten. Schwangerschaft kann auch Standortbestimmung sein in bezug auf die eigene Mutterrolle und die Rolle der eigenen Mutter, aber auch im Hinblick auf das Muttersein allgemein, und sie kann zu einer neuen Zugehörigkeit zu größeren Zusammenhängen führen. Wie immer bei neuen Situationen können unterschiedliche Ängste auftreten. Alle diese Ängste enthalten einen realen und einen irrationalen Anteil.

Phantasiestufe	Mögliche Störung oder Erkrankung	Ängste
1.	Schwangerschaftspsychose Wochenbettpsychose	Vor Überschwemmung durch Gefühle Davor, nach der Geburt »niemand« mehr zu sein (Embryo = Lebensberechtigung)
	Suizidalität	Vor dem Tod
2.	Fehlgeburt (nicht halten können)	Vor Alleingelassen-Werden, Fallengelassen-Werden (Embryo = Halt) Vor Auslieferung
3.	Schwangerschaftserbrechen (Hyperemesis gravidarum)	Vor »Gefressen-Werden« (Embryo = Mit-Esser) Vor Alleingelassen-Werden (nicht mehr versorgt werden)
	Depressionen – Übergewicht	Vor bleibendem Übergewicht
4.	Fehlgeburt (Kontrolle verlieren) Verstopfung, Haemorrhoidalbeschwerden EPH-Gestose (in Zusammenhang mit 1.) = Schwangerschaftsvergiftung	Vor Kontrollverlust Vor Auslieferung Vor Untersuchungen als unkontrollierbaren Eingriffen in die Körpersphäre Vor Narkose Vor Zerreißen, Verletzungen (Embryo = Zerstörer)
5.	Störungen der Sexualität	Vor Verlassen-Werden Vor Ablehnung (Embryo = Verbindung)

Tabelle: Zuordnung von Phantasien, Störungen und Ängsten

Den einzelnen Schwangerschaftsphantasien können unterschiedliche Ängste zugeordnet werden:

1. Aus dem raschen Wechsel von Größenvorstellungen und Nichtigkeits- beziehungsweise Ohnmachtsphantasien heraus ist manche Schwangerschaftspsychose und oft auch die sogenannte »Wochenbettpsychose« zu erklären. Eine psychotische Patientin in der Psychiatrie,

die zehn Tage zuvor einen Sohn geboren hatte, erzählte immer wieder, sie habe Jesus geboren und er sei ihr vertauscht worden. Die Kirche habe ihr nicht gegönnt, daß Jesus wiedergeboren werde, der Krankenhauspfarrer (der sie wenige Stunden nach der Geburt zufällig besucht hatte) habe ihr das ebenfalls nicht gegönnt. Es sei ein Komplott gegen sie. Nun habe man ihr alles weggenommen.

Das Gefühl des Verlustes der phantasierten Größe kann, sehr selten in der Schwangerschaft, gelegentlich aber nach der Geburt, bis hin zum Suizid führen. Mit den Phantasien verbundene Ängste sind die Angst vor der Überschwemmung durch Gefühle, vor dem Nicht-standhalten-Können oder dem Nicht-aushalten-Können oder auch die Angst vor dem Tod während der Geburt, wenn diese als Gefahr für das Selbstwertgefühl phantasiert wird. Das kann zur Selbstwertkrise führen, wobei das Kind für den Wertzuwachs steht.

2. Die Phantasie des Haltens und Gehalten-Werdens in der engen Symbiose mit dem Kind kann mit dem Gefühl von Ungenügen, von Nicht-halten-Können einhergehen und bis hin zur Fehlgeburt führen. Auch dazu ein Beispiel: Eine unverheiratete siebenunddreißigjährige Frau, die mit ihrem ersten Kind schwanger war, hatte sich viel mit der »stolzen Haltung« der Schwangeren beschäftigt. Früher hatte sie Bücher auf dem Kopf balanciert, um eine gute Haltung zu bekommen – in der Schwangerschaft traten aber erhebliche Ängste vor Unvermögen auf, das Kind und sich selbst nicht halten zu können. Die Frau befürchtete auch, von den Angehörigen »fallen gelassen« zu werden, weil sie ihr Kind alleine, ohne Vater, großziehen wollte. Die Eltern, sektiererisch fromme Menschen, hatten ihr bereits schwere Vorwürfe gemacht.

Diese Frau hatte ohne erkennbare organische Ursachen eine Fehlgeburt im fünften Monat und sagte dann fast triumphierend: »Sehen Sie, ich habe es nicht halten können. Aber jetzt werde ich auch keine uneheliche Mutter sein, die können mich nicht fallen lassen.«

3. Mit den Phantasien des vollen Bauches, des Angefülltseins, kann das Schwangerschaftserbrechen einhergehen, das natürlich auch in der hormonellen Umstellung eine Ursache hat. Aber nicht jede Frau erbricht in der Schwangerschaft.

Auf diesem Weg soll unbewußt das Kind als »Mit-Esser« herausbefördert werden – ganz selten bildet diese Phantasie auch einmal den seelischen Hintergrund einer Fehlgeburt. Erbrechen zeigt aber oft Ekel an. Hier kann ein Konflikt mit der Schwangerschaft sichtbar werden, der auf die Ablehnung des Kindes als Teil eines abgelehnten Partners hindeutet. Das Kind kann auch als unfreiwilliges Gemästet-Werden erlebt werden. Die Frau versucht unbewußt, sich des »Zuviel« auf diesem Wege zu entledigen, wenn sie ihre direkte Ablehnung und Abgrenzung, auch schon vor dem Eintritt der Schwangerschaft, aus Angst vor Zuwendungs- und Liebesverlust nicht erleben und äußern konnte. Dabei entspricht der tatsächlich vorhandene Wunsch nach einem Kind oft dem Wunsch nach einem Liebesobjekt, das endlich latente unerfüllte Wünsche erfüllt.

Hierher gehört auch das Übergewicht mancher Schwangerer, die »für zwei« essen, da sie Angst haben, sich und dem Kind nicht genug zuzuführen und in der Mangelsituation zu verbleiben.

Auch Depressionen können in dieser Stufe der Phantasie ihre Ursache haben. Hierher gehört die Vorstellung, auf den »gefüllten Bauch« verzichten zu müssen, die Angst vor der Leere nach der Geburt, vor dem Fehlen und dem Verlust des Kindes im Leibesinneren. Außerdem können Ängste vor bleibendem Übergewicht auftreten. Manche Frauen befürchten auch, alleingelassen zu werden, wobei in diesem Zusammenhang vor allen Dingen der Aspekt des Nicht-mehr-versorgt-Werdens wichtig ist. Manchmal genügt die Aufnahme in eine Klinik, um solche Symptome zum Verschwinden zu bringen, wenn Frauen sich dort gut versorgt und »genährt« fühlen.

4. Das Gefühl von Angefüllt-Sein im Sinne von »Verstopfung« ist in der Schwangerschaft nicht selten zu beobachten; oft geht es auch mit Haemorrhoidalbeschwerden einher. Unter dem Einfluß solcher Vorstellungen kann es zur Fehlgeburt kommen, wenn durch vegetative Fehlregulationen beim Herauspressen des Stuhlgangs Uteruskontraktionen ausgelöst werden – sicherlich ein sehr seltener Vorgang, der meist daneben auch organisch mitverursacht ist. Hier spielt oft die Angst vor Kontrollverlust, vor der Auslieferung und gerade auch vor Untersuchungen als unkontrollierbarem Eingriff in das Körperinnere eine Rolle, wie auch bei der Angst vor einer Narkose, die ja mit völligem Kontrollverlust einhergeht. Zudem kann es zu Angst vor Zerreißen und vor Verletzungen kommen, die einerseits mit dem Kontrollverlust, andererseits mit dem Gefühl der Überfüllung zusammenhängen kann.

Eine schwere Erkrankung in der Schwangerschaft ist die EPH-Gestose, die sogenannte Schwangerschaftsvergiftung. Hierbei kommt es zu Wassereinlagerungen im Gewebe (Oedeme), zur Eiweißausscheidung im Urin (Proteinurie) und zu erhöhtem Blutdruck (Hypertonie). Über die organischen Ursachen dieses Symptoms ist noch relativ wenig

bekannt. Kochsalzarme Diät und Blutdruckmedikamente helfen meist, aber auch die seelische Situation spielt eine nicht unerhebliche Rolle. Der Bluthochdruck dürfte psychosomatisch gesehen mit unbewußten Aggressionen zusammenhängen, die möglicherweise bei Ablehnung der Schwangerschaft auch durch Kränkungserfahrungen mitbedingt sind. Noch heute berichten Frauen, daß sie in der Spätschwangerschaft verspottet und als unästhetische Witzfigur betrachtet wurden. Wenn dies mit einer Störung des eigenen Selbstwertgefühls zusammenfällt, liegt eine erhebliche narzißtische Kränkung vor, die mit narzißtischer Wut beantwortet wird. Möglicherweise finden wir hier auch einen Zusammenhang mit Größen- beziehungsweise Auslieferungsphantasien. In jedem Fall kann diese Erkrankung für Mutter und Kind lebensbedrohlich werden.
Viele Frauen erleben auch die Entblößung des Genitales vor fremden Augen und die zu Lehrzwecken vorgenommene vaginale oder rektale Untersuchung als tiefe Verletzung ihrer Würde und ihres Schamgefühls, als Auslieferung und schwere Kränkung. Auch hier kann natürlich nur das Zusammentreffen des eigenen inneren Gefühls von Wertlosigkeit und der scheinbaren äußeren Bestätigung zu erheblichen Störungen führen.
5. Störungen der Sexualität während oder durch die Schwangerschaft sind nicht selten. Die Hintergründe dafür können in den bereits geschilderten Phantasien zu finden sein. Nicht zu vernachlässigen sind auch reale Ursachen. Viele Frauen schildern, daß ihr Partner gerade auch in der Schwangerschaft rücksichtslos war und auf seinen »Rechten« über den Körper »seiner« Frau bestand. Dahinter steht manchmal auch die unbewußte Eifersucht des Mannes auf den Fötus, dem es gelungen ist, ganz in die Frau hineinzukommen – eine angeblich nicht seltene Phantasie von Männern. Die Angst vor dem Verlassenwerden wegen der »Entstellung« durch die Schwangerschaft, die auch im Wort *schwanger* selbst angedeutet wird, vor dem vermeintlichen Häßlichwerden, wird von Frauen ebenfalls nicht ganz selten geschildert.

Andere Ängste betreffen das Kind. Häufig stellt sich die Angst ein, das Kind könne mißgebildet sein. Realitätsaspekte bekommt diese Befürchtung, wenn in der Nachbarschaft, bei Bekannten oder sogar in der eigenen Familie behinderte Kinder geboren wurden. Mißbildungen sind heute in zunehmendem Maße auch durch die ökologische Situation bedingt. Aber auch Aberglauben kann nach wie vor eine Rolle spielen. Noch vor nicht allzulanger Zeit war allgemein das »Versehen«

bekannt, also die Vorstellung, wenn ein starker Eindruck auf die schwangere Frau einwirke, könne dies Zeichen am Körper des Kindes hinterlassen. Vor allem Hautflecken oder Hautmißbildungen verschiedener Art und schwere Mißbildungen wurden darauf zurückgeführt.

Ein Feuermal im Gesicht entstand, wenn die Mutter voll Furcht in ein Feuer geblickt hatte, die Hand vor die Augen schlug; andere Mäler waren die Folge eines unbefriedigten Gelüstes, und sie traten ebenfalls an der Stelle auf, die die Mutter im Moment des Verlangens berührt hatte; Mißbildungen der Extremitäten waren durch den Schrecken, den die Schwangere beim Anblick eines verstümmelten Bettlers empfand, verursacht; Hasenscharten entstanden, wenn ein Hase ihr Angst einjagte.[10]

Diese Interpretation körperlicher Anomalien ist teilweise bis heute lebendig geblieben, vor allem für Mutter-Mäler, die wie der Name sagt, von der Mutter stammen sollen.

Hinter solchen Mißbildungsängsten können aber auch tiefe Selbstzweifel stehen, die mißtrauische Frage an den eigenen Körper, ob dieser denn wohl imstande sei, ein gesundes Kind auszubilden. Das immer seltener vorhandene, selbstverständliche Vertrauen, daß alles seinen natürlichen Weg gehen wird, daß der Körper es schon richtig machen wird, wie unzählige Male zuvor, wird zusätzlich gestört durch die Pathologisierung der Schwangerschaft, die zu einem Ereignis geworden ist, dessen Verlauf eine ständige Kontrolle erfordert. Es ist unbestritten, daß mit Kontrollen die Mütter- und Kindersterblichkeit gesenkt werden konnte und daß bei vorliegenden Erkrankungen oder Risikofaktoren selbstverständlich Kontrollen durchgeführt werden müssen. Tatsächlich wird aber jede Phase der Schwangerschaft kontrolliert und unterliegt strengen Richtlinien, die zwar der Gesundheit von Mutter und Kind dienen können,[11] jedoch gleichzeitig die Schwangerschaft zu einem zumindest krankheitsähnlichem Zustand machen. Die Verunsicherung in bezug auf den eigenen Körper wird dadurch gefördert, und Risikokataloge im Mutterpaß verstärken ohnehin vorhandene Verunsicherungen und Ängste. Auch die Zuordnung der mit einer Schwangerschaft verbundenen Fehltage zu den »*Krankheits*tagen« und die Übernahme der Kosten durch »*Kranken*kassen« weisen in diese Richtung. Zusätzlich werden schwangere Frauen mit einer Fülle von Medikamenten bedacht. So wird das Gefühl, die Schwangerschaft sei eine »Krankheit«, weiter gefördert.

Jeder zweiten Schwangeren werden Mittel gegen Erbrechen, Übelkeit und Schwindel gegeben, statt seelische Hilfe bei Konfliktschwanger-

schaften zu empfehlen. Jede dritte Schwangere erhält Schmerz-, Schlaf- oder Fiebermittel oder Psychopharmaka. Fast in jeder fünften Schwangerschaft wird ein Medikament verabreicht, bei dem der begründete Verdacht auf eine schädigende Wirkung besteht,[12] unter anderem auch Medikamente wie Betasympathikomimetika, die vielfältige Wirkungen auf den Stoffwechsel, den Wasser- und Elektrolythaushalt und andere Parameter haben.
Medikamente wirken sich auf die Befindlichkeit des Feten und des Neugeborenen aus. Eine Untersuchung aus Schweden, wo in der Schwangerschaft als Schlafmittel in 88 Prozent sogenannte »Benzodiazepine« verordnet werden, zeigt solche Folgen auf. Unter Berücksichtigung anderer wirksamer Faktoren konnte nachgewiesen werden, daß die Kinder von Müttern, die Benzodiazepine genommen hatten, ein niedrigeres Geburtsgewicht, eine geringere Körpergröße und einen kleineren Kopfumfang aufwiesen. Zudem wurden mehr Komplikationen während und nach der Geburt beobachtet, zusätzlich trat bei den Kindern nach der Geburt eine Entzugsproblematik auf – ein inkonsequenter Umgang mit dem sonst so hochgeschätzten »ungeborenen Leben«, der von Frauen konflikthaft erlebt werden kann.[13] Dieser kurze Einblick in das riesige Medikamentenspektrum und seine Wirkungen zeigt beispielhaft die möglichen Schwierigkeiten auf.
Zudem sind Konflikte, fehlende Sicherheit und geringes Vertrauen in die eigenen Funktionen ihrerseits Risikofaktoren für Schwangerschaft und Geburt, die nicht benannt und nicht berücksichtigt werden. Sie fördern Ängste und Unsicherheit gegenüber dem Medizinsystem, das zwar Sicherheit verspricht, aber schädigende Behandlungsmethoden anbietet.

Für Frauen kann die Schwangerschaft folglich ein vielgestaltiges Konfliktfeld darstellen. Schwangerschaft bedeutet ja nicht nur neun Monate »guter Hoffnung«, »in anderen Umständen« zu sein. Sie bedeutet vor allem:

1. Direkte und unmittelbare Teilhabe an der Weiterexistenz der Menschheit, Fortsetzung der Lebenskette und Einbindung,
2. Verpflichtung, Verantwortung, Anbindung an das Kind, veränderte Lebensplanung, anderer Lebensverlauf, Abhängigkeiten,
3. Auslieferung an natürliche Kräfte, an Lebensgesetze, an die Gesetze von Wachstum, Trennung, Grenzen und Entgrenzung,
4. Auslieferung auch an das Medizin-System.

Diese Bedeutungen widersprechen sich zum Teil: Fähigkeit oder Auslieferung, aktives Erleben oder passives Erfahren. Was überwiegt, was erlebt wird, ergibt sich aus der individuellen Lebensgeschichte der Frau, aber auch aus ihren direkten Erfahrungen mit der Schwangerschaft, die außerordentlich vielfältig und bereichernd, aber auch sehr belastend sein können.

Die Geburt

Das Ende der Schwangerschaft durch die Geburt ist ein plötzliches, gewaltiges, aber in der Folgerichtigkeit und vom Ablauf her kein gewaltsames Ereignis, dem wir alle unser Leben verdanken. Um so erstaunlicher ist es, daß es in der Philosophie zwar eine Fülle von Gedanken, Spekulationen und Reflektionen über die Sterblichkeit des Menschen und über den Tod gibt, Überlegungen zu Geburt und Geburtlichkeit aber kaum zu finden sind. Dabei ist es gerade die Geburt, die in unserem weiteren Leben stets nachwirkt. Der Geburtstag ist eine lebenslang wiederkehrende Feier. Geburtstag, Geburtsnamen und Geburtsort sind Bestandteil unserer sozialen Identität, sie stehen in den »Identitätspapieren«, im Paß beispielsweise, und müssen auf Formularen ebenso wie die Nationalität ein Leben lang immer wieder angegeben werden. Das Wort Nation geht zurück auf das lateinische Wort natio, das Geborenwerden. Es ist der Verband derer, die durch Geburt im gleichen Lebensraum zusammengehören.[14] Auch in Märchen, Mythen, Gebräuchen, Religionen und in der Kunst ist die Geburtlichkeit ein wichtiger, ja oft entscheidender Bestandteil. Woher kommt also die Geburtsvergessenheit der Philosophie, der vielfach eine einseitige, wirklichkeitsblinde Todesversessenheit gegenübersteht? Dabei wäre es logisch, Geburt und Tod als Anfang und Ende, als die beiden zeitlichen Schranken des Lebens einander gegenüber zu stellen. Allerdings erscheint uns der Tod als Vorgang eindeutiger, radikaler – denn wann beginnt das Leben? Mit der Geburt – vor der Geburt – dabei sind doch schon Eizelle und Spermien lebendige Zellen, so daß Leben bereits vor jedem Zusammenkommen beider vorhanden ist. Und ist denn der Tod wirklich ein radikales Ende – leben nicht beispielsweise in den Zellen der Kinder, in der Lebenskette, unendlich Zellen weiter?

Geht es um zelluläres oder um organisches Leben – oder was macht Leben eigentlich aus? Eine Fülle von Fragen erhebt sich. Geboren wird nur der Mensch. Tiere werfen, legen, brüten, laichen. Also geht es um mehr als um rein biologische Lebensphänomene, es geht um ganz elementar Menschliches.[15]
Die Geburt selbst wird ausschließlich von der Frau als der Aktiven geleistet, nur sie hat die Fähigkeit des Gebärens. Aber als Passive, denen es geschieht, sind alle Menschen betroffen, denn wir alle wurden geboren. Der Tod kann männerbestimmtes Geschehen sein, bei der Jagd, in den unzähligen Kriegen, bei Gewalttaten, als Folge der Schädigung und Vergiftung unserer Lebenswelt. Ähnliches gilt für die Bekämpfung des Todes durch die zum Teil verzweifelten Praktiken und Techniken der Medizin. Die Fähigkeit, den Tod zu geben, ist bisweilen mythologisch verklärt oder in den religiösen Bereich erhoben worden – wie etwa in Heldensagen oder beim Segnen von Waffen vor dem Krieg, der dann als göttlicher Wille, als Religionskrieg hochstilisiert wird. Selbst als Symbol ist der Tod männlich. Das Bild der großen Mutter, der auch die Wiedergeburt zugeordnet war, wurde abgelöst durch das Bild des Sensenmannes mit der unwiderruflich ablaufenden Sanduhr. Aus dem zyklischen Bild von Geburt und Wiedergeburt wurde die Unentrinnbarkeit einseitig verrinnenden Lebens. Zudem ist auch das Gefühl für zyklische Zeitabläufe verlorengegangen, Zeit ist etwas, das in unserem Verständnis unwiderruflich verrinnt und nicht etwas, das immer wiederkehrt.
Die Geburt selbst ist von jeher von vielen Mythen und Gebräuchen umrankt, der Geburtsvorgang wird oft auch rituell gestaltet. Kleine Kinder kommen nach altem Volksglauben vom Klapperstorch, aus den Storchenbrunnen oder aus dem Kinderbrunnen, aus Kohlköpfen oder aus Höhlen in der Erde. Alle diese Vorstellungen enthalten Fruchtbarkeitssymbole, sie deuten auf die Natur, auf das Wasser als Urquell des Lebendigen oder auf die »Mutter Erde« hin. Viele liefern direkte Hinweise auf den mütterlichen Körper: zum Beispiel das Wasser-Bekken, das Wasser selbst (Fruchtwasser) und die Höhle.
Die mit der Geburt verbundene Sprache hingegen signalisiert eine andere Tendenz. Die Frau gebiert nicht mehr ihr Kind – ein außerordentlich aktiver, intensiver Vorgang, der die ganze Frau erfaßt wie kein anderer sonst und mit anstrengender intensiver Arbeit verbunden ist. Sie »entbindet« vielmehr, wird sogar entbunden – als ob es nur ums Losbinden ginge. Es wird mit ihr getan, an ihr, fast als ob sie passiv und unbeteiligt wäre.

Ein bösartiger Aphorismus drückt dies so aus: Die von Medizinern für die Entbindung favorisierte Stellung ist »flach auf dem Rücken«. Der Grund hierfür ist die Beobachtung, daß Schildkröten in dieser Lage völlig hilflos sind.[16]

Sehr eindrücklich, aber auch mit fatalen Assoziationen verbunden, ist der Geburtsschmerz beziehungsweise der einseitige Begriff »Wehe«, die im angloamerikanischen Sprachgebrauch viel treffender »labor«, also Arbeit, heißt. Geburt ist ein stürmischer, überwältigender, elementarer Vorgang im Grenzbereich des Lebens, aber das Gebären, diese äußerst aktive Fähigkeit des weiblichen Körpers, muß nicht unbedingt schmerzhaft sein. Angst, Gegenspannen, Nicht-loslassen-Können und das fehlende Körper-Selbst-Vertrauen der Frau verursachen den Geburtsschmerz. Die Gebärmutter zieht sich zusammen, sie kontrahiert sich, und nirgendwo sonst sind physiologische, normale Muskelkontraktionen, also Muskelanspannungen, schmerzhaft. Es geschieht Dehnung: Gebärmutterhals, Beckenboden, Vagina werden gedehnt, aber auch Dehnung ist nur dann schmerzhaft, wenn Gegenspannung vorhanden ist oder wenn sie durch krankhafte Zustände bedingt ist. Die Geburt ist ein kompliziertes Wechselspiel von Spannung und Dehnung, das bei Frauen starke Gefühle nicht nur körperlicher, sondern gerade auch seelischer Art hervorruft. Normalerweise ist Schmerz so etwas wie »die Angst des Körpers«, ein Warnsignal, das dem Schutz dienen und größere Schäden verhindern soll. Diese normale Funktion des Schmerzes wäre hier völlig sinn- und zwecklos, eine Geburt ist ein normaler Ablauf und keine Gefahr, wohl aber härteste Arbeit, die den gesamten Körper erfaßt. Das subjektive Empfinden von Schmerzen ist in hohem Maß abhängig davon, was wir erwarten. Was Frauen zu erwarten haben, das wird ihnen nachdrücklich überliefert, schon durch den Fluch der Bibel: »Ich will dir viel Schmerzen schaffen, wenn du schwanger bist; du sollst mit Schmerzen Kinder gebären ...«,[17] aber auch durch die Erzählungen von Müttern und älteren Frauen, die ihrerseits Produkte unserer Kultur sind und nicht mehr als »weise Frauen« wirken können. Aber auch die Angst färbt das Schmerzempfinden, die Angst vor dem unerklärlichen, geheimnisvollen, ganz ergreifenden Vorgang, vor Verletzungen und Blut und – eine Art Teufelskreis – vor Schmerzen.

Die Angst vor der Hingabe an den Geburtsvorgang, vor dem Verlust und der Trennung vom Kind, vor Kontrollverlust und Veränderung, aber auch vor Einschränkungen, Eingriffen und Vorschriften während der Geburt kann ebenfalls eine wichtige Rolle spielen. Aber diese

Schmerzen haben auch noch eine andere Funktion. Schmerzen und Leiden schützen vor dem intensiven Erleben und Fühlen der Geburt, das seinerseits Angst auslösen kann. Lieber Leiden als Erleben – das ist eine bekannte Erfahrung der Psychosomatik.

Die Leibfeindlichkeit unserer Gesellschaft, die Körperfeindlichkeit und das fehlende Körper-Selbst-Vertrauen überhaupt tun das ihre, wie auch die Gefühlsfeindlichkeit, die alle starken Emotionen wie Trauer und Wut durch Normen und Höflichkeitsregeln und notfalls durch Psychopharmaka nivelliert. Natürlich ist es auch wichtig, ob das Kind wirklich gewollt ist und ob es die Frau infolge unzulänglicher eigener Ich-Funktionen so sehr als Ich-Ergänzung benötigt, daß sie es nicht loslassen kann.

Alle diese Faktoren wirken auf das feinabgestimmte Spannungs-Dehnungs-Verhältnis während der Geburt ein und können zu den gefürchteten Geburtsschmerzen beitragen. Zudem werden häufig Medikamente gegeben, um Wehen zu unterdrücken oder sie auszulösen – das rückt sie wieder in die Nähe behandelbarer Krankheiten. Richtiges Atmen, Entspannen und eine vorteilhafte Gebärhaltung können Hilfe bringen, aber auch die eingehende Aufklärung über die körperlichen Vorgänge und die Klärung der eigentlichen Hemmungen, Phantasien und Ängste, vielleicht in vorbereitenden psychosomatisch-psychotherapeutischen Gesprächen vor der Geburt, schaffen erhebliche Erleichterung.

Zur Gebärhaltung läßt sich sagen, daß die Rückenlage, die bei uns fast ausschließlich praktiziert wird, die ungünstigste Haltung ist. Sie dient der Bequemlichkeit bei der Untersuchung und erleichtert die Anwendung von technischen Geräten. Die Horizontale läßt kaum eigene Arbeit der gebärenden Frau zu und fördert zudem das Auslieferungsgefühl. Außerdem drückt die Gebärmutter mit dem Fötus die großen Unterleibsgefäße zusammen und beeinflußt damit Blutversorgung und Durchblutung. Auch das Kind, das ja bei der Geburt, wie inzwischen wieder bekannt ist, aktiv mitarbeitet und tatsächlich »auf die Welt kommt«, hat es in dieser Geburtshaltung viel schwerer. Die vertikale, also die knieende, kauernde, hockende, sitzende oder auch stehende Haltung erleichtert die Geburt sehr. Viele Jahrtausende lang war sie die übliche Körperhaltung, wie Skulpturen und Bilder, aber auch heute noch das Vorbild von Naturvölkern zeigen. Wir können das unmittelbar an uns selbst erfahren, wenn wir einmal den Versuch unternehmen, Stuhlgang statt im Sitzen, also in der Vertikalen, im Liegen, in der Horizontalen, zu produzieren. Wer es aus Krankheitsgründen tun mußte, weiß sehr genau, wie schwierig das ist.

Die Schwerkraft wirkt in der Vertikalen in Richtung des Geburtskanals, ebenso die Kontraktionen der Gebärmutter und die Bauchpresse, also die Hilfe der Bauchmuskulatur in der Austreibungsphase. Das Kind bleibt nach jeder Wehe in seiner Position und rutscht nicht, wie im Liegen, immer wieder zurück. Auch für seine eigenen Anstrengungen ist die aufrechte Haltung ungleich günstiger. Und das Köpfchen des Kindes hilft zusätzlich bei der notwendigen Dehnung der Beckenbodenmuskulatur mit. Die Geburt ist eine feinstabgestimmte Zusammenarbeit zwischen Mutter und Kind – und wenn diese bewußt gemeinsam erlebt wird, kann dadurch eine starke emotionale Verbindung entstehen.

Die Austreibungsphase der Geburt wird durch die vertikale Geburtshaltung um etwa ein Drittel verkürzt, Zangen- und Vakuumextraktionen, also traumatisierende Eingriffe sind viel seltener nötig, wie auch Dammrisse deutlich seltener vorkommen. Auch die oft quälenden Rückenschmerzen werden deutlich gelindert.[18] Warum die vertikale Haltung nicht selbstverständlich ist, warum Frauen so wenig darüber wissen, ist schon sehr merk-würdig, also des Merkens würdig.

Leider haben heute noch immer diejenigen, die die »sanfte Geburt« propagieren, den Ruf, Quacksalber zu sein, die auf Kosten der Kinder den Frauen ein gewisses subjektives Wohlbefinden verschaffen. Und schwangere Frauen, die darauf bestehen, werden oft dadurch verunsichert, daß ihnen die Schuld für ein möglicherweise geschädigtes Kind zugeschoben wird. Außerdem genießt ein operierender apparativ und technisch hochgerüsteter Arzt in der Medizin ein höheres Ansehen. Es ist selbstverständlich, daß im Krisenfall, also im Ausnahmefall, die Möglichkeiten der modernen Medizin genutzt werden müssen, das gilt jedoch nicht für den Regelfall. Zum Geburtsort ist jedoch ganz eindeutig die Klinik geworden, 1988 betrug der Anteil der Hausgeburten weniger als 1 Prozent.[19] Wenn es um Risiken bei Hausgeburten geht, fallen zudem seltsame statistische Zahlenspiele auf, die je nachdem, wer die Untersuchung gemacht hat, zu ganz unterschiedlichen Ergebnissen führen, so daß keine Klarheit über Sicherheit oder Unsicherheit von Hausgeburten zu bekommen ist.

Der Grund für den steigenden Anteil von Klinikgeburten liegt in der wachsenden Verunsicherung der Frauen, die den geburtshilflichen Überwachungstechniken mehr zutrauen als dem eigenen Körper. Es ist nicht selbstverständlich, daß schwangere Frauen zu Patientinnen mit allen versicherungsrechtlichen Konsequenzen werden, die in Kreißsälen, die von der apparativen Ausrüstung her eher modernsten

Intensivüberwachungseinheiten entsprechen, passiv entbunden werden. Sie geben damit eine ihrer wichtigsten und intensivsten Erlebensmöglichkeiten aus der Hand. Dementsprechend gehen die Geburtenzahlen zurück. In den frühen sechziger Jahren lagen sie in der damaligen BRD über der Millionengrenze, danach erfolgte ein kontinuierlicher Abfall auf knapp die Hälfte. Seit 1971/72 gibt es keinen Geburtenüberschuß mehr, sondern ein Geburtendefizit. Die zur Bestandserhaltung der Bevölkerungszahlen erforderliche Geburtenzahl wird nicht mehr erreicht,[20] so daß es zu einer zunehmenden Überalterung kommt. Bevölkerungspolitisch betrachtet ist diese Entwicklung besorgniserregend; vom Standpunkt der Frau her gesehen ist sie nur logisch. Allerdings ist in diesem Zusammenhang eine große Zahl weiterer Faktoren zu berücksichtigen.

Auch ein weiteres übliches Vorgehen bei der Geburt sei hier kritisch betrachtet. In der Regel wird unmittelbar nach der Geburt die Nabelschnur durchtrennt. Durch den schlagartig auftretenden Sauerstoffmangel im Gehirn des Kindes setzt die Atmung sofort ein; dabei macht das Neugeborene eine Erfahrung, die vergleichbar ist mit der Angst vor dem Ersticken, die wir erleben, wenn wir zu lange unter Wasser sind. Wir wissen, welche Todesangst, welche Panik mit rasendem Herzklopfen dadurch ausgelöst wird – und genau das wird dem Kind beim Eintritt ins Leben völlig unnötigerweise zugemutet. Wenn also so lange abgewartet wird, bis die Nabelschnur zu pulsieren aufhört, kann sich das Kind sachte in die Atmung hineingewöhnen, ohne Angst, ohne Panik, ohne Sauerstoffmangel im Gehirn. Der Kreislauf kann sich langsam umstellen, vom Plazentakreislauf vor der Geburt auf den Lungenkreislauf danach. Denn erst, wenn die Nabelschnur nicht mehr pulsiert, sind Druckausgleich und damit Kreislaufumstellung abgeschlossen. Wenn die Zeit gelassen wird, wird das Kind von zwei Organen minutenlang mit Sauerstoff versorgt, die Panik bleibt ihm erspart, denn es schwebt keinen Augenblick in Todesgefahr. Die lebenslang nachwirkende, traumatische Kopplung von Aggression-Angst-Atmung, die zu einigen psychosomatischen Störungen beiträgt, bleibt aus. Freies Atmen, auch Aufatmen, ist die Folge, kein gequältes Schreien.

Wir sprechen heute ganz selbstverständlich vom »Geburtstrauma«. Trauma heißt »Verletzung, Wunde, seelischer Schock, starke seelische Erschütterung ...«[21]. Die Geburt ist zum Trauma für Mutter und Kind geworden – kein Wunder, daß so viele Ängste sie begleiten. Mehr und mehr zeigen die Ergebnisse der embryonalen Verhaltensforschung, die

kinderpsychiatrische Forschung, aber auch entsprechende psychosomatische Beobachtungen und Erkenntnisse der Psychotherapie, daß das Kind sehr wohl schon vor, aber auch während der Geburt, etwa ab der zweiten Schwangerschaftshälfte, auf Reize reagiert. In diesem Zeitraum sind die neuronalen Voraussetzungen für komplexe Reaktionen schon entwickelt. Manche unbewußten Verhaltensweisen und Reaktionen des späteren Lebens scheinen schon zu diesem Zeitpunkt erworben, wie sich aus Träumen (Fall-, Erstickungs-, Enge- und Tunnelträumen) erschließen läßt. Auch psychosomatische Symptome wie Kopf- und Gliederschmerzen, Erstickungsgefühle, Atemnot (Asthma, Hyperventilationstetanie) und Ängste, beispielsweise vor Dunkelheit, Höhlen, Tunnel oder engen Räumen, können einen Hinweis auf eine traumatisch erlebte eigene Geburt darstellen.[22]
Daß ein normaler, physiologischer Vorgang zum Trauma wird, ist kein unausweichliches Schicksal, sondern Folge einer Entwicklung, die allen schadet. Da praktisch alle Kinder unter den Konsequenzen leiden, wird deutlich, daß unsere Geburtspraktiken neu überdacht werden müssen und eine Bewußtseinsänderung dringend erforderlich ist.

Mutter-Kind- und Kind-Mutter-Beziehung

Nach der Geburt folgt die erste Begegnung von Mutter und Kind, die eine Frau in einem Gedicht, entstanden wenige Stunden nach der Geburt, wie folgt darstellt:

Zum ersten Mal seh ich heut' dein Gesicht.
Ich habe dich mit Angst und Schmerz geboren.
Du scheinst erschöpft und traurig, weiß noch nicht,
dein Paradies hast heute du verloren,
mein Kind.

Du schläfst jetzt, wie ein Greis, der lang gelebt,
und der die Augen schließt, um lang zu schlafen.
Du hast bisher Geborgenheit erlebt,
weil Kälte dich und Sorgen noch nicht trafen,
mein Kind.

Was wird dein Leben alles für dich bringen?
Und welches Schicksal ist für dich gemacht?
Schlaf nur. Ich will ein Lied dir singen
und wachen über dich, bis du erwacht,
mein Kind.

In den Tagen nach der Geburt entwickelt sich die Beziehung zwischen Mutter und Kind, die schon lange vor der Geburt begonnen hat, weiter. Das Kind ist nun zum Gegenüber geworden, zur äußeren Realität und gehört nicht mehr nur zum Reich der Vorstellung und Phantasie. Es hat reale Wünsche und Ansprüche und die äußere Wirklichkeit muß sich darauf einstellen. Dabei ist das Kind, wie neueste Säuglingsbeobachtungen zeigen, von Anfang an aktiver Teil der Beziehung. Es gibt der Mutter eine Fülle von Signalen, auf die sie reagiert, und gestaltet dadurch die Beziehung von Grund auf mit.
Die innere Wirklichkeit der Frau heißt aber auch Verlust, verlorene Fülle, Veränderung und vor allem große Verantwortung und viel Arbeit. In dieser Umstellungszeit, die ja auch eine große körperliche Umstellung des Hormonhaushaltes wie auch eine Regenerations- und Heilungszeit bedeutet, erleben viele Frauen Traurigkeit und Abschied, innere Leere und Erschöpfung bis hin zu Depressionen.
Das Kind mit seinen Bedürfnissen nimmt emotional und zeitlich viel Raum ein. Es beginnt das Eingehen aufeinander, wobei von Anfang an die Beziehung insofern asymmetrisch ist, als sie nur für das Kind dyadisch ist. Die Mutter ist in unserer Kultur seine wichtigste Bezugsperson, auf die es zum Überleben angewiesen ist. Die Frau hingegen hat neben dem Kind eine Fülle von Außenkontakten und Außenverpflichtugen. In diese Kontakte kann sie das Kind von Anfang an einbeziehen, so daß es nicht völlig auf die Mutter angewiesen ist. Die Symbiose könnte damit relativiert werden. Beobachtungen zeigen, daß auch sehr junge Säuglinge auf Drittpersonen reagieren und sich auf andere einstellen. Sie sind durchaus in der Lage, von Anfang an entsprechend ihrem Entwicklungsstand soziale Kontakte aufzunehmen. Die Dyade, das heißt die Zweierbeziehung von Mutter und Kind, ist damit auch vom Kind her nichts Naturgegebenes. Gerade beim ersten Kind fällt es der jungen Mutter schwer, sich von der Vorstellung zu lösen, daß sie ihr Kind in jeder Situation über alles lieben muß und daß sie kein oder nur ein reduziertes Recht auf Eigenleben hat. Oft hält sie sich für egoistisch, wenn sie dennoch andere Bedürfnisse als die Versorgung des Kindes und die Liebe zu ihm verspürt. Mutter und

Kind werden auf die Beziehung zueinander reduziert. Das ist für beide einschränkend und beengend, aber bequem für die anderen Familienmitglieder, denn das Sicheinlassen auf ein sehr junges Baby erfordert Geduld, Zärtlichkeit und Einfühlungsvermögen. Es ist der Beginn einer in hohem Maße emotional ergreifenden Beziehung. Oft wollen oder können andere Bezugspersonen des Kindes nicht so viel an Gefühlen und Zuwendung aufbringen, obwohl das Kind seinerseits von Anfang an dazu bereit und in der Lage wäre. Es wird aber auf die Zuständigkeit der Mutter verwiesen, der die Alleinverantwortung für das Gedeihen des Kindes aufgebürdet wird. Weil die Dyade kein natürlicher Zustand ist, sondern eine Überforderung darstellt, entwikkelt die Mutter häufig latente Aggressionen dem Kind gegenüber, von dem sie sich förmlich »aufgefressen« fühlen kann. Diese Bezeichnung macht deutlich, daß sie neben der Nahrung auch die gesamte Zuwendung aufzubringen hat, die das Kind benötigt, und das kann sie oft real nicht leisten. Der unbewußte Ärger der Mutter richtet sich gegen den Säugling, da sie es für ihre Pflicht hält, alles für das Kind zu tun. Dies kann bis hin zu Todeswünschen und heftigen Schuldgefühlen dem Kind gegenüber führen. Manche Mütter denken sogar an Suizid, um endlich Ruhe zu haben, statt gegen die überfordernde Last zu protestieren, die ihnen die anderen Bezugspersonen, meist der Vater des Kindes, im Einklang mit der Tradition unserer Kultur, zuschieben. So wird das »böse«, versagende, frustrierende Mutterbild der Psychoanalyse aus der Überforderung der zur Pflicht gemachten »Dyade« und unentrinnbaren Alleinverantwortung heraus erklärbar. Eine Fülle von psychosomatischen Störungen können bei der Mutter und früher oder später auch beim Kind in diesen krankmachenden Verhältnissen ihre Ursache haben. Auch Depressionen oder Wochenbettpsychosen können die Folge sein, wenn die Frau sich nun, im Gegensatz zu den Größenphantasien der Schwangerschaft, als ohnmächtig erlebt und das Gefühl hat, dem Kind ausgeliefert zu sein. Ist die Beziehung zum Kind erst einmal gestört, so kommt es im feinabgestimmten und ausgewogenen Gleichgewicht zwischen Mutter und Kind zu weiteren Störungen. Bei der Mutter können Stillschwierigkeiten, beim Kind Trinkstörungen auftreten. Und je mehr das Kind aus seinem Mangel heraus verweigert, schreit und unruhig ist, desto aggressiver und unruhiger reagiert die Frau. Meist empfindet sie heftige Schuldgefühle und Ängste, weil sie glaubt, keine »gute Mutter« zu sein. Besonders wenn das Kind nicht recht gedeiht, vermehrt sie noch ihre Bemühungen. Wenn aber Zuwendung aus Schuldgefühlen nur Überkompensation der zu-

grundeliegenden Aggressivität ist, wird das Kind die Mutter ablehnen. So entsteht ein Teufelskreis, der meist in einem ungesunden Arrangement zwischen Mutter und Kind beziehungsweise in einem höchst labilen und störbaren Gleichgewicht endet. Dem Kind wird dadurch eine ausgewogene Selbstentwicklung erschwert und die betroffene Frau um seelische Entwicklungsmöglichkeiten, um Freude, Glück und Zufriedenheit gebracht; auch ihr Selbstbild und Selbstwertgefühl kann nachhaltig gestört werden. Manche spätere Depression in den Wechseljahren kann ihre Ursache darin haben, daß dieses Erleben verpaßt wurde. Wir sehen, daß auch die Mutterschaft aufgrund sozialer Konstellationen zu erheblichen Konflikten führen und zur Grundlage späterer Störungen und Krankheiten werden kann.
Natürlich empfindet die Mutter auch Freude an und mit dem Kind, wie das kleine Gedicht einer Frau zeigt:

Kind
du schläfst
die Sonne legt
tanzende
goldene Lichter
in dein Gesicht
der Wind wiegt
den Busch
über dir
schenkt dir
Rosenblätter
du lächelst
im Schlaf
Kind

Die Zeit nach der Geburt wirkt oft verbindend: Besuche werden gemacht, die größere Familie findet zusammen, Geschenke werden überreicht. Früher handelte es sich dabei oft um Speisen, die als Fruchtbarkeitssymbole galten, wie runde Kuchen, Rundbrote, Eier, Äpfel und andere Früchte, aber auch Gefäße, die die Geburt allegorisch darstellten, sogenannte »Wöchnerinnenschalen«. Später ging der symbolische Charakter der Gaben verloren, es wurde Nützliches geschenkt wie Kleidung, Spielzeug, Geld, auch Blumensträuße und Pralinen.
Auch die Taufe wird zum Fest gemacht. Nach christlichen Vorstellungen mußte das Kind bis zu diesem Zeitpunkt sehr geschützt werden, da es als besonders verletzlich galt, es war bösen Einwirkungen aus-

gesetzt und noch nicht »von der Erbsünde gereinigt«[23]. Die Taufe galt als die eigentliche Geburt des Kindes zum sozialen Wesen, es wurde damit in die Religionsgemeinschaft aufgenommen und erhielt bei dieser Gelegenheit auch seine soziale Identität, nämlich den Namen. Die Mutter spielt dabei nur eine Nebenrolle. Das Kind wird durch rituelle Handlungen in die Gemeinschaft der größeren Familie, in die Religionsgemeinschaft und in die soziale Gemeinschaft aufgenommen, ohne daß dies allerdings befreiende und entlastende Konsequenzen für die Mutter-Kind-Dyade hätte.

Mann und Schwangerschaft

Bekanntlich sind am Entstehen eines Kindes beide Geschlechter beteiligt. Wegen der Bedeutung dieses Ereignisses für beide empfiehlt es sich, auch die Rolle des Vaters bei diesem existentiell wichtigen Vorgang näher zu betrachten.

Für ihn gibt es die kontinuierliche Erfahrung der Fortpflanzung nicht. Die Ejakulation ist die einzige körperliche »Geburtsleistung«, die er erbringt. Er erlebt also lediglich den Geschlechtsakt am eigenen Körper. Er muß sich von seinem Sperma trennen und kann sich alles weitere nur noch intellektuell vorstellen. Mutterschaft ist eine leibliche und seelische Erfahrung der Frau, Vaterschaft ist für den Mann, weil nicht direkt körperlich erlebbar, nur indirekt erfahrbar und meist eher eine abstrakte Überlegung. Er ist nicht direkt in die Lebenskette eingebunden und damit von der Kontinuität und Fortdauer getrennt, und auch von seinem Sperma muß er sich trennen. Viele Männer, gerade mit sexuellen Störungen, schildern in der Therapie, daß sie das Gefühl haben, daß die Frau das Sperma »verschlingt«, und folglich fühlen sie sich leer oder beraubt. Ein unverheirateter Mann mit sexuellen Problemen, der den Geschlechtsverkehr ausschließlich kondomgeschützt durchführte, begründete dies in der Therapie so: »Ich lasse mir doch meine Kraft nicht nehmen, hinterher hätte ich das Gefühl, daß die Frau sich mit Genugtuung den Mund leckt, wie eine satte Katze.« Dieses seltsame Bild taucht erstaunlicherweise oft auf, so auch in der Vorstellung von der »Vagina dentata«, der gezähnten Vagina. Hinter dieser männlichen Phantasie, die auch Kastrationsängste verrät – wie übrigens auch die Sorge um das Sperma – steht die Analogie zu einem ganz realen Vorgang, nämlich dem Nähren des Kindes, das schon Zähne hat und die Brust der Mutter dadurch verletzen kann.[24] Auch bei Naturvölkern finden wir die Vorstellung, daß der Mann mit seinem Sperma zur Ernährung seines ungeborenen Kindes beiträgt,[25] eine Teilhabe, die dem Mann in unserer Kultur durch konkretes Wissen versagt ist. Das Bild des »nährenden Spermas« deutet auf unbewußte Phantasien auch beim Manne hin, die ihre Entsprechung in der Schwangerschaftsphantasie der Frau vom Sattsein, vom vollen, angefüllten Bauch hat.

Eine weitere korrespondierende Phantasie bei Männern ist offenbar die Vorstellung des »Ausscheidens«, des »Absetzens« von Sperma, wie beim Stuhlgang, die der Schwangerschaftsphantasie der Frau vom Angefülltsein im Sinne von Verstopfung entspricht, denn auch dabei geht es um anale Phantasien.

Auch beim Mann gibt es anscheinend Phantasien, die den Schwangerschaftsphantasien der Frau entsprechen. Darüber ist jedoch so gut wie nichts bekannt, obwohl diese Phantasien für die Heilung von Sexualstörungen und für die Entwicklung des Gefühls für die Vaterschaft in der Therapie nützlich sein könnten.

Jedenfalls kann der Mann die Verbundenheit der Generationen, die Lebenskette, nicht leiblich, wirklich erfahren. Er kann nur begrifflich teilhaben, wie der folgende Bericht eines Mannes zeigt:

Während der Schwangerschaft meiner Frau habe ich das Wachsen des »Bauches« als etwas, das uns gehörte, erlebt. Das ging so weit, daß ich mich als integrierender Bestandteil des »Schwangerseins« fühlte und ich demzufolge selber »schwanger« war. Dieser Zustand hat fast 9 Monate gedauert, denn erst von dem Augenblick an, als bei meiner Frau die Wehen begannen, habe ich trotz meiner ständigen Anwesenheit und Teilnahme wahrgenommen, daß mein »Sonderzustand« dem Ende zuging – ich war nicht mehr »schwanger«. Meine Frau allein konnte gebären, und ich bin nur ein Mittel gewesen. Im Bauch fühlte ich ein riesen Loch, die Natur hat mich, zu meinem tiefsten Bedauern, wieder in die Wirklichkeit zurückgeworfen – indem sie mich um etwas brachte, das ich nie erleben werde. Trotz des Loches im Bauch werde ich nun im Kopfe »schwanger« bleiben.[26]

Dieser Mann beschreibt die Teilhabe an der Schwangerschaft und deren Grenzen, er bleibt jedoch isoliert, ohne die tatsächliche Erfahrung des Lebenszusammenhanges, mit einem »riesen Loch im Bauch«.

Denn seine Schwangerschaft findet nur »im Kopfe« statt, ein ergreifendes Erleben von Ausgeschlossen-Sein. Allerdings hat er damit auch weder die Unbequemlichkeit der Schwangerschaft noch der Geburt zu tragen, diese Anstrengung wird ihm erspart, es wird keinerlei Arbeit oder Opfer von ihm gefordert. Den Neid der schwangeren Frau auf nichtschwangere Männer beschreibt Marilyn French wie folgt:

Schwangerschaft ist ein langes Warten, bei dem du lernst, was es heißt, völlig die Herrschaft über dein Leben zu verlieren. Es gibt keine Kaffeepausen, keine Feiertage, in denen du deine normale Figur und dein Selbst wiedergewinnst, um dann erholt wieder an deine Arbeit zu gehen. Nicht für eine Stunde kannst du dir das Ding wegwünschen, das dich so aufbläht, das deinen Bauch dehnt und dehnt, bis du denkst, die Haut müsse platzen, und das dich von innen tritt, bis du schwarz und blau bist. Nicht einmal zurückschlagen kannst du, ohne dich selbst zu verletzen.[27]

Es hat natürlich auch Vorteile, dies nicht direkt erleben zu müssen. Aber dennoch: Trennung und Isolierung bestimmen das Fortpflanzungserleben des Mannes. Das führt zur Abwehr des defizitären Erlebens durch die Spaltung, wobei die Abgrenzung von der Frau gleichzeitig mit der Abwertung des Weiblichen und der Überhöhung des Männlichen erreicht wird. Trotzdem bleibt ein Gefühl von Mangel und Einsamkeit bestehen, und infolgedessen kommt es zu mannigfachen Versuchen und Erfindungen, mit denen die Getrenntheit von der genetischen Kontinuität kompensiert werden soll.
Schwangerschaft und Geburt waren und sind Ereignisse, die in vielen Bereichen eine bedeutende Rolle spielen. So muß die Kompensation auch viele Bereiche umfassen. Sie erfolgte und erfolgt durch:

1. Teilhabe
2. Imitation
3. Übernahme
4. Weiterentwicklung und Ausschluß von Frauen.

Körperlich-materieller Bereich:	T:	Vorstellung von der nährenden Funktion des Spermas
	I:	Initiationsriten
	Ü:	Präformationstheorie
	W:	Pathologisierung und Technisierung; Reproduktionstechnologie
Seelisch-geistige Bereiche:	T:	Einführung auch männlicher Götter
	I:	Kopfgeburten; Initiationsrituale
Religion:	Ü:	männlicher Schöpfergott; Taufe (= Fruchtwasser)
	W:	Dogmatisierung; Ausschluß von Frauen, religiöse Rituale aktiv zu vollziehen
Philosophie:	T:	–
	I:	–
	Ü:	Philosophie der Sterblichkeit, nicht der Geburtlichkeit (das Sein zum Tode)
	W:	»Vergessen« der Philosophinnen; Ausschluß als »unfähig«
Kreativität:	T:	Phantasien und Darstellung des »schwangeren Mannes« (z.B. Enzo Butera u.a.)
	I:	Entwicklung der sekundären Kreativität (statt primäre Kreativität)
	Ü:	Neuschaffen durch Kunst und Wissenschaft (»little boy«)
	W:	Künstlerische und naturwissenschaftliche Kreativität gilt als männliche Domäne; Ausschluß von Frauen als »unfähig«
Sozialer Bereich:	T:	Couvade (u.ä. Gebräuche)
	I:	Couvade
	Ü:	»Soziale« Kette; juristische Gesetze statt Naturgesetze
	W:	Ausschluß von Frauen aus dem öffentlichen Leben und Reduzierung ihrer sozialen Bedeutung

Tabelle: Kompensation des Gebärneides durch T = Teilhabe, I = Imitation, Ü = Übernahme, W = Weiterführung und Ausschluß von Frauen

Als körperliches Ereignis ist die Geburt nicht einfach zu übernehmen. Sie scheint beängstigend, nicht faßbar, numinos und zugleich mit Blut, und damit offenbar mit Verletzung, also mit der Vorstellung eines aggressiven Aktes, verbunden. Aber nachahmen ließ sich dieser Vorgang sehr wohl: Initiationsriten stellen meist Rituale der Wieder- oder Neu-Geburt dar, in denen Schwangerschaft und Geburt, aber auch die Menarche, symbolisch in unterschiedlichen Formen zelebriert werden. Sie gehen immer einher mit Blutopfern und meist mit Verletzungen des männlichen Genitales, die eine Genitalblutung auslösen.
Durch Theorienbildung war die Übernahme möglich. Bereits in der Antike entstand die »Präformationstheorie«, die besagt, daß im Samen der gesamte Mensch enthalten sei, wie die gesamte Pflanze im Pflanzensamen. Wir finden diese Theorie schon bei Aischylos (445 v.Chr.) in den *Eumeniden*:

Nicht ist die Mutter ihres Kindes Zeugerin,
sie trägt und hegt das aufgeweckte Leben nur.

Fast zweitausend Jahre später schien diese Theorie sich zu bestätigen, als bei der Erfindung des Mikroskopes das Sperma als eines der ersten Untersuchungsobjekte diente. Man vermeinte, unter dem Mikroskop den »homunculus« tatsächlich gesehen zu haben, also den ganzen kleinen Menschen. Damit wurde der Mann auch »wissenschaftlich« zum alleinigen Erzeuger des Lebens erklärt. Die Frau wurde zum Boden, zum Gefäß, in dem der »Samen« des Mannes zur Entwicklung und zum Heranwachsen gebracht wurde. Dahinter sind unschwer die Omnipotenzphantasien zu erkennen, die der ersten Schwangerschaftsphantasie entsprechen.
Vorurteile verstellen die Sicht: das Ei, die größte Zelle des menschlichen Körpers, etwa achtzigtausendmal größer als das Spermium, wurde erst Jahrhunderte nach den Spermien entdeckt, und erst 1861 wurde begriffen, daß es sich dabei um die weibliche Geschlechtszelle handelt und nicht um irgendeine Nahrungsquelle für den Embryo. Damals erkannte die Naturwissenschaft schließlich, daß Ei und Spermium gleichermaßen die Entstehung des neuen Menschen bewirken. Danach war die Präformationstheorie nicht mehr zu halten. In der Folgezeit wurden daher vermehrte Anstrengungen unternommen, die Entstehung des neuen Menschen zum technischen, von Wissenschaftlern gesteuerten Vorgang zu machen. Dieser Weg der Kompensation führt direkt zur Reproduktionstechnologie.

Die Schwangerschaft ist aber auch ein eindrucksvolles seelisches Erleben, das sich im religiösen Bereich in der ursprünglichen Verehrung der Muttergöttin als Ursprung des Lebens und in den dazugehörigen Ritualen zeigt. Die Geburt war der Höhepunkt des Jahres – unser Weihnachtsfest ist ein bekanntes Beispiel dafür. Im Laufe der Entwicklung wurde die Rolle und die Bedeutung der Göttin immer mehr reduziert, Götter tauchten auf, zuerst als Gefährten, dann als Herrscher, bis schließlich die Alleinherrschaft eines einzigen Gottes behauptet wurde. Vorausgegangen waren männliche Kopfgeburten als Imitation, wie etwa die Geburt der Pallas Athene aus dem Haupt des Zeus, die Gottfried Benn (1948) so beschreibt:

Athene, der Schläfe des Zeus entsprungen, blauäugig, mit glänzenden Waffen, der mutterlose Gott. Pallas – ein Ergötzen an Schlachten und Zerstörung, das Haupt der Medusa auf dem Schild vor der Brust, den düsteren freudlosen Nachtvogel über dem Haupt …
… Pallas, nie beirrt, immer im Helm, nie befruchtet, schmale kinderlose Göttin, vom Vater geboren ohne das Geschlecht.

Die logische Folge war schließlich die Übernahme der Schöpfung, der Entstehung allen Lebens, ursprünglich ein Geburtsakt, durch den Schöpfergott. Diese Version der Schöpfungsgeschichte wurde zur »göttlichen Offenbarung« erklärt, zum Dogma, dessen absoluter Wahrheitsgehalt als unanfechtbar gilt.

Im Christentum wurde zusätzlich eine Art »seelische Geburt« des Kindes propagiert. Die Urchristen glaubten, vor der Taufe sei kein Mensch wirklich geboren. Die Frau gab dem Kind das fleischliche, sterbliche Leben, der Schöpfergott beziehungsweise stellvertretend seine nunmehr männlichen Priester verliehen ihm mit Hilfe ihres »Fruchtwassers«, des Taufwassers, das unsterbliche, geistige Leben. In diesem Ritual lebt noch eine mythische Erinnerung an das Wasser als weibliches Element und als Urquell allen Lebens weiter. Dabei gelang es erst dem Christentum, die sinnliche, lebendige, lebensnahe und lebensorientierte Religiosität der Frau in sündige, weibliche Unterlegenheit umzudeuten und sie damit abzuwerten.

In vielen Metaphern der Bibel oder der christlichen Tradition kommt zum Ausdruck, daß mütterliche Funktionen übernommen wurden; so wird die Kirche zur Mutter erklärt und das gesamte Vokabular von Geburt und Nähren wird hier benutzt.

In der Philosophie hingegen fand die Geburtlichkeit des Menschen keinen Platz, sie konzentrierte sich fast ausschließlich auf die Sterb-

lichkeit. Das Ende erscheint wichtiger als der Anfang – ohne den es kein Ende geben würde. Eine einseitige Entwicklung auf ein Ende hin, hinter dem es keinen Neuanfang gibt, wurde so begrifflich geprägt. Philosophie war praktisch ausschließlich Männersache, die vielen Philosophinnen, die es durchaus gegeben hat, sind nachdrücklich vergessen.
Die Psychoanalyse hat unterdessen einen Mutterbegriff geschaffen, der wenig mit innerer Realität, aber viel mit Kompensation zu tun hat. Hier werden die Verhältnisse umgedreht, das Kind wird zur Kompensation der Penislosigkeit erklärt, das Muttersein impliziert damit Mangelhaftigkeit und wird zur Ersatzlösung, und in der Folge stellen sich unausweichlich Schuldgefühle ein.
Kreative Naturwissenschaftler haben sich eigene Kinder geschaffen, so wurde die erste Atombombe zärtlich »little boy« genannt. Die Kreativität, das Neuentstehenlassen, wurde fast ausschließlich zur männlichen Domäne. Den Frauen wurde nur die primäre Kreativität des rein körperlichen Neuschaffens zugestanden, hingegen waren sie von der sekundären Kreativität, die Neues aus dem Geist schafft, im wesentlichen ausgeschlossen. Künstlerinnen und Wissenschaftlerinnen wurden in allen Bereichen zur großen Ausnahme erklärt. Hingegen wurde die Frau auf Fortpflanzung und Mütterlichkeit als »natürlicher« Verpflichtung verwiesen.
Im sozialen Bereich kam es zuerst zum Versuch der Teilhabe. Die Sitte des Männerkindbettes, Couvade genannt, war in verschiedenen Stammeskulturen im nördlichen und mittleren Südamerika, in Ozeanien, in Ostasien und Indien weit verbreitet. Hierbei zeigte der Vater nach der Geburt seines Kindes entweder das Verhalten einer Wöchnerin oder er unterwarf sich im Interesse des Kindes rituellen und magischen Vorschriften. Dieser Brauch wurde so lange ausgeübt, wie das Gebären einen höheren Stellenwert hatte als das sogenannte Zeugen.
Zusätzlich wurde die biologische Lebenskette durch eine »soziale« Kette ersetzt, in der der Sohn dem Vater folgt und dieser wiederum seinem Vater, das heißt, an die Stelle der natürlichen Ordnung traten gesetzliche Regelungen. Das Erbrecht und das Namensrecht dienten dazu, diese Kette zu sichern, und damit wurde eine künstliche Kontinuität geschaffen.

In diesen außerordentlich verkürzten Überlegungen wird deutlich, wie die Fähigkeit des Gebärens beziehungsweise der Gebärneid die Entwicklung unserer gesamten Kultur mitgeprägt hat und damit auch die

Realität von Frauen wie von Männern weiterhin bestimmt. Die Wurzeln für viele, uns sonst unverständliche Entwicklungen werden deutlicher, wenn wir uns die geschilderten Zusammenhänge näher betrachten und vertiefen.

Gerade für den Mann wäre die Benennung des Gebärneides, der Kompensation und deren Folgen außerordentlich wichtig und in Therapien heilsam, da es dadurch zur Entwicklung eines persistierenden Größenselbst gekommen ist. Das Bestehen eines vorübergehenden Größenselbst, wie in den Schwangerschaftsphantasien, wird durch Veränderung der Realität oder durch Realitätsprüfung nicht ständig wirksam sein und so der Entwicklung des eigenen Selbst nicht dauerhaft im Wege stehen. Ein persistierendes Größenselbst jedoch ist, da es keiner Realitätsprüfung standhält, ständig auf die Zufuhr narzißtischer Bestätigung angewiesen. So kommt es zum einen zur Abspaltung und Abwertung aller gegenteiligen Informationen und Impulse, die es in Frage stellen könnten, und zur Aufwertung derjenigen Informationen und Impulse, die die narzißtische Zufuhr aufrechterhalten. Seelische Entwicklung spielt sich folglich nur noch auf dem Niveau sogenannter »früher Störungen« ab. Zusätzlich muß die Bestätigung immer wieder neu gesucht und gesteigert werden, schon der Stillstand wird als gefährlicher Rückschritt erlebt. So geraten wir immer mehr in den Bereich einseitiger Grenzenlosigkeit und Maßlosigkeit, die schon lange unsere kulturelle Entwicklung prägt.

Heilsam wäre eine Besinnung auf eigene männliche Werte, eine Überprüfung der Realität, die Benennung des blinden Flecks bei der Betrachtung der geschilderten Zusammenhänge und ein Ausbau der Teilhabe, die eine reife Form der Neidbewältigung darstellen könnte. Für das Miteinander, für die Beziehungen von Frauen und Männern und für deren menschliche Entwicklung wäre das ein Weg, der aus der Sackgasse führt.

Konfliktfeld Fortpflanzungsfähigkeit

Die Auseinandersetzung mit dem Kinderwunsch – Ablehnung oder dringende Erfüllung – ist zum Konfliktfeld geworden, das nicht mehr nur das persönliche Leben der Frau und ihres Partners betrifft und umfaßt, sondern ethische und politische Dimensionen angenommen und heftige weltanschauliche Diskussionen in Gang gesetzt hat.

Kontrazeption – Schwangerschaftsverhütung

Wenn eine Frau sich gegen eine Schwangerschaft entscheidet, muß sie üblicherweise selbst für die Verhütung sorgen. Zwar ist immer auch ein Mann beteiligt – aber für ihn stellt sich die Frage nach der Verhütung weniger nachdrücklich. Kontrazeption ist nach wie vor meist Sache der Frau, und mit den daraus resultierenden Konflikten muß sie alleine fertig werden. Wenn sie kirchlich gebunden ist, sollte sie nicht verhüten, sondern Sexualität vermeiden, Enthaltsamkeit und »Keuschheit« üben. Offenbar betrachtet die Kirche Sexualität immer noch einzig als Mittel der Fortpflanzung. Der spezifisch menschliche Aspekt, die nur dem Menschen eigene Möglichkeit, Sexualität als Kommunikationsform größter Nähe und Intensität zu leben, als Zeichen von Liebe, Zärtlichkeit, Innigkeit, Wärme, als Ausdruck von Freude und Glück, Vertrauen, Offenheit und gegenseitiger Hingabe, wird dadurch geleugnet oder entwertet. In unserer ohnehin gefühlsleer gewordenen Zeit sollen Frauen auf eine spezifisch menschliche Erlebensmöglichkeit verzichten, wie dies die Kirche fordert. Der Kampf gegen jede Kontrazeption ist ein Kampf gegen angstfreie menschliche Erlebensformen, die bewußtseinserweiternd sein können und die Lebensqualität entscheidend erhöhen. In erster Linie ist es ein Kampf, der Frauen betrifft und ihre freie Entscheidungsmöglichkeit, ihre Lebensgestaltung, ihren Umgang mit sich selbst, ihrem Körper und ihrem Leben beeinträchtigt.

Ginge es dabei tatsächlich um Moral, müßte logischerweise der Kampf der Kirche gegen die Prostitution, in der Sexualität als menschliche Kommunikationsform wie auch als Fortpflanzungsmöglichkeit entfremdet ist, viel entschiedener geführt werden, denn dabei geht es nur noch um die technische, abspaltende Ausübung des Geschlechtsverkehrs ohne innere Beziehung oder emotionalen Gehalt.

Es ist ja letztlich eine völlig paradoxe Situation, daß bei der bereits vorhandenen Überbevölkerung der Erde keine sinnvolle Verhütungspolitik von allen Seiten konsequent anempfohlen und betrieben wird. Täglich nimmt die Weltbevölkerung um mehr als 200 000 Menschen zu, eine bevölkerungspolitisch katastrophale Entwicklung, mit der nicht nur die weltwirtschaftlichen, sondern auch die globalen ökologischen Probleme unbeeinflußbar und unabsehbar zunehmen. Jährlich sterben Millionen von *geborenen* Kindern an Unterernährung, Unterversorgung und Erkrankung. Davon abgesehen fördert der kirchliche Kampf gegen Kondome die Ausbreitung von AIDS und damit von millionenfachem unnötigem Elend und Leid.
Hinzu kommt, daß es eine Illusion ist, daß Frauen durch sexuelle Enthaltsamkeit verhüten könnten. Dagegen stehen die »ehelichen Pflichten«, die nach wie vor, oft ohne Rücksicht, durch die Ehemänner eingefordert und mehr oder weniger gewaltsam durchgesetzt werden. Frauen haben hier real nur sehr eingeschränkte Entscheidungsmöglichkeiten.
Verhütung kann von seiten der Frau geschehen durch

- sogenannte »natürliche« Methoden (z.B. Temperaturmessung zur Feststellung des Eisprungs und anschließende Vermeidung von Geschlechtsverkehr)
- hormonale Antikonzeption (»Pille«)
- lokale äußere Verhütungsmittel:
- schaumbildende Substanzen
- Zervixkappe, Pessare
- Intrauterin-Pessar (IUP, sogenannte »Spirale«)
- Sterilisation
- Hysterektomie

Insbesondere die sogenannten »natürlichen« Methoden sind nicht besonders zuverlässig. Andere Methoden stellen einen erheblichen Eingriff in den Körper der Frau dar, sei es auf hormonelle Weise, sei es durch folgenschwere Operationen wie Sterilisation oder gar Hysterektomie. Es ist nach wie vor nicht selten, daß die Entfernung der Gebärmutter bei Frauen über fünfunddreißig Jahren oder bei Frauen mit mehr als zwei Kindern anempfohlen und durchgeführt wird – wobei jede Organentfernung ein irreversibler, erheblicher Eingriff und eine Verstümmelung ist.
Die Sterilisation des Mannes (Vasektomie) ist ein kleiner Eingriff, der unter lokaler Betäubung ambulant problemlos durchgeführt werden kann. Er hat eine niedrige Komplikationsrate und bereitet erheblich

geringere Kosten als die Sterilisation der Frau. Eine Vasektomie setzt allerdings eine Verständigung zwischen Mann und Frau, Verantwortungsbewußtsein von seiten des Mannes und partnerschaftliches Handeln voraus. Genau hier scheinen die Schwierigkeiten zu liegen, denn zur männlichen Rolle gehören in unserem Kulturkreis die Dominanz, das Überlegenheitsgefühl, die Angstfreiheit, ein geringes Maß an Emotionalität und der soziale Erfolg, zur weiblichen Rolle die passive Unterwerfungsbereitschaft, die Untüchtigkeit, die Emotionalität, die Ängstlichkeit, die vegetative Labilität und geringer sozialer Erfolg.[28]
Die Vasektomie wird eher selten empfohlen, viele Paare wissen nicht einmal davon. Hier wird also durch Beratungsverhalten eine Möglichkeit der Verhütung nicht eingesetzt, die gefahrlos und problemlos ist – vorausgesetzt wird allerdings eine seelische Reife des Mannes, die Verarbeitung, Partnerschaftlichkeit und Verantwortungsbewußtsein einschließt. Für Männer, die sich hauptsächlich oder gar ausschließlich über ihre Zeugungsfähigkeit definieren, kann sie jedoch eine erhebliche seelische Belastung darstellen. Dasselbe gilt jedoch auch für einen hohen Prozentsatz von sterilisierten Frauen, der bislang nicht zahlenmäßig erfaßt wurde.
In einem Leserbrief beschreibt ein Mann seine Reaktion auf die Vasektomie wie folgt:

Wenn ich gewußt hätte, daß eine Sterilisation so problem- und risikolos ist, würde ich es nie zugelassen haben, daß sich meine Frau fünfzehn Jahre lang mit Chemie vollstopfte.[29]

Für Frauen hat eine Sterilisation durch Hysterektomie, wie sie Frauen noch sehr oft zugemutet wird, häufig den Nebeneffekt, daß der Mann sie danach ablehnt und abwertet. Auch dazu ein Leserinnenbrief:

Nach zwei Geburten, vier Abtreibungen und zwei Fehlgeburten nahm ich auf Wunsch meines Mannes fünfzehn Jahre lang die Pille, trotz Nebenwirkungen wie Gewichtszunahme, Brust- und Kopfschmerzen. Nach 25jähriger Ehe war der Uterus futsch. Vierzehn Tage nach der Operation wurde ich »Oma« tituliert. Nach zwei Selbstmordversuchen bekam ich die erste Kur meines Lebens verschrieben. Danach hatte ich endlich die Kraft, aus dieser Ehe auszusteigen …[30]

Konflikte um die Alleinverantwortung für die Kontrazeption kommen oft in Therapien zutage, in denen ein gutes Arbeitsbündnis besteht und konsequente psychotherapeutische Arbeit möglich ist.

Schwangerschaftsabbruch

Ein weiteres bedeutsames Konfliktfeld für Frauen ist der Schwangerschaftsabbruch.
Die Tatsache, daß menschliche Sexualität als verbindendes Erleben nicht identisch ist mit Geschlechtstrieb und Fortpflanzungswünschen, hat dazu geführt, daß der Schwangerschaftsabbruch sowohl bei sogenannten Natur- wie auch bei Kulturvölkern als nachträgliche Korrektur durchgeführt wurde. Die Wertung war sehr unterschiedlich, er wurde als Normalverhalten angesehen, als tolerierter Akt, als kleines Vergehen bis hin zum Kapitalverbrechen.
Übrigens gab und gibt es als weitere Möglichkeit der Regulierung der Bevölkerungsdichte und -zusammensetzung die Kindesaussetzung unmittelbar nach der Geburt. Heute noch sind davon fast ausschließlich *weibliche* Säuglinge, meist in islamischen Ländern, betroffen. Die Kindesaussetzung wird und wurde übrigens *nie*, außer in äußerster Verzweiflung, von *Frauen* durchgeführt.
Die Wertung des Schwangerschaftsabbruchs hing im wesentlichen davon ab, welche Stellung und welche Rechte die Frau hatte und ob andere Instanzen sich für zuständig erklärten. Dort, wo die Selbstbestimmung der Frau in bezug auf Geburtenregelung üblich war, gab es keine Konflikte und keine entsprechenden Gesetze. Im Verlauf der Entwicklung patriarchaler Kultur wurde allerdings versucht, die weibliche Sexualität zu kontrollieren, und die Situation änderte sich. »Im Namen des Erbarmens mit den Ungeborenen wurde man erbarmungslos mit den Gebärenden – bis hinein in das legalisierte Verbrechen«[31], das heißt die gesetzlich legalisierte Tötung der betroffenen Frau.
Die Berufung auf den Eid des Hippokrates, ein in der Diskussion um die Abtreibung immer wieder auftauchendes Argument, wird relativ, wenn wir bedenken, daß Hippokrates selbst berechnete, zu welchem Zeitpunkt die Vornahme eines Abbruchs besonders günstig ist. Ebenfalls von ihm stammen Aufzeichnungen über Abortivmittel. In seiner Schrift »Das Werden des Kindes« beschreibt er ohne Bedenken, wie er zu einem Abort verhilft.[32]
Mit dem Christentum wurde der Abbruch zum Mord erklärt, dahinter stand der Gedanke, daß die Tötung eines Ungeborenen zum Entzug der Taufe und damit zum Verlust der ewigen Seligkeit führe.[33]
Die Frage allerdings, ab wann der Fötus oder Embryo als beseelter Mensch anzusehen sei, wurde ganz unterschiedlich beantwortet. Hip-

pokrates und Aristoteles verbreiteten die Lehre, daß der Fötus nicht von Anfang an mit einer Seele begabt sei. Für Hippokrates mußte die äußere Gestalt schon menschenähnlich sein, bei männlichen Föten war das nach seiner Lehre am 30. Tag, beim weiblichen am 42. Tag der Fall. Nach Aristoteles wurde der männliche Fötus ungefähr am 40. der weibliche am 80. Tag beseelt. Zu verurteilen war nur die Tötung des *beseelten* Fötus. Es ging also nicht um das »Recht auf Leben« schlechthin, sondern um die Seele.

Im Mittelalter bis in die Neuzeit hinein geriet der Schwangerschaftsabbruch zusätzlich in die Nähe des Hexenwahns. Die betreffende Frau kam in den Verdacht, selbst Hexe zu sein oder Umgang mit Hexen zu haben. Infolgedessen wurde sie wie eine Hexe gefoltert, gepfählt, erhängt, geköpft, gerädert, zerrissen oder verbrannt. Zur gleichen Zeit wurden von der gleichen Institution Kirche schwangere Frauen, ohne Achtung vor der Schwangerschaft, gefoltert und zu Tode gebracht, ebenso wie die *geborenen* Kinder der verfolgten Frauen.

Bis in die Mitte des 18. Jahrhunderts gab es die Todesstrafe für Schwangerschaftsabbruch, und zwar nur für die ohnehin betroffene Frau. Die »Heiligkeit des Lebens« war und ist also sehr relativ. Der am Zustandekommen der Schwangerschaft genauso beteiligte Mann, auf dessen Drängen oft die Frauen zum Abbruch als letzte Möglichkeit griffen, blieb unbehelligt und wurde nicht zur Verantwortung gezogen. Daran hat sich bis heute nichts geändert.

Was ist überhaupt Leben? Immer gehört zelluläres Leben, also lebendige Zellen, dazu. Aber Ei und Spermium sind bereits ohne Verschmelzung lebendige Zellen. Und auch sie tragen genetisches Material in sich. Aber, um die Paradoxie solcher Überlegungen aufzuzeigen, auch eine unnötig entfernte Gebärmutter ist lebendig, sie enthält lebende Zellen mit menschlichem Erbgut, die durch den Eingriff getötet werden. Um den »Schutz des Lebens« allgemein scheint es hier also nicht zu gehen. Leben ist offenbar nur vor der Geburt schützenswert. Hier ist eine Entwertung und Reduzierung des Begriffs »Leben« zu beobachten, eine Inhaltsentleerung, Verschiebung und Spaltung. Einerseits werden erbitterte Diskussionen um das »ungeborene Leben« geführt, und andererseits war und ist Leben von Frauen – die Hexenverbrennung ist nur ein Beispiel –, von Juden beim Holocaust, von Kurden in Lagern, von Kindern in der Dritten Welt, von Tieren und Pflanzen, die ausgerottet werden, offenbar nicht viel wert. Das Wort »Leben« ist nichtssagend und emotionsgeladen zugleich geworden – und das ist immer ein Hinweis auf das Wirken der Spaltung.

Die Frage, ab wann ein Fötus ein Mensch ist, wurde nicht nur in der Antike gestellt, sie ist auch heute noch aktuell.
Mit der Verschmelzung der Geschlechtszellen beginnt etwas Neues, nämlich eine bestimmte Kombination von Erbmerkmalen, die im wesentlichen einmalig ist. Zweifellos *kann* daraus ein Mensch entstehen, aber der Fötus ist noch nicht, was er sein wird. Das, was er werden könnte, ist lediglich in seiner Anlage vorhanden. Vom Ende her betrachtet, ist er ohne Zweifel kein Mensch, im Verlauf seines Wachstums nähert er sich dem Menschsein erst an. – Aber was ist eigentlich ein Mensch? Anthropologisch wird er so definiert: »Der Mensch ist das mit Selbstbewußtsein und Sprache begabte kulturschaffende Lebewesen.«[34] Nach dieser Definition ist der Fötus kein Mensch. Aber ist er vielleicht eine Person – was ist eigentlich Personalität?
Solche Diskussionen lassen sich endlos fortsetzen und sie werden auch endlos fortgesetzt. Für jedes Argument gibt es ein Gegenargument, es geht also um etwas ganz anderes. Auf jeden Fall läßt sich sagen, daß von denjenigen, die Straffreiheit befürworten, der Standpunkt der Frau vertreten wird, von denjenigen, die den Abbruch bekämpfen, der Standpunkt des Fötus, aber nicht als Individuum, sondern als Politikum und als Objekt von Weltanschauungen.
Statistische Untersuchungen haben ergeben, daß nach einer Liberalisierung der Gesetze zwar kurzfristig die Anzahl der Abbrüche ansteigt, dann aber konstant bleibt. Der gefürchtete »Abtreibungsboom« ist bisher überall ausgeblieben. Und die Auffassung, daß strenge strafrechtliche Bestimmungen am wirkungsvollsten seien, hat sich nicht bestätigt. Die Anzahl von Schwangerschaftsabbrüchen läßt sich durch die Androhung von Strafverfolgung nicht in relevantem Ausmaß senken, es steigt jedoch die Komplikations- und Todesrate von Frauen infolge dilettantischer Abbrüche.
Für den Schwangerschaftsabbruch gibt es verschiedene Indikationen:

Indikationen:	*Anzahl:*
ethisch	63
psychiatrisch	658
eugenisch	785
medizinisch	6216
sozial	65 547
unbekannt	1 302

Indikationen für Schwangerschaftsabbrüche in den alten Bundesländern 1990.[35] *Quelle: Stat. Bundesamt*

Eine medizinische Indikation liegt dann vor, wenn die betroffene Frau unter einer manifesten oder latenten Erkrankung leidet, die durch die Schwangerschaft eine Verschlimmerung erfahren würde. Sie muß eine Schwangerschaft nicht auf Kosten ihres eigenen Lebens oder ihrer Gesundheit fortsetzen.
Eine eugenische Indikation, auch kindliche Indikation genannt, berücksichtigt, daß das Austragen eines lebenslang kranken Kindes nicht zumutbar ist. Es gibt allerdings Bestrebungen, Frauen das Austragen von Föten ohne Lebenschancen zuzumuten, da diese »ideale Organspender«, also Organersatzteillager darstellen.[36] Was daran Sensationsbericht, was wahr ist, wird die zukünftige Entwicklung zeigen.
Die psychiatrische Indikation sieht den Abbruch bei schwer psychisch kranken Frauen vor. Eine kriminologische Indikation setzt voraus, daß eine Gewalttat, wie sexuelle Ausbeutung von Kindern, Vergewaltigung, sexuelle Nötigung oder sexueller Mißbrauch Widerstandsunfähiger zur Schwangerschaft geführt hat.[37]
Die Notlagenindikation ist das Problem, an dem sich die Abtreibungsdiskussion immer wieder neu entzündet. Denn was ist eine Notlage – wie könnte sie objektiviert oder bewiesen werden, wer kann darüber urteilen? Frauen kommen sehr häufig in Konflikt mit ihrer Schwangerschaft, weil sie Angst haben, weil der »Erzeuger« oder die Familie sie unter Druck setzen, aber auch, weil sie sich den an sie gestellten Anforderungen nicht mehr gewachsen fühlen, weil die gesamte Lebensplanung durcheinander gerät, weil Vermieter drohen, die Wohnung bei einer erneuten Schwangerschaft zu kündigen ... Hier gibt es sehr viel realistische, einsehbare Gründe. Manchmal ist jedoch der Wunsch nach einem Abbruch auch Ausdruck anderer Konflikte, seelischer Schwierigkeiten oder Beziehungsstörungen. Dann bietet der Schwangerschaftsabbruch nur für die akute Situation eine Lösung, nicht aber für den Grundkonflikt. Grundlegende Konflikte entstehen auch dadurch, daß Frauen immer wieder Verantwortung zugewiesen wird, ohne sie mit ausreichenden realen Kompetenzen auszustatten, um, zum Beispiel an wichtigen politischen Schaltstellen, ihre eigenen Belange zu vertreten.

Ein Schwangerschaftsabbruch ist für keine Frau ein Ereignis, über das sie einfach hinweggehen kann. Es ist höchst selten ein »leichtsinniger« oder »unreifer« Entschluß, obwohl dies häufig so gesehen wird. Dem Abbruch geht fast immer eine intensive Phase innerer Auseinandersetzung und Entscheidungsfindung voraus. Frauen sprechen auch nicht

vom »Fötus«, sondern vom Kind oder Baby, wenn sie ihren Abbruch schildern. Viele berichten, daß die Zeit um den Geburtstermin besonders schlimm war und daß dann »alles wieder hoch kam«.
Seelische Folgeschwierigkeiten haben vor allem Frauen,

- mit ambivalentem, nicht eindeutigem Entschluß
- mit bestimmten ethisch-moralischen Wertvorstellungen
- mit (oft unerfüllbar) hohen moralischen Grundsätzen und Leistungserwartungen an sich selbst
- mit »illegalem«, also nach allgemeinem Dafürhalten unerlaubtem Abbruch
- mit körperlichen Folgeschäden
- mit ambivalenten Partnern beziehungsweise Familienangehörigen für die die Schwangerschaft eine besondere Bedeutung hatte.

An der Konflikthaftigkeit ändern auch andere Abbruchmethoden nichts. Die hochgelobte und vielfach abgelehnte »Abtreibungspille« RU 486 ist ein erheblicher Eingriff in den Hormonhaushalt des Körpers. Sie enthält den Wirkstoff Mifepriston, ein Antigestagen, das das natürliche Progesteron, das die Schwangerschaft aufrecht erhält, unwirksam macht, indem es durch komplizierte Mechanismen die Progesteronrezeptoren blockiert. Das alleine reicht jedoch oft nicht, um einen Abbruch in Gang zu setzen. Dazu muß noch ein weiterer Wirkstoff, nämlich Prostaglandine, verabreicht werden. Die Wirkung kann dramatisch sein, die starken Nebenwirkungen sind unter Umständen lebensgefährlich, so daß diese Präparate nur unter Intensivbedingungen einsetzbar sind. Zudem bleiben gelegentlich Reste in der Gebärmutter zurück, so daß ein nachträglicher, zusätzlicher Eingriff erforderlich werden kann. Außerdem ist über Spätfolgen und mögliche weiterreichende Schädigungen noch nichts bekannt. Die »Abtreibungspille« ist also keineswegs harmlos, denn sie stellt einen erheblichen Eingriff in den *gesamten* Körper dar und wirkt nicht nur *lokal* wie der Abbruch durch Absaugen oder Abrasio (Ausschabung).
In jedem Fall ist ein Schwangerschaftsabbruch ein Verlust, ganz gleich, wie die Einstellung zum Kind vorher war. Verluste erfordern Trauerarbeit und gehen einher mit Phasen von Bedauern, Traurigkeit, Lustlosigkeit, Reizbarkeit und aggressiven Gefühlen. Schuldgefühle und Selbstvorwürfe, Ängste und Alpträume sind hingegen autoaggressiv. Denn nach Abwägen aller Faktoren und mit der Entscheidung, die vor allem auch die Verantwortung einschließt, sind selbstzerstörerische Gedanken lediglich eine Reaktion auf Zwänge, die zum Teil sehr subtil auf Frauen ausgeübt werden, damit sie »richtige Frauen« im Sinne ge-

sellschaftskonformer Vorstellungen und Klischees sind. Es ist Sache jeder einzelnen Frau und günstigenfalls auch ihres Partners, den Konflikt mit einer Schwangerschaft auszutragen und für sich selbst in der gerade gelebten Situation verantwortungsbewußt zu lösen.
Der Zwang, eine Schwangerschaft auszutragen, bedeutet gleichzeitig die Kontrolle über die Gebärfähigkeit der Frau – wie sie auch die moderne Reproduktionstechnologie anstrebt. Die Be- oder Verurteilung der Einstellung der schwangeren Frau impliziert gleichzeitig die Unterstellung der Unfähigkeit, Entscheidungen zu treffen, damit Unfähigkeit in ethischen und moralischen Fragen. Damit wird die fortpflanzungsfähige erwachsene Frau auf die Funktion der Fortpflanzung reduziert, sie verliert ihre Entscheidungsfähigkeit, und damit ihre Mündigkeit und Würde.

Wichtig wäre in jedem Fall die gedankliche Einbeziehung und Überprüfung auch der Rolle des Mannes, eine Teilhabe an seiner Verantwortung für die Entstehung der Schwangerschaft, obwohl dies gleichzeitig zwiespältig ist, denn nur zu schnell kommt es dazu, daß er über Erhalt oder Abbruch einer Schwangerschaft entscheidet. Mit dieser Verantwortung wäre jedoch bereits die Übernahme eines Teils der Verhütungsverantwortung verbunden. Auch die volle Verantwortung für die »Erzeugung« eines ungewollten Kindes gegen den Willen der Frau wäre selbstverständlich. Selten läßt sich von Männern erfahren, was sie bewegt hat, wenn sie an einer ungeplanten oder ungewollten Schwangerschaft, nicht selten durch Gewaltanwendung, beteiligt waren. Denn zu jedem Schwangerschaftskonflikt gehört auch ein Mann. Es wird angenommen, daß fast jeder zweite in der Bundesrepublik lebende erwachsene Mann der »Erzeuger« einer abgebrochenen Schwangerschaft ist. Oft sind es die Männer, die die Fortführung der Schwangerschaft ablehnen und nicht selten durch psychischen Druck, Androhen des Verlassens und körperliche Gewalt den Abbruch erzwingen, und zwar die Ehemänner in 46,4 Prozent – wahrscheinlich liegt der Anteil noch höher – und die Partner unverheirateter Frauen in 75 Prozent der Fälle.[38]
Sehr viele Frauen berichten, daß sie auf einen Abbruch verzichtet hätten, wenn der »Erzeuger« zu ihr gehalten oder gar Freude über die Schwangerschaft geäußert hätte, statt Druck auszuüben. Bei unserer immer noch gültigen Arbeitsteilung liegt es auch im Interesse des Mannes, daß Kinder, die er ernähren oder für die er Alimente zahlen müßte, nicht geboren werden. Bei praktisch jeder Abtreibung hat daher der »Erzeuger« entscheidend mitgewirkt, entweder durch Druck oder

verbale Äußerungen, oft aber auch, indem er sich seiner Verantwortung entzieht und die schwangere Frau mit ihren Problemen alleinläßt. Zudem widerspricht es der im Grundgesetz verankerten Gleichberechtigung, wenn die Diskussion den Mann völlig ausspart und allein die Frau zur Verantwortung zieht.

Ungewollte Schwangerschaft ist immer eine enorme körperliche wie seelische Belastung. Grund für Schwangerschaftsabbrüche ist aber nicht die Angst vor den neun Monaten der Schwangerschaft, sondern das Wissen um viele Jahre weiterer Alleinverantwortung. Wenn es soziale Hilfen, Kindergärten, Kindertagesstätten und Erziehungsurlaub auch für den Vater des Kindes ganz selbstverständlich gäbe, wenn dieser auch wahrgenommen würde, wenn alleinstehenden Müttern oder Familien mit vielen Kindern Wohnungen zur Verfügung stünden, wenn sie nicht als asozial abgestempelt und abgelehnt würden, wenn Frauen nach der Schwangerschaft wieder Arbeitsplätze oder Ausbildungsmöglichkeiten bekämen, wenn die Altersversorgung von Frauen besser geregelt wäre, wenn, wenn, wenn …

Dann wären zumindest die äußeren, allerdings utopischen Voraussetzungen gegeben, um die Zahl der Schwangerschaftsabbrüche zu reduzieren. Natürlich spielen auch die inneren Voraussetzungen eine Rolle, zum Beispiel, daß Kinder wirklich gewünscht werden. Menschen, die als ungewollt geborene und verhaßte Kinder durch Aggressionen und Ablehnung der Eltern, durch Mißhandlungen und Ausbeutung, aber auch durch Überfürsorglichkeit geschädigt werden, scheitern häufig hoffnungslos am Leben. Eine Frau sagte in der Therapie: »Ich wollte, meine Mutter hätte mich abgetrieben, da wäre mir dieses ganze hoffnungslose Leiden, diese endlose Verzweiflung erspart geblieben.«

Und ein Mann: »Ich hasse meine Mutter für ihren Haß, aber sie hatte ja selbst keine Chance.«

In jedem Fall kann der Schwangerschaftsabbruch keine gängige Methode der Geburtenkontrolle sein, keine Alternative zu einer – von beiden Beteiligten gleichermaßen verantwortlich getragenen – Empfängnisverhütung. Dazu gehören präventive Maßnahme, die aufklärend schon in der Schule eingesetzt werden müssen.[39] Dazu gehört aber auch eine völlige Veränderung des Verständnisses von Vaterschaftlichkeit, von Verantwortung, auch davon, was Rechte und Pflichten sind und wie sie sich verteilen. Das Problem des Schwangerschaftsabbruchs ist erst dann gelöst, wenn es sich nicht mehr stellt.

Der Schutz des geborenen Lebens ist zudem keineswegs so, daß Kinder unbedenklich in diesen Zustand befördert werden könnten. Zu zahlreich sind die Schädigungen durch Vergiftung von Muttermilch, Trinkwasser und Regen, Boden und Luft, durch das bedenkenlose Umgehen mit schädigenden Substanzen, durch Hunger und Kriege und weitere vermeidbare Belastungen.

Ungewollte Kinderlosigkeit

In unserer Gesellschaft ist nach wie vor die Auseinandersetzung mit dem Kinderwunsch nicht nur ein persönliches Anliegen einer Frau oder eines Paares. Nach wie vor gilt eine Frau erst dann als »richtige« Frau, wenn sie Kinder hat. Gegen die Gleichung Frau-Sein ist gleich Mutter-Sein wäre wenig einzuwenden, wenn auch das Mann-Sein mit dem Vater-Sein gleichgesetzt würde; freilich wäre dies eine für beide einseitige Bewertung der Fortpflanzung, aber dann doch eine symmetrische. Kinderlosigkeit und Unfruchtbarkeit sind jedoch nur für die Frau ein Makel, und wünscht sie sich vielleicht keine Kinder, wird sie als unnatürlich und egoistisch angesehen. Für einen kinderlosen Mann hingegen stellt sich dieser Konflikt nicht, ihm wird gewollte Kinderlosigkeit durchaus zugestanden. Allerdings kann ein zeugungsunfähiger Mann Schwierigkeiten mit Potenzvorstellungen haben.
Gleichzeitig wird das Recht auf ein eigenes Kind hochstilisiert. Die moderne Medizin und Technik versprechen Hilfe und »Heilung« für Kinderlosigkeit, als ob sie nicht ein mögliches Schicksal wäre, mit dem es sich auseinanderzusetzen gilt und an dem Männer und Frauen reifen können. Vielmehr wird sie als »Krankheit« behandelbar, und damit pathologisiert. Wenn es nun »nicht klappt«, wird die Ursache zum einen in der unzureichenden »Behandlung« gesehen – der behandelnde Arzt, die Ärztin sind jetzt für die Kinderlosigkeit verantwortlich, sie sind »daran schuld«. Zum anderen stellt sich oft die Vorstellung ein, »unheilbar« zu sein, einen minderwertigen, kranken, funktionsunfähigen Körper zu haben, und dies kann zur autoaggressiven Selbstablehnung führen. Haß und Selbsthaß sind jedoch ein destruktives Hindernis für die innere Auseinandersetzung mit dem eigenen Schicksal.
Warum wollen Frauen eigentlich ein Kind? Es gibt unterschiedliche innere wie auch äußere Gründe für einen Kinderwunsch, wie die folgenden, keineswegs vollständigen Antworten zeigen.

Äußere Gründe:
- eine »richtige Frau« sein, es ist so üblich,
- Familie, Mutter, Ehemann wollen es,
- »Stammhalter« muß geboren werden, Familie soll nicht aussterben,
- Schwestern, Freundinnen, Verwandte haben alle Kinder,
- mehr Ansehen, mehr Geltung, endlich etwas wert sein …

Innere Gründe:
- ein ganz »natürliches« Bedürfnis,
- etwas Eigenes haben wollen,
- nicht mehr einsam sein,
- etwas zum Versorgen, zum Liebhaben bekommen,
- das Kind soll es besser haben, unerfüllte Lebensmöglichkeiten verwirklichen,
- Selbstbestätigung: das kann ich auch,
- Fortsetzung des eigenen Lebens, Überwindung der Endlichkeit.

Sich die eigene Unfruchtbarkeit einzugestehen oder sie von einer ärztlichen Autorität bestätigt zu bekommen ist immer zuerst einmal ein Schock für die betroffene Frau. Intensive Verzweiflung, Trauer, Wut, Scham und Schuldgefühle tauchen auf. Kränkungsgefühle, Ohnmachtsgefühle und das Gefühl des Kontrollverlusts über den eigenen Körper und über die eigene Lebensplanung kommen hinzu. Diese Gefühle können zwar meist geäußert werden, aber es ist schwer, mit ihnen umzugehen, da sie tief und stark sind und frühere Gefühle mobilisieren können. Oft erscheint die Unfruchtbarkeit als Strafe für früheres Versagen, vielleicht auch für einen vorangegangenen Schwangerschaftsabbruch. Auch Neid auf schwangere Frauen oder auf Frauen mit Kindern kommt auf. Die Auseinandersetzung mit der Familie oder dem Partner ist oft schwierig, Schuldzuweisungen finden statt, die Angst vor dem Verlassenwerden kommt auf. Unter Umständen wird die Sexualität als Pflichtübung zur Erfüllung des Kinderwunsches mißbraucht und verliert damit die Funktion der Lusterfüllung und Kommunikation.

Wenn der Kinderwunsch überwertig wird, drehen sich alle Gedanken nur noch um die ersehnte Schwangerschaft. Literatur wird in Menge zusammengetragen, jeder Hinweis wird verfolgt, Geld spielt keine Rolle mehr, die gesamte Energie wird für Arztbesuche und das Ausprobieren aller möglichen Methoden und Therapieangebote benutzt. Hier kann ein Teufelskreis, wie oft im Leben der Frau, aus Hoffnung, Versuchen, Enttäuschungen und Resignation entstehen. Schließlich wird jeder Zyklus ohne Behandlung »ein verlorener Zyklus«, wie eine Patientin es formulierte.

Ursachen ungewollter Kinderlosigkeit

	bei der Frau	beim Mann
Körperliche Ursachen		
Angeboren:	Chromosomenanomalien, Mißbildungen der Geschlechtsorgane	
Erworben:	Verschlüsse oder Undurchgängigkeit in den Geschlechtsorganen durch Infekte, Entzündungen, Neubildungen (gutartige und bösartige Tumoren)	
Endokrine Ursachen:	hormonell bedingt, angeboren oder erworben	
	Eibildungs- und Eireifungsstörungen Zyklusstörungen	Spermienbildungs- und Spermienreifungsstörungen Spermienanomalien
Seelische Situation:	Selbstwertproblematik, Identitäts-Problematik u.a.	
		oft »Impotenz«
Soziale Situation:		
Beruflich:	Umgang mit schädigenden Substanzen im medizinischen Bereich (u.a. Narkosemittel, Zytostatika) technischer Bereich (Radioaktivität, Röntgenstrahlen), Chemie- und Pharmaindustrie (Medikamentenherstellung, Pflanzen- und Tiergifte, Düngemittel, Farben, Lacke u.v.m.)	
persönlich:	Druck und Streß	
Ökologische Situation:	Anwendung und Verbreitung von PCB und anderen Giften in Wasser, Nahrung und Luft	
	Anreicherung in der Follikelflüssigkeit und Gebärmutterschleimhaut Einnistungsstörungen Entwicklungsstörungen Fehlgeburten	Anreicherung in der Spermienflüssigkeit Spermienmißbildungen Verminderte Beweglichkeit Verändertes Verhalten

Mit Nachdruck muß gesagt werden, daß sich auch der Mann einer Untersuchung unterziehen sollte, denn häufig liegt die Ursache der Kinderlosigkeit bei ihm. Es ist immer wieder zu beobachten, daß Frauen jahrelang alle möglichen eingreifenden Behandlungen auf sich nehmen, von Hormonen bis zu körperlichen Eingriffen, bis sich schließlich irgendwann herausstellt, daß die Ursache überhaupt nicht bei ihnen liegt.

Sterilität kann zum einen hormonelle Ursachen haben, so daß beispielsweise kein Eisprung stattfindet. Frauen werden nicht selten schon früh unter zweifelhafter Indikation, etwa zur Auslösung der Menarche, mit Hormonen behandelt. Häufig folgen viele Jahre mit der »Pille«, also langjährige Hormongabe, so daß sich kein Eigenrhythmus einstellen kann. Kein Wunder, wenn sich die »innere Uhr« der Steuerung durch Hypothalamus und Hypophyse nicht regulieren kann.
Ein anderer Grund sind organische Veränderungen, wie Verwachsungen und andere Hindernisse infolge von Entzündungen oder Eingriffen, sehr selten durch Mißbildungen. Dadurch kann die Durchgängigkeit der Eileiter beeinträchtigt sein. Das kann auch bei Entzündungen durch Intrauterinpessar oder Schwangerschaftsabbruch mit Infektionsfolge geschehen.

Am häufigsten sind jedoch seelische Ursachen. Der folgende Fallbericht zeigt die Rolle der Vorgeschichte und der Lebenseinflüsse sowie das mögliche Vorgehen in einer psychotherapeutischen Behandlung:

Gertrud T., Gerti genannt, dreiunddreißig Jahre alt, kommt nach sechs Fehlgeburten zur psychosomatischen Behandlung. Sie und ihr Mann sind beide durchuntersucht und organisch gesund. Es besteht ein dringender Kinderwunsch, und es gibt weder anatomisch noch serologisch und dem Hormonstatus nach eine Erklärung für die Schwierigkeiten. Frau T. kommt mit der Diagnose »Depression« in die Therapie, sie leidet unter Reizbarkeit, Traurigkeit und erheblichen Schuldgefühlen: »Wenn es nichts Organisches ist, das mit den Fehlgeburten, dann bin ich doch schuld am Tod unserer Kinder oder es ist meine Macke.« Sie habe überhaupt kein Selbstbewußtsein mehr, traue sich nichts mehr zu und fühle sich überhaupt als »Versager« auf der ganzen Linie.
Gerti T. ist eine sehr schlanke Frau mit kurzgeschnittenen dunklen Haaren, sie trägt nur Jeans. Ihre drei Jahre ältere Schwester hat bereits fünf Kinder. Das verachtet sie: »Die heckt wie ein Kaninchen.« Die fünf Jahre jüngere Schwester ist unverheiratet und wechselt oft den Partner. Einer-

seits verurteilt sie das: »So was Unsolides.« Andererseits äußert sie auch Neid: »Das war die Schönheit in unserer Familie.« Sich selbst schildert sie so: »Ich war immer die Praktische, ich war der Junge in der Familie.« Die ältere Schwester half im Haushalt und beaufsichtigte die beiden jüngeren, damit war sie sehr angebunden. Die jüngere Schwester hatte viel mehr Freiheiten.

Beide Schwestern wurden ihr von der Mutter als Beispiel vorgehalten. Sie war weder so tüchtig und häuslich wie die ältere noch so hübsch und »sonnig« wie die jüngere. »Nur dem Vater war ich recht so. Der hatte mich am liebsten so wie ich war, ich sollte ja ein Junge sein.« Sie bekam seine Anerkennung für sportliche Leistungen und gute Schulergebnisse. Sie machte nach dem Abitur eine Ausbildung als Lehrerin, übte ihren Beruf aber nur zwei Jahre aus. Als ihr Vater starb, heiratete sie ein Jahr nach seinem Tod mit 27 Jahren.

Ihren Ehemann schildert sie als dem Vater sehr ähnlich, er ist acht Jahre älter und hat den gleichen Beruf wie der Vater. Die Ehe ist sehr glücklich. Beide wollen Kinder und sind sehr traurig über die vielen Fehlgeburten. Ihr Mann trägt alles mit ihr, aber er ist auch unzufrieden mit der Situation. Von der Beziehung zur Mutter erzählt Gertrud T. im ersten Gespräch sehr wenig, während sie über Schwestern, Vater und Ehemann ausgiebig berichtet. Das fällt auf. Direkt gefragt, schildert sie die Beziehung zur Mutter als »normal«. Sie beschreibt sie als gerecht, freundlich, allerdings auch sehr distanziert. Die Mutter koche gerne. Sie habe sich schon beim ersten Kind einen Sohn gewünscht, akzeptierte die erste Tochter jedoch, weil diese ihr bei den nächsten Kindern eine Hilfe sein konnte. Sie sei sehr enttäuscht gewesen, daß das zweite Kind, also Gertrud T., auch »nur« ein Mädchen war. Von der Mutter stammt auch der Name »Gerti, weil das auch ein Jungenname sein kann«. Hinzu kam, daß Gertrud T. als Steißlage nach einer langwierigen, schweren Geburt zur Welt kam. Die Mutter hatte ihr gesagt, daß die Geburt sie fast das Leben gekostet hätte. So entwickelte Gertrud T. schon früh Schuldgefühle der Mutter gegenüber, zumal die dritte Geburt sehr leicht war und die Mutter später zu ihr sagte, das sei doch etwas ganz anderes gewesen. »So leicht hast du es mir nicht gemacht, das war das Schlimmste, was ich je erlebt habe.« Frau T. hatte oft das Gefühl, etwas wieder gut machen zu müssen. Sie wollte der Mutter im Haushalt, besonders bei der Betreuung der kleinen Schwester, helfen. Das konnte aber die ältere Schwester alles viel besser. Und auch der Versuch, durch Eitelkeit und hübsches Aussehen Beachtung zu finden, scheiterte an der »Schönheit« der jüngeren Schwester. Alle sogenannten »weiblichen« Möglichkeiten waren damit »schon besetzt, egal wie ich es anstellte«.

Die Ehe wurde deshalb ein »voller Erfolg«, weil der Ehemann ihre rasche, zupackende Art akzeptierte und bewunderte. Er selbst war eher bedächtig und etwas unpraktisch. »Die Nägel muß ich selbst in die Wand schlagen, sonst kann ich ihm hinterher die Finger verbinden.« Nur kochen tut sie »absolut ungern«.

Im Laufe weiterer Gespräche wird deutlich, daß besonders vier Problemkreise für sie und ihre Entwicklung eine Rolle spielen, auch für die Einstellung zu Schwangerschaft und Geburt und den hochambivalenten Kinderwunsch:

1. *Eine erhebliche Selbstwertproblematik und Unsicherheit in bezug auf die eigene Identität (Junge sein sollen, »falsch« sein, keine sichere eigene Rolle, Jungenrolle als Notbehelf).*
2. *Autoaggressivität, Haß auf den falschen, nicht gewünschten »todbringenden« Körper – die eigene Geburt war für die Mutter lebensbedrohlich, eigene Schwangerschaften endeten durch Fehlgeburt.*
3. *Aggressivität: vorwiegend unbewußt gegenüber beiden Eltern, die sie nicht angenommen haben, gegenüber den Schwestern und auch gegenüber dem Ehemann, den sie wie den Vater erlebt.*
4. *Problematische Beziehung zu beiden Eltern.*

Die Tatsache, daß der Ehemann wie der Vater erlebt wird, schildert sie so: »Manchmal verwechsle ich sie und rede ihn mit ›Papi‹ an. Das findet er drollig.« »Es ist kaum zu glauben, er reagiert ganz genauso wie Vater, da denke ich, das gibts doch nicht.« »Er ist der zweitbeste Mann, oder war mein Vater der zweitbeste Mann nach ihm?«

Ihre Schwierigkeiten mit der Mutter zeigen sich in ihrem Erschrecken, wenn sie Ähnlichkeiten bei sich entdeckt oder genauso handelt wie die Mutter, aber auch in ihrer Ablehnung des Kochens.

Die Therapie mußte also auf ganz verschiedenen Ebenen laufen. In der Gruppe konnte sie die innere Auseinandersetzung mit der Mutter bewußter erleben, weil eine Mitpatientin, Frau A., für ihr Gefühl sehr viel Ähnlichkeiten mit der Mutter hatte. Frau A. war vordergründig leise und freundlich, wollte immer das Beste für alle, wollte allen helfen – aber die anderen sollten sofort das annehmen, was sie vorschlug. Sonst versuchte sie, Schuldgefühle zu verbreiten, und zwar über körperliche Symptome, indem sie erzählte, sie habe so Kopfweh, weil das Problem der anderen sie so beschäftigt habe und sie nichts tun könne, aber, wie bei der Mutter: »Das macht ja nichts, ich komme schon zurecht. Und dir geht es ja viel schlechter als mir.« Die Gruppe reagierte bald gedämpft aggressiv auf diese Frau, sie wurde abgelehnt und ihre Ratschläge wurden nicht mehr gehört. Sie wurde vielmehr aufgefordert, endlich einmal von ihren Schwierigkeiten zu reden. An den Emotionen, die Frau T. in bezug auf Frau A. erlebte, die das Verhalten der Mutter »wie im Kabarett« verstärkt widergab, konnte sie endlich wahrnehmen, welche Aggressionen sie der Mutter gegenüber hatte. Sie konnte aber gleichzeitig auch im Vergleich mit Frau A. sehen, daß sie selbst ganz anders ist als Frau A. und als ihre Mutter, und konnte die Identifikationswünsche und -ängste aufgeben. Sie bemerkte auch zunehmend die internalisierte Mutter, als sie sich darüber klar wurde, daß sie selbst sich heute den Spaß am Kochen verbietet und nicht die Mutter, die ihr früher signalisiert hatte, daß sie das sowieso nicht könne. Sie ist nicht wie die Mutter – auch wenn sie Mutter würde. Diese Erkenntnisse wurden in Einzelgesprächen vertieft und durchgearbeitet.

Hinzu kam, daß Frau T. in der Gruppe hoch angesehen war, sie bemerkte selbst, daß andere schwiegen und auf sie sahen, wenn sie Luft holte, um etwas zu sagen. Das war für sie immer wieder ein Beweis, daß man ihr zuhörte und daß es zuhörenswert war, was sie sagte. So hatte sie die Chance, wahrzunehmen, daß sie so, wie sie war, durchaus ernstgenommen wurde und wichtig war.

Die Autoaggressivität dem eigenen Körper gegenüber zeigte sich vor allem in der Körperarbeit. Sie konnte anfänglich nicht wahrnehmen, was sie belastete oder ihr schadete, auch nicht, was sie gerne gemacht hätte oder wie sie sich wohl fühlte. In Einzelgesprächen wurden dann weitere Erfahrungen erinnert und bearbeitet, vor allen Dingen kamen die traumatischen Erfahrungen mit den Fehlgeburten zur Sprache. Frau T. hatte ihren Körper »einfach abgeschafft«, weil er ja doch für sie nicht richtig war und nicht richtig funktionierte.

Auch die Auseinandersetzung mit dem Vater, die mit dem Vater zusammenhängende Bereitschaft, sich zu überfordern, um hohe Leistungen zu erbringen, und die sich daraus ergebende Beziehung zum Ehemann wurde in Einzelgesprächen vertieft.

Zwei Träume wurden in der Therapie für sie wichtig:

Ich sitze auf dem Bettrand und habe ein ganz süßes Baby in einem Kissen im Arm. Plötzlich ist es weg und das Kissen auf meinem Schoß ist leer. Ich schüttle es aus, sehe auch unter dem Bett nach, aber ich finde es nicht mehr. Plötzlich höre ich im Stockwerk unter mir ein Baby schreien, das ist meine kleine Schwester. Jetzt weiß ich, daß meine Mutter es weggenommen hat.

Hier werden die Aggressionen, aber auch die Identifikationen ganz deutlich.

Vier Wochen später träumte sie folgendes:

Ich gehe durch den Wald, da liegt ein Kind im Moos. Ich weiß, das ist das Kind meines Mannes, es ist sogar in seinen gemusterten Schal eingewickelt. Ich bin ärgerlich, weil er es nicht so herumliegenlassen dürfte,

da könnte doch was passieren. Als ich es nehmen will, passiert etwas sehr Beängstigendes, ich sehe mich selbst wie im Spiegel von oben herabbükken, als ob ich das Kind wäre.
Dieser zweite Traum half ihr bei der Auseinandersetzung mit der Vaterbindung und bei der Bearbeitung der Beziehung zu ihrem Mann. Frau T. wurde im weiteren Verlauf der Therapie zunehmend selbstbewußter, der Kinderwunsch trat in den Hintergrund, wichtiger wurde für sie, daß sie selbst das Kind war, das sie jetzt, wie im Traum, aufheben und versorgen sollte. »Es ist ziemlich zu kurz gekommen, wenn ich da so allein im Wald liege. Nur der Schal gab ihm etwas Wärme, aber das reicht ja nicht.«
Nachdem nun ihre Selbstentwicklung wichtiger war als der Kinderwunsch, aber auch die Trauerarbeit um die verlorenen Kinder ihren Platz und ihre Berechtigung hatte, schaffte sie sich die Voraussetzungen für eine eigene, unverwechselbare Identität; sie mußte nicht wie die Mutter sein, aber auch nicht den Wünschen des Vaters entsprechen.
Zwei Jahre nach der Therapie erhielten wir eine Geburtsanzeige.

Die modernen Reproduktionstechniken sehen verschiedene Formen der Sterilitätsbehandlung vor. Wenn der Grund für die Sterilität bei der Frau liegt, so wird, je nach Ursache, entweder in den Hormonhaushalt eingegriffen, beispielsweise durch hormonale Stimulierung. Bei Verwachsungen und ähnlichem wird eine operative Fertilisierung, bei Verklebungen der Eileiter beispielsweise eine Tubendurchblasung versucht.
Bei der In-vitro-Fertilisation erfolgt die Verschmelzung von Ei und Spermazelle außerhalb des Körpers. Dazu muß erst einmal der Eierstock der Frau mit Hormonen überstimuliert werden, so daß mehrere Eier gleichzeitig heranreifen. Die tägliche Ultraschalluntersuchung mit voller Harnblase und ständige Untersuchungen von Blut und Urin zeigen dann, wann die Eizellentnahme durch Bauchspiegelung in Vollnarkose durchgeführt werden kann. Die reifen Eizellen werden dann im Reagenzglas mit dem Sperma zusammengebracht, die Verschmelzung findet außerhalb des Körpers statt. Es entstehen kleine Embryonen von vier bis acht Zellen, die dann wieder in die Gebärmutter der Frau eingepflanzt werden.
Die Erfolgsrate liegt bei etwa 1,5 bis 7,5 Prozent.[40] In Anbetracht des Aufwands ist die Erfolgsquote also minimal, und diese ineffektive Methode ist zudem mit drastischen Eingriffen in den Körper der Frau verbunden. Dazu kommt eine weitere Schwierigkeit: Da meist mehrere Embryonen eingepflanzt werden, um einen Erfolg zu sichern, entstehen häufig Mehrlingsschwangerschaften. Wenn mehr als drei Embryo-

nen weiterwachsen, müssen die überzählen Mehrlinge getötet werden, das bedeutet für die betroffene Frau eine enorme körperliche und vor allem seelische Belastung. Mehrlingsschwangerschaften können aber auch entstehen, wenn nach einer hormonellen Stimulation mehrere Eier gleichzeitig reif und auf natürlichem Wege befruchtet werden.
Wenn die Ursache der Sterilität beim Manne liegt, kann beim Vorhandensein von lebensfähigen Spermien durch homologe Insemination, also durch Spermienübertragung, eine Schwangerschaft ausgelöst werden. Theoretisch kann auch Fremdsperma verwendet werden, doch die sogenannte heterologe Insemination wird aus rechtlichen Gründen bei uns praktisch kaum durchgeführt.
Leider werden alle diese technischen, in den Körper der Frau eingreifenden Verfahren auch bei ungewollter Kinderlosigkeit ohne organischen Befund angewendet. Die psychogene Sterilität der Frau ist entweder durch hypothalamisch, zentral fehlgesteuerte anovulatorische Zyklen (Zyklen ohne Eisprung) bedingt oder durch eine gestörte Peristaltik (Beweglichkeit der Eileiter) oder durch Eileiterspasmen. Hier ist, wie die Therapie von Gertrud T. zeigt, eine psychotherapeutische Behandlung ein weniger eingreifendes Mittel, das zudem noch andere grundlegende Schwierigkeiten bearbeiten kann. Dazu gehören die Selbstwertproblematik, Identifikations- beziehungsweise Identitätsprobleme, ungeklärte Beziehungen zu den Eltern und eine möglicherweise entwicklungshemmende, weil viel zu enge Bindung an die Eltern, unbewußte aggressive und autoaggressive Strebungen, Schuldgefühle, Strafphantasien, die Abwehr von Traurigkeit und das Gefühl von Mangelhaftigkeit, aber auch Probleme in der Partnerbeziehung. Gleichermaßen sollten auch die möglichen schädigenden oder hemmenden Hintergründe des Kinderwunsches selbst bearbeitet werden, wie etwa Pflichtgefühl der Familie gegenüber, Neid, zu hohe Erwartungen an sich selbst, das Kind als »Leistung«, als Besitz, als Lebensversicherung, als Beweis der Lebensberechtigung, als ausschließliche Bezugsperson, als Ersatz für andere Beziehungen, als Ich-Ergänzung an Stelle eigener Entwicklung und die Bewertung von Kinderlosigkeit als Strafe und Selbstbestrafung. Auch die Reproduktionsmedizin selbst mit ihren belastenden Eingriffen, den Schmerzen und Beschwerden, den Anbindungen, dem Wechselbad von Hoffnung und Enttäuschung, der Erfahrung von Auslieferung und Erniedrigung kann von der betroffenen Frau unbewußt als Mittel der Selbstbestrafung benutzt werden. So kann sie sich ihre Unfähigkeit, aber auch ihre konfliktbeladene Mangelhaftigkeit endgültig beweisen – aber auch der Medizin ihre

Erfolglosigkeit und effektive Unfähigkeit aufzeigen. Eine zweiunddreißigjährige Frau drückte ihre Selbstwertproblematik, ihre destruktive und autodestruktive Einstellung sowie ihre Leistungsbereitschaft folgendermaßen aus:

Nach der 18. Retorte wußte ich, das hat ja alles keinen Zweck bei mir, ich schaffe das nie, ich bringe das nicht. Ich habe ein richtiges Massengrab im Bauch, die 48 Embryos, die die eingepflanzt haben, sind alle darin kaputtgegangen. Aber ich habe wenigstens alles getan, keine aus dem Programm hat so lange durchgehalten wie ich.

Hier wird deutlich, daß es letztlich oft um etwas anderes geht als um die Kinderlosigkeit, die bei dieser Frau nur die Rolle eines Symptoms spielte. Das Symtpom hatte Appellfunktion und zeigte deutlich den Mangel, das Gefühl innerer Leere und die selbstzerstörende Haltung dieser Frau. Die Reproduktionsmedizin diente in diesem Fall vorwiegend dazu, den Beweis für die eigene Mangelhaftigkeit und Unfähigkeit zu erbringen. Daneben erfüllte sie die Alibifunktion, wirklich alles versucht zu haben, und diente damit auch der Abwehr von anderen Möglichkeiten, den Mangel zu beheben, die Leere zu füllen, Entwicklungsarbeit an sich selbst zu leisten, wieder zu leben und das Leben aufzunehmen, statt krampfhaft neues Leben technisch produzieren zu lassen. Schmerzen, Auslieferung und Angebundensein bewogen diese Frau sogar, ihren eigentlich gerne ausgeübten Beruf aufzugeben, und dienten zugleich als Selbstbestrafung für ihre als schuldhaft empfundene Unfähigkeit. Zusätzlich bestand jedoch ein sekundärer Krankheitsgewinn, denn Leere und Beziehungslosigkeit wurden ein wenig gefüllt durch die medizinische Zuwendung und Beachtung, die eigene Wichtigkeit und das Durchhalten im IvF-(In-vitro-Fertilisations)Programm.
Daß in solchen – nicht einmal seltenen – Situationen psychotherapeutische Bearbeitung der zugrundeliegenden Schwierigkeiten notwendig und sicherlich wirksamer ist als jede äußere Aktivität, wird an diesem Beispiel verständlich.

In zunehmendem Maße sind von Menschen hergestellte Substanzen für die Sterilität verantwortlich, wobei die schädigende Wirkung durch Genußgifte wie Nikotin und Alkohol deutlich verstärkt wird. Besonders betroffen sind bestimmte Berufsgruppen. Bei Frauen, die im medizinischen Bereich arbeiten und mit Narkosemitteln umgehen, findet sich eine deutlich höhere Fehlgeburtenrate. Gleiches gilt für den

Umgang mit zytostatischen Substanzen, die das Wachstum von Krebszellen hemmen und die in kleinsten Mengen eingeatmet werden können. Die Schadstoffe reichern sich besonders in der Follikelflüssigkeit (im Eibläschen) an, wie bei Patientinnen in IvF-Programmen festgestellt wurde. Bei Photolaborantinnen, Chemiearbeiterinnen, bei Frauen, die mit Färbemitteln, Medikamenten, Düngemitteln, Pflanzen- und Tiergiften umgehen, ist ähnliches zu beobachten. Insbesondere handelt es sich hier um Substanzen, die chemisch von den polychlorierten Biphenylen hergeleitet werden und die sich in der Follikelflüssigkeit und der Gebärmutterschleimhaut anreichern, aber auch im Zervixschleim, der beim Transport der Spermien mitwirkt. Dadurch kann es zur Inaktivierung der Spermien kommen, aber auch zu Einnistungsstörungen des Eis, zu Entwicklungsstörungen des Embryos und letztlich zu Fehlgeburten. In den fünfziger Jahren waren sieben bis acht Prozent aller Ehen ungewollt kinderlos, heute sind es bereits fünfzehn bis zwanzig Prozent.[41]

Inzwischen enden rund 40 Prozent aller Schwangerschaften im Bereich der alten Bundesländer mit einem Abort. Den etwa 80000 registrierten Schwangerschaftsabbrüchen stehen 205000 Fehlgeburten gegenüber, davon werden zwischen 20 und 30 Prozent durch Umweltgifte und gefährliche Stoffe am Arbeitsplatz hervorgerufen.[42]

Beim Mann wirken Schwermetalle wie Quecksilber, Kadmium und Blei, aber auch chemische Pflanzen- und Tiervernichtungsmittel ebenfalls schädlich. Das Sperma vieler Männer enthält bis zu 40 Prozent weniger befruchtungsfähige Spermien als noch vor zwanzig Jahren. Als besonders schädlich erweisen sich auch hier die Abkömmlinge der PCB und der CKW.

Diese Schädigungen wirken nicht nur auf Ei- und Spermazelle ein, sondern auch auf den Embryo. Es kommt zu Störungen der Entwicklung und Mißbildungen, aber auch zur Geburt von Kindern, deren Fortpflanzungsfähigkeit gestört ist oder sich nicht entwickelt, denn die Schäden wirken auch auf die Entwicklung der Keimdrüsen ein. Die Umweltvergiftung in den Industrieländern wird bereits deutlich im Rückgang der Bevölkerungszahlen. Nachweislich wirkt die gesamte Palette der Gifte in ähnlicher Weise auf die Keimzellen von Tieren ein.

Die Reproduktionstechnologie

Es gibt immer mehr Menschen, die Erdbevölkerung nimmt in rasantem Tempo zu. Logischerweise müßte alles getan werden, um diese bedrohliche Entwicklung aufzuhalten. Statt dessen werden technische Verfahren entwickelt, die der Fortpflanzung dienen sollen und erhebliche Kosten verursachen. Mit der In-vitro-Fertilisation als reproduktionstechnologischer Maßnahme unter Berücksichtigung der niedrigen Erfolgsrate, liegen die Kosten eines damit erzeugten Kindes ohne Betreuung bei etwa 50.000,- Mark. Dabei kommt es fünfmal häufiger zu Störungen der Schwangerschaft als beim natürlichen Ablauf. Die Erfolgsrate der Psychotherapie bei ungewollter Kinderlosigkeit hingegen soll bei 34 Prozent liegen, also wesentlich höher als bei IvF-Programmen. Trotzdem wird die Reproduktionstechnologie häufiger empfohlen. Bei gleichzeitiger psychotherapeutischer Behandlung kann sich die Zahl der Lebendgeburten bei In-vitro-Fertilisation verdoppeln. Empfehlungen in dieser Richtung werden dennoch kaum ausgesprochen. Diese Fakten sind höchst widersprüchlich und entbehren jeder Logik. Um »Fortschritt« im Sinne der Verbesserung der menschlichen Lebensbedingungen kann es hier also nicht gehen. Denn gerade der rein technische Fortschritt hat uns inzwischen längst in unabsehbare Gefahren gebracht. Im übrigen kann die Natur bestens ohne das Eingreifen des Menschen auskommen, das tat sie seit Jahrmillionen, sie muß nicht verbessert werden. Der Mensch ist höchstens ein Störfaktor. Die Frage, worum es bei der Reproduktionstechnologie tatsächlich geht, stellt sich nun unabweisbar.

1944 wurde die Desoxyribonukleinsäure als die materielle Substanz der Erbinformation erkannt. In der Folge wurden die Gesetzmäßigkeiten der Vererbungsvorgänge aufgeklärt, und die Manipulation der Erbsubstanz rückte in den Bereich des Machbaren. Die Biologie hatte damit die Grundlage für die Gen- und Reproduktionstechnologie geschaffen.

Die Biologie war ursprünglich definiert als die Lehre von der belebten Natur und den Gesetzmäßigkeiten im Leben von Pflanze, Tier und Mensch. Heute beschäftigt sich diese Wissenschaft damit, natürliche Lebensbedingungen durch technische Hilfsmittel zu ersetzen und Natur und Mensch mit Hilfe gezielter Veränderungen umzuformen, also Neues zu schaffen und schöpferisch zu wirken. Allerdings ist der ungestörte Ablauf des Lebens, in den ungezählte natürliche Regelmechanismen und Rückkopplungen eingreifen, nicht ohne weiteres imitierbar. Aber es gibt inzwischen schon erhebliche »Fortschritte« zu verzeichnen.

Embryonen werden bereits im Reagenzglas erzeugt und zurückübertragen, wie dies bei der In-vitro-Fertilisation der Fall ist. Die Embryonenübertragung kann auch operativ erfolgen. In der Tierzucht experimentiert man bereits mit der Übertragung fremder Embryonen auf weibliche Tiere anderer Arten, die als biologische Mütter dienen. Das wird bei Menschen im Augenblick noch nicht praktiziert. Menschliche Embryonen sind bisher auch vor genetischen Transformationen durch das Einschleusen fremder Desoxyribonukleinsäure als Träger von Erbeigenschaften verschont geblieben. Im Tierexperiment ist es aber schon gelungen, fremde Gene in die Keimbahn einzubringen, die dann auch an die Nachkommen vererbt werden. Solche Veränderungen werden vor allem an Bakterien vorgenommen, die dann ihnen artfremde Stoffe produzieren. Derartige gentechnischen Verfahren werden bereits in großem Ausmaß benutzt. Beim Menschen wird bisher weder die Gentherapie an Keimzellen vorgenommen, noch die Gentherapie an Körperzellen zur Heilung von Erbleiden, die bereits theoretisch möglich wäre. Auch die Chimärenbildung unterbleibt. Chimären sind Lebewesen aus dem Erbgut verschiedener Tiere, eine Horrorvision bereits des Mittelalters. Embryosplitting wird beim Menschen ebenfalls noch nicht durchgeführt. Dabei geht es um die Herstellung von eineiigen Mehrlingen, ein Verfahren, das in der Nutztierzucht bereits praktische Bedeutung erlangt hat. Auch das Klonen, das heißt die Erzeugung genetisch identischer Lebewesen aus einer einzigen Zelle, ist bisher am Menschen noch nicht durchgeführt worden. Es gibt aber bereits mehrere Möglichkeiten, dies durchzuführen, hier ist die Forschung weit fortgeschritten. Die bakterielle Genreproduktion, also die Vervielfältigung von Erbmasse durch Bakterien, ist ebenfalls in der Praxis bereits machbar. Dadurch entstehen ernste ethische Probleme, die nicht ohne weiteres zu lösen sind und gesetzliche Regelungen erfordern.

Diese ganze, logisch nicht erklärbare, technische Entwicklung wirkt sich auch auf die Fortpflanzungsfähigkeit der Frau aus. Den Frauen werden Eizellen entnommen, sie werden von ihren Geschlechtszellen getrennt und erleben damit etwas, das bislang natürlicherweise eine männliche Erfahrung war. Auf diese Weise kann die natürliche Generationskette nun zerrissen werden. Die gesplittete Mutterschaft ist bereits heute machbar. Es ist technisch möglich, daß eine genetische

Mutter die Geschlechtszelle liefert und eine Leihmutter oder Ersatzmutter die Schwangerschaft austrägt. Das Kind übernimmt schließlich entweder die genetische Mutter oder die Frau des Mannes, der den Samen geliefert hat, und die vielleicht selbst unfruchtbar ist. Die Mutterschaft wird zum Vorgang, der technisch steuerbar ist. Damit gerät die Frau in die gleiche Lage, in der der Mann schon immer war. Sie erfährt die Kontinuität der Fortpflanzung nicht mehr in sich, sondern durch die Technik als Entfremdungserlebnis. Die Schwangerschaft mit all ihren anrührenden Erfahrungen kann bei der gesplitteten Mutterschaft nicht mehr erlebt werden, denn die genetische Mutter hat ihr Ei ausgeliefert, die Leih- oder Ersatzmutter darf keine innere Beziehung zum Kind aufbauen, da sie es sonst vielleicht aus emotionalen Gründen nicht mehr hergeben könnte, und die soziale Mutter, die schließlich das Kind übernimmt und aufzieht, hat die Schwangerschaft nicht erlebt. Das Entstehen einer inneren Beziehung oder Bindung wird auf den Zeitpunkt nach der Geburt des Kindes aufgeschoben – eine Situation, die der Vater schon immer erlebt hat. Dabei ist gerade die Erfahrung von Schwangerschaft und Geburt für das Entstehen der Mutter-Kind-Beziehung von entscheidender Bedeutung, denn der Dialog zwischen Mutter und Kind findet bereits lange vor der Geburt statt. Sehr kritisch zu betrachten ist dabei die Instrumentalisierung der Frau, die als »Brutmaschine« zum Austragen einer Schwangerschaft benutzt wird. Die Mutterschaft wird zur Dienstleistung degradiert. Ein solcher Vorgang kommt am ehesten einer Organspende gleich, geht aber noch darüber hinaus, weil die Schwangerschaft eine zentrale Erfahrung im Leben der Frau darstellen kann. Wenn die Technik über ihren Leib bestimmt, wird die Frau während der Zeit der Schwangerschaft entmündigt, sie verliert ihre Selbstverantwortung. Diese bedrohliche Entwicklung kann als weiteres bedrohliches Konfliktfeld letztlich zu weiterer Entwertung weiblicher Fähigkeiten führen. Der Körper der Frau wird technisch beherrschbar und damit verfügbar, aber auch die Embryonen werden, gefrierkonserviert in Embryobanken, der Verfügbarkeit zugeführt. Auf diese Weise werden die seelischen Erlebnis- und Entwicklungsmöglichkeiten während der Schwangerschaft, die nur der Frau zu eigen sind, eliminiert. Das Ziel der Wissenschaftler ist letztlich, Schwangerschaften in dafür geeigneten Geräten und Nährlösungen von Anfang bis Ende austragen zu lassen. Die Zeit, die der Embryo unbedingt im Körper der Frau zubringen muß, ist durch den Beginn der Entwicklung im Reagenzglas und durch die technischen Möglichkeiten der Frühgeburtenbetreuung bereits auf vier bis fünf Monate reduziert.

Das Argument, das dies alles rechtfertigen soll, ist bestechend: Angeblich kann die wahre Gleichberechtigung und die vollkommene Emanzipation erst dann erreicht sein, wenn Frauen nicht mehr die Last von Schwangerschaft und Geburt auferlegt wird. Auf diese Weise wird der Frau die bislang noch für den Fortbestand der Menschheit notwendige Fortpflanzungsfähigkeit enteignet, ja sie könnte letztlich ganz ausgeschaltet werden. Die primäre Kreativität von Frauen wäre dann in die Hände von Technikern und Forschern übergegangen, und dem Gebärneid wäre endlich Genüge getan. Selbstverständlich handelt es sich dabei nicht um bewußte, steuerbare Absichten, sondern um zutiefst unbewußte Vorgänge und Impulse, die nicht einmal benannt, geschweige denn reflektiert und gesteuert werden können, so lange sie derart unbewußt bleiben.

5 Wechseljahre

Wie die Entwicklung und Entfaltung zur Geschlechtsreife hin ist auch die Weiterentwicklung aus der körperlich fruchtbaren Phase heraus eine wichtige und eindrückliche Veränderung im Leben von Frauen. Die erste Phase, die nicht zyklisch ist, endet mit der Menarche, die zweite, zyklische Phase endet mit der letzten Menstruation, die gleichzeitig den Beginn der dritten Phase anzeigt, die wiederum nicht zyklisch ist, aber alle Erfahrungen der vorangegangenen Phasen enthält.

Die letzte Menstruation – manchmal aber auch die Wechseljahre selbst – wird Menopause genannt, ein merkwürdiges Wort, wenn wir bedenken, daß »Pause« eine »Unterbrechung (einer Tätigkeit); Aufenthalt; kurze Zeit der Rast und Erholung« bedeutet und von dem lateinischen Wort »pausare«, innehalten, ausruhen, abgeleitet ist. Für uns heißt Pausieren »eine Tätigkeit für kurze Zeit unterbrechen, ausruhen, ausspannen«. Die Endgültigkeit dieser Entwicklung wird mit einer solchen Wortwahl ausgeblendet.

Die dritte Phase wird Wechseljahre oder Klimakterium genannt. Das Wort »Wechsel« gehört seit ältester Zeit der Sprache des Handels an und bedeutet ursprünglich »Austausch von Waren oder Geld«. Mit den Wechseljahren tritt eine Veränderung ein, wir tauschen das eine gegen etwas anderes – aber was ist das andere?

Das Wort »Klimakterium« kommt von dem griechischen Wort Klimax, das heißt Treppe oder Leiter, in der Rhetorik »Übergang von weniger Wichtigem zu Wichtigerem«[1]. Klimax ist auch der Höhepunkt, auf den hin sich etwas entwickelt.

Wir erhalten also mit den üblichen Bezeichnungen sehr widersprüchliche, merkwürdige und zweideutige Informationen über diese Lebensphase.

Wie die Entwicklung in die Pubertät hinein, so verläuft auch die Weiterentwicklung hin zu den Wechseljahren langsam und sachte. Entsprechend seiner lebendigen Fähigkeit zur Veränderung bereitet sich der weibliche Körper schon lange, etwa ab dem dreißigsten bis fünfunddreißigsten Lebensjahr, auf den Wechsel vor.

Zuerst sind die Zeichen kaum wahrnehmbar. Die Wahrscheinlichkeit, schwanger zu werden, nimmt jenseits der Dreißig langsam ab. Bei all diesen regelhaft ablaufenden, lebendigen Vorgängen gibt es natürlich eine große Schwankungsbreite. Ungefähr ab dem vierzigsten Lebensjahr bleiben zwar die Zyklen noch regelmäßig, aber Menge und Verteilung der vom Körper hergestellten Hormone verändern sich langsam. In dieser Übergangsphase steigt die Menge des follikelstimulierenden Hormons (FSH) aus der Hirnanhangdrüse (Hypophyse) an. Das ist die Reaktion auf den nun niedriger werdenden Östrogenspiegel. Der Regelkreis ist noch intakt. Wenn der Östrogenspiegel ansteigt, fällt das FSH im Verlauf des Zyklus wieder ab. Schließlich werden aber die vorher regelmäßigen Zyklen unregelmäßiger, und schließlich bleibt die Menstruation ganz aus. Für Frauen, die das bewußt wahrnehmen, ist dies eine wichtige, nachdrückliche Erfahrung. Die Frau hat etwa fünfunddreißig bis vierzig Jahre lang mit einem bestimmten Rhythmus gelebt und war in einen regelhaften Zeitplan eingebunden. Und nun wird eine Umstellung und Neueinstellung notwendig, ein aktiver Vorgang, der bewältigt werden muß. Die körperliche Umstellung macht auch eine seelische Neuorientierung notwendig. Genau diese seelischen Vorgänge nehmen ihrerseits wieder Einfluß zum einen auf die Hormonproduktion selbst, zum anderen auf das Erleben der Veränderung.
Natürlich muß sich ein neues körperliches Gleichgewicht erst einstellen, und das erfordert Zeit. Diese Umstellung fällt aber leichter, wenn durch das körperliche Erleben nicht auch das seelische Gleichgewicht nachhaltig gestört ist.

Frauen haben Angst vor den Wechseljahren. Sie unternehmen teilweise unglaubliche Anstrengungen, um die dritte Phase hinauszuschieben, und geben viel Geld aus für Kosmetika, Hormone, auch für Psychopharmaka und für die in dieser Phase am häufigsten vorgenommenen kosmetischen Operationen, die zum Teil schwerwiegende Eingriffe in die Körperlichkeit darstellen. Dieser ganze Aufwand dient dazu, mit allen Mitteln den Schein von Jugendlichkeit und Attraktivität aufrechtzuerhalten. Solche Frauen wollen den Wechsel aufschieben, um sich der dritten Lebensphase nicht stellen zu müssen, wenn die Zeit gekommen ist. Und das ist eigentlich erstaunlich, wenn wir bedenken, daß Wechseljahre keineswegs ein plötzlich hereinbrechendes, schreckliches Schicksal sind, sondern eindeutig eine Entwicklung, ein aktiver Vorgang, der von der Sache her nichts mit Auslieferung, Resignation oder Depression zu tun hat.

Aber woher könnte die Angst kommen, das Gefühl, die Wechseljahre mit allen Mitteln verhindern oder wenigstens doch hinausschieben zu müssen, das Gefühl von Hoffnungslosigkeit und Verzweiflung, wenn der »Kampf« dann doch verlorengeht? Diese Gefühle zeigen sich am deutlichsten in der sogenannten Involutionsdepression, einem Krankheitsbild, das nach dieser Lebensphase benannt worden ist. Allerdings heißt Involution *Rück*bildung oder *Rück*entwicklung, dieser Begriff läßt also keinen Gedanken an *Weiter*entwicklung aufkommen.
Was erfahren Frauen über das Klimakterium von ihren Müttern, von ihrer Familie, von ihrem sozialen Umfeld, von Medizin und Psychosomatik, von »Sexualspezialisten« und aus der Literatur?
Von ihren Müttern erfahren Frauen meist das, was diese selbst erlebt haben: Angst vor den Wechseljahren. In ihrem sozialen Umfeld, in der Familie finden Veränderungen statt. Bei Familienfrauen gehen die Kinder oft in dieser Zeit aus dem Haus, nicht selten orientieren sich auch die Partner neu, entweder an jüngeren Frauen oder an beruflicher Karriere. Frauen, die nun wieder in ihren Beruf zurückwollen, haben dagegen wenig Chancen.
Wenn wir in der Fachliteratur Informationen über das Klimakterium suchen, finden wir in medizinischen Lehrbüchern Ausdrücke wie »Defekt« (z.B. Lutealphasendefekt) und »Anomalie« (z.B. Blutungsanomalie) oder auch »Mangel« oder »Mangelsymptom« (Östrogenmangel), »Degeneration« und »degenerative Vorgänge«, also Abbau. Eine solche Wortwahl suggeriert Fehlerhaftigkeit und Mangelhaftigkeit der älteren Frau und pathologisiert diese Lebensphase, die geradezu als »Verlustalter« bezeichnet wird.
Die Psychosomatik hat offenbar ebenfalls ihre Probleme mit dem Klimakterium. Auch das läßt sich der Fachliteratur entnehmen. So finden wir folgende Beschreibungen: »Tatsächlich geht ja in den Wechseljahren der Frau ihr fast alles wieder verloren, was dem sich entwickelnden Organismus des jungen Mädchens geschenkt und auferlegt wurde. Mit 50 Jahren, mit Beginn der Wechseljahre also, ist die Jugend längst, ja ist sogar das sogenannte beste Alter vorbei. Die jugendliche Anziehungskraft schwindet dahin, die Zeit der Fruchtbarkeit ist vorüber.«[2] Oder: »... der mehr oder weniger markante Verlust an Weiblichkeit und Attraktivität ...«[3], oder auch folgendes Schreckensbild: »Als Folge des Östrogenmangels wird die Vaginalschleimhaut recht schnell atrophisch und verliert durch eine Schrumpfung des Bindegewebes an Elastizität.«[4] Aber der »Östrogenmangel« richtet natürlich noch mehr an: »Rückbildungen des Drüsen- und

Stützgewebes der Brust bringen Formänderungen mit sich, mit kosmetisch nachteiligen Auswirkungen.«[5] Warum sind diese Auswirkungen »kosmetisch nachteilig«? Welche Maßstäbe stehen dahinter? Und es geht weiter: »Das Bindegewebe und die Muskulatur insgesamt kann durch Östrogenmangel einen Turgor- und Elastizitätsverlust erleiden. Das führt weg vom Ideal jugendlichen Aussehens.«[6] Woher stammt dieses Ideal? »Analoges gilt für die Haut und den zunehmenden Haarausfall.«[7] Als ob Haarausfall ausgerechnet ein weibliches Problem wäre. Es kommt also zu Veränderungen des Bindegewebes, der Muskulatur und der Haut. Dabei handelt es sich allerdings im wesentlichen nicht um die Folgen der Veränderungen des Regelkreises weiblicher Hormone, sondern um ganz normale Alterungsvorgänge, die jedes Lebewesen betreffen. Auch folgendes Zitat gibt Aufschluß über die Sichtweise der alternden Frau, hier geht es um die Brust: »Der Reifungsprozeß geht so weit, daß die Brustdrüse im Greisenalter einem schlaffen Hautsack ähnelt, der scheinbar ohne jede Funktion an der Körperoberfläche als überflüssiges Anhängsel lokalisiert ist.«[8]
Und mit peinlicher Verwunderung nehmen wir die 1973 geschriebenen Zeilen eines »Sexualspezialisten« zur Kenntnis:

Für viele Frauen bedeutet der Wechsel das Ende ihres Nutzens. Sie sehen in ihm den Beginn des Alters, den Anfang vom Ende. Sie haben wahrscheinlich recht. Ihre Eierstöcke überlebt zu haben, bedeutet vielleicht wirklich, daß sie ihre Nützlichkeit als menschliche Wesen überlebt haben. Die restlichen Jahre sind für sie vielleicht nur ein Auf-der-Stelle-Treten, bis sie ihren Drüsen in die Vergessenheit nachfolgen.[9]

Wenn wir uns diese Meinungen in Fachveröffentlichungen ansehen, die ja als objektiv und sachlich gelten und teilweise Lehrmeinungen darstellen, dann ist es kein Wunder, daß viele Frauen bedrückt, ängstlich, resigniert und depressiv ihren Wechseljahren entgegensehen. Auch hier gilt, wie immer in der Psychosomatik: Kränkung macht krank. Denn die negative Bezeichnung und Einschätzung der körperlich ablaufenden Vorgänge führt zu einer negativen Einstellung, die sich auf die seelischen Vorgänge auswirkt. Es kommt zu Beschwerden und Leiden und damit zur scheinbaren Bestätigung der negativen Erwartungen – wieder ein Teufelskreis. Angesichts der langen Kindheit des Menschen ist es durchaus sinnvoll, daß die Eierstöcke ab einem bestimmten Alter nicht mehr aktiv sind. Dennoch werden die Wechseljahre als eine Kette von Niedergang, Verlust, Verfall, Man-

gel, Zusammenbruch der Regelsysteme, Durcheinander und Chaos gesehen.
Ist es denn überhaupt denkbar und möglich, daß ein ganz natürlicher körperlicher Vorgang solche destruktiven, ja desolaten Merkmale aufweist? Wieso wird das Klimakterium überhaupt als eine »besonders kritische« Lebensphase bezeichnet? Frauen haben nun viele Jahre Erfahrungen mit sich und ihrem Körper, sie haben zu diesem Zeitpunkt wesentlich mehr Verarbeitungsmöglichkeiten und Reife als in der Pubertät, die viel »kritischer« verlaufen kann. Die geschilderten Lehrmeinungen und die dahinterstehenden Einstellungen machen Angst vor der dritten Lebensphase wie vor keiner anderen. Vorurteile gewinnen in dieser Sicht weiblicher Lebenszusammenhänge das Gewicht von Naturgesetzen. Der Wert der Frau wird im wesentlichen vom Funktionieren ihrer Ovarien abhängig gemacht. Damit ist, überspitzt gesagt, eine Frau nur so viel wert wie die Funktion ihrer Eierstöcke. Dabei sind diese nur ein sehr kleiner und für die Lebensfähigkeit des Gesamtorganismus relativ unwesentlicher Teil ihres Körpers.

Aber nicht nur die Medizin trägt zum negativen Bild der klimakterischen Frau und zur Wertung des Klimakteriums bei, auch in der schönen Literatur finden wir verzerrt-klischeehafte Darstellungen der alternden Frau. Da gibt es die krampfhaft Jugendliche, die ihre vergangene Schönheit und Attraktivität mit allen Mitteln der Kosmetik festhalten will. Eines von vielen Beispielen liefert William M. Thakkery (1803-1861) in seinem Roman »Henry Esmond« in dem er eine Frau von Mitte Fünfzig schildert: »Isabel war nun mehr als mittelalterlich, und der einzige Beweis ihrer früheren Schönheit war ihre eigene Überzeugung davon. Sie war jetzt dürr und gelb und hatte lange Zähne; und alle roten und weißen Schminken aller Kramläden Londons konnten ihr nicht mehr helfen.«
Da gibt es das Bild der dicken, alle Grenzen sprengenden Matrone, wie es uns beispielsweise Knut Hamsun (1859-1952) in »Das letzte Kapitel« vermittelt: »Die gnädige Frau senkte den Kopf und antwortete: ›Als ich achtzehn Jahre alt war –‹ ›Jawohl, ich kenne den Text‹, unterbrach sie der Konsul. ›Aber du bist nicht achtzehn Jahre, du bist doppelt so alt! Du hast dich verdoppelt in mehr als einer Beziehung, vervielfältigt!‹«
Hier ist bereits die sechsunddreißigjährige Frau alt und fett.
Rudolf Alexander Schröder (1878-1962) zeigt uns in »Frau Roland« das gleiche Bild:

»Das bißchen überflüss'ge Fett
sie korrigiert's mit dem Korsett
...
Darüber legt sich lieblich hin
ein Kinn und Kinn und Kinnes Kinn
in zierlichem Behagen.«

Die welke, faltige, mürrische Alte wird ebenfalls häufig dargestellt, wie bei Gustave Flaubert (1821-1880) in »Madame Bovary«: »Ehedem heiter, mitteilsam und herzlich, war sie allmählich (just wie sich abgestandener Wein zu Essig wandelt) mürrisch, zänkisch und nervös geworden.«
Auch die bigotte frömmelnde Betschwester ist eines der üblichen Zerrbilder von der Frau, sie wird in der »Enzyklopädie über die Frau« von Denis Diderot (1713-1748), wie folgt geschildert: »Sie wird älter, die Schönheit schwindet, es kommen Jahre der Verlassenheit, der Launenhaftigkeit und der Langeweile. Durch Unwohlsein hat die Natur sie zur Mutterschaft befähigt. Durch eine lange und gefährliche Krankheit nimmt sie ihnen diese Fähigkeit wieder. Was ist die Frau dann? ... Von ihrem Gatten vernachlässigt, verlassen von ihren Kindern, ohne Bedeutung in der Gesellschaft, bleibt ihr als einzige und letzte Ausflucht die Frömmigkeit.«[10]
In der Literatur finden wir kaum ähnliche Beschreibungen von alternden Männern. Ihnen wird kein vergleichbares Zerrbild vom Verlauf ihrer Entwicklung und Reifung vorgehalten, und entsprechende Ängste kommen nicht auf.

Mit den Wechseljahren werden Erkrankungen verschiedenster Art verbunden, die als Symptome betrachtet oder als »klimakterisches Syndrom« bezeichnet werden. Damit werden die Wechseljahre selbst für eine Krankheit gehalten, die medikamentös »bekämpft« werden muß. Bei genauer Betrachtung können wir jedoch auch diese Anzeichen für tiefgreifende Veränderungen im Körper nicht als Zeichen für Krankheit, sondern als Signale, als Mitteilungen des Körpers auffassen.
Wir unterscheiden organische Symptome, Beschwerden, die das vegetative Nervensystem betreffen und als vorübergehende Regulationsstörungen gelten können, psychosomatische Beschwerden im eigentlichen Sinne und psychische Symptome sowie Verhaltensweisen, die wir als »soziale Symptome« bezeichnen.

1. Organische Beschwerden:	Umbau der Vaginalschleimhaut
	Osteoporose
	Atherosklerose und Erkrankungen der Herzkranzgefäße
2. Vasomotorisch-vegetative Beschwerden:	Hitzewallungen
	Schweißausbrüche
	Herzklopfen
	Schwindelgefühle
	Blutdruckschwankungen
3. Psychosomatische Symptome:	Schlafstörungen und Müdigkeit
	Kopfschmerzen
	Reizblase und Harninkontinenz
	Gewichtszunahme, seltener - abnahme
	Verstopfung
	Störungen der Sexualität
4. Psychische Symptome:	Depressive Verstimmungen und Involutionsdepression
	Angstzustände und Versagensängste
	»Hypochondrie«
	Leistungsminderung
	Antriebsstörungen
	Reizbarkeit
	Vereinsamungsgefühle
	Vergeßlichkeit
5. Soziale Symptome:	Rückzug und Isolation

Mögliche Beschwerden bei der Verarbeitung der Wechseljahre

Bei der hormonellen Umstellung im Klimakterium spielen sich natürliche, grundlegende Veränderungen im weiblichen Organismus ab. Frauen sind es jedoch ihr Leben lang gewöhnt, Veränderungen ihres Körpers zu erleben und zu verarbeiten, sie sind sowohl seelisch als auch körperlich fähig und flexibel genug, die nun anstehenden Veränderungen ihres Körpers in ein neues Körper-Bild zu integrieren. Trotzdem gilt das Klimakterium als eine besonders krisenreiche Zeit, die Frauen häufig vor existentielle Probleme stellt und sogar Krankheitswert hat. Dabei haben Untersuchungen in Israel, in Indien und auch im südlichen Nordamerika an Frauen verschiedener Bevölkerungsgruppen gezeigt, daß diese Symptome keineswegs Schicksal sind. Sie treten nur dann auf, wenn die Wechseljahre als Zeit der sozialen Abwertung gelten und die betroffenen Frauen damit rechnen müssen, ausgeschlossen und benachteiligt zu werden. Führen sie hingegen zu mehr Freiheit und zu einer sozialen Aufwertung, die vielleicht noch äußerlich angezeigt wird, wie beispielsweise durch die Tracht bei verschiedenen Beduinenstämmen, dann gibt es praktisch kaum Wechseljahrsbeschwerden.

Im folgenden wollen wir die einzelnen Beschwerden genauer betrachten.

Unter den organischen Beschwerden scheint nach der Häufigkeit der Schilderungen der Umbau der Vaginalschleimhaut, also der Schleimhaut der Scheide, am meisten Probleme zu machen. Der Aufbau dieser Schleimhaut geschieht unter dem Einwirken von Östrogenen. Bei verminderter Bildung dieses Hormons wird sich die Schleimhaut ebenfalls verändern. Es kann zur Verdünnung und Schrumpfung kommen, die Durchblutung nimmt jedenfalls ab. Als Folge davon ist die Schleimhaut verletzbarer und infektionsanfälliger. Das kann zu Juckreiz und Ausfluß führen.

Nun ist die Entwicklung und der Zustand von Schleimhäuten stets von mehreren Faktoren abhängig. Zur Gesunderhaltung der Mundschleimhaut sind beispielsweise regelmäßige Pflege und regelmäßige Belastung erforderlich. Wenn wir uns nicht wohlfühlen, kommt es leichter zu kleinen Entzündungen und zu Zahnfleischbluten. Kranke mit fehlendem Appetit und damit vermindertem Speichelfluß haben mehr Probleme als Gesunde, die diese Schleimhaut durch Kauen, Speichelfluß und Pflege intakt halten. Analoges gilt auch für die Vaginalschleimhaut. Die Durchblutung der Vagina hängt sehr vom Allgemeinbefinden, also von körperlichen oder seelischen Faktoren ab. Nicht jede Frau erlebt die als typisch angesehenen Beschwerden. Die nunmehr nicht mehr voll unter Östrogeneinfluß stehende, zartere Beschaffenheit der Vaginalschleimhaut muß dazu führen, mehr Sorge für sich selbst zu tragen, auch in der Sexualität. Die Frau sollte nun mehr Gespür dafür entwickeln, ob sie Sexualität in diesem Augenblick und mit diesem Gegenüber wünscht oder nicht. Es ist auch wichtig, mehr Rückmeldung zu geben, wenn der Geschlechtsverkehr schmerzt, und nicht mehr einfach alles zu ertragen. Frauen, die sexuelle Gefühle und Betätigungen als nicht mehr altersgemäß ansehen oder aus Verbitterungs- und Verlassenheitsgefühlen heraus mit Rückzug reagieren, werden häufiger eine reduzierte Durchblutung der Schleimhaut und damit mehr Beschwerden erleben. Es ist also in dieser dritten Phase wichtiger

denn je, eigene Wünsche wahrzunehmen und sie sich nach Möglichkeit zu erfüllen – sei es nun das Verlangen nach Sexualität oder auch der Wunsch, jetzt *keine* Sexualität zu erleben.
Die zu geringe Feuchtigkeit und damit höhere Verletzbarkeit der Scheide ist aber auch sehr oft durch vorherige schlechte Erfahrungen bedingt. Frauen, die Sexualität nur als eheliche Pflicht mit »Hinhalten« erlebt haben, die kaum das Gefühl haben, über ihren eigenen Körper verfügen zu können, werden dieses Verhalten nicht ohne Schäden weiter durchhalten können. Das Erleben von Sexualität wird auch durch frühere Vergewaltigungen innerhalb und außerhalb der Ehe beeinflußt. Inzesterfahrungen oder frühe sexuelle Ausbeutung führen meist zur Ablehnung von Sexualität und können daher auch in dieser Phase Schwierigkeiten verursachen. Ebenso können frühere, unerwünschte Schwangerschaften und ihre negativen Folgen, wie beispielsweise Anbindung und Abhängigkeit von materieller Versorgung und möglicherweise als schuldhaft erlebte Schwangerschaftsabbrüche, das Erleben von Sexualität beeinträchtigen. Wenn nicht Zuneigung, eigene Wünsche, Selbstbestimmung und das Recht auf eine eigene Sexualität, sondern Pflichterfüllung das sexuelle Leben prägen, dann sind die Wechseljahre oft eine willkommene Gelegenheit, sich der lästigen »Pflicht« endgültig zu entziehen. Die Gründe für die vaginalen Beschwerden liegen also in nicht unerheblichem Maße in der Lebensgeschichte von Frauen und ihrem Umgang mit sich selbst. Die Vaginalschleimhaut kann also in dieser Lebensphase zur Selbstwahrnehmung, Selbstbesinnung und Selbstbestimmung beitragen.

Eine wichtige Erkrankung, die in den Wechseljahren häufig auftritt, ist die Osteoporose, der Knochenabbau. Dieser Vorgang beginnt bereits viele Jahre vor den Wechseljahren, macht sich aber erst später bemerkbar. Normalerweise tritt mit zunehmendem Alter bei Frauen wie bei Männern eine Demineralisierung des Knochens ein. Der vorzeitige Abbau von Knochenmasse kann durchaus durch frühzeitige Östrogengaben vermindert werden. Wir müssen aber bedenken, daß der Knochenaufbau von mehreren Faktoren reguliert wird. Das Vorhandensein von Kalzium in der Nahrung und von Vitamin D ist eine wichtige Voraussetzung für den Knochenaufbau. Weiterhin bestimmt die Belastung des Knochens, wieviel Knochenmasse auf- oder abgebaut wird. Auch die Gefäßversorgung und Durchblutung ist von großer Wichtigkeit. Schließlich wirken ganz verschiedene hormonelle Faktoren auf den Knochenaufbau ein, nicht nur die Sexualhormone. Gesunde

Ernährung, Belastung, Training und Übung spielen also eine wichtige Rolle. Auch hier machen sich soziale Faktoren bemerkbar. Mädchen werden in der Kindheit noch heute nicht gleichermaßen zu Bewegung und zu Sport angehalten wie Jungen. Überspitzt ließe sich das so formulieren: »Die senile Osteoporose ist eine Kinderkrankheit.«[11] In der Pubertät liegen die Werte des Mineralgehalts in den Knochen bei Jungen höher als bei Mädchen. Männer haben also für den altersentsprechenden Abbau wesentlich bessere Ausgangswerte. Auch Durchblutung und Gefäßversorgung sind abhängig vom Trainingszustand; eine kontinuierliche Belastung beziehungsweise ein dem jeweiligen Gesundheitszustand angemessenes Training fördert beides deutlich. Aber Frauen haben auch später, besonders bei Doppel- und Dreifachbelastung, weniger Zeit für sportliche Betätigung und gezieltes Training. Die allgemein übliche Sicht der Osteoporose als östrogene Mangelkrankheit ist also höchst einseitig. Wenn nicht wirklich krankhafte Veränderungen vorliegen, ist eine routinemäßige Östrogengabe nicht erforderlich.

Vor Atherosklerose und Erkrankungen der Herzkranzgefäße sind Frauen durch ihren natürlichen Östrogeneinfluß relativ gut geschützt. Bis zum fünfundvierzigsten Lebensjahr kommen solche Erkrankungen bei Frauen fünfmal seltener vor als bei Männern. Danach ist ein Anstieg zu beobachten, aber erst achtzigjährige Frauen erkranken ebenso häufig daran wie gleichaltrige Männer. Folgende Risikofaktoren begünstigen kardiovaskuläre, also Herz- und Kreislauferkrankungen: Bluthochdruck, Übergewicht, zu hohe Blutfettwerte, Zuckerkrankheit und Rauchen. Die genannten Risikofaktoren treten bei Frauen ungefähr gleich häufig auf, die Erkrankungswahrscheinlichkeit ist jedoch nur etwa halb so hoch wie die von Männern. Das Risiko steigt allerdings für Frauen, die sich beruflich in Positionen begeben, die üblicherweise Männern vorbehalten sind. Verschiedene Untersuchungen zeigen, daß die männliche Arbeitswelt für Frauen wie für Männer einen nicht zu vernachlässigenden Risikofaktor darstellt.[12] Frauen im Beruf müssen in der Regel nicht nur die übliche Doppelbelastung tragen, sondern sich auch mit der Notwendigkeit auseinandersetzen, sich »wie ein Mann« zu verhalten und »ihren Mann zu stehen«. Daraus ergibt sich eine deutliche Identitätsproblematik, die ebenfalls zur Erkrankungswahrscheinlichkeit beiträgt. Das heißt natürlich nicht, daß Frauen keine berufliche Laufbahn einschlagen sollten. Wichtig ist allerdings, daß sie auf ihren eigenen Rhythmus und auf ihre eigene Belastbarkeit ganz

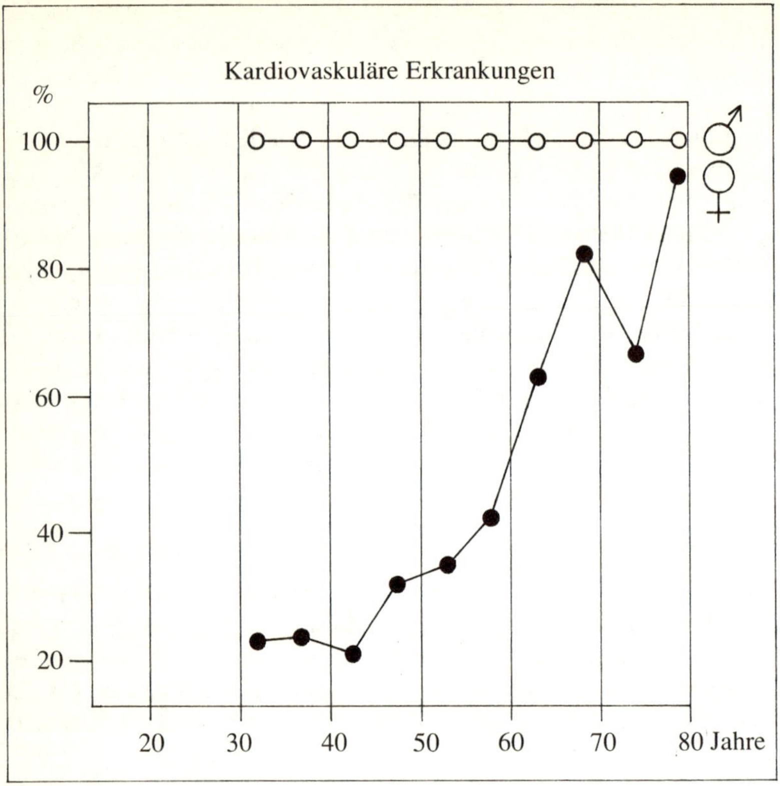

Prozentuale Verteilung von Herz- und Gefäßkrankheiten bei Frauen zwischen dem 35. und 80. Lebensjahr, bezogen auf die Häufigkeit bei Männern.[13]

besonders achten. Das gilt vor allem für die Wechseljahre, in denen der Körper zusätzliche Kräfte für die Umstellung benötigt.

Die übrigen, der verminderten Östrogenproduktion zugeschriebenen organischen Beschwerden, Veränderungen und Rückbildungsprozesse wie etwa Abnahme der Elastizität von Bindegewebe und Muskulatur wie auch Spannungsverlust und Faltenbildung der Haut oder möglicher Haarausfall sind allgemeine altersbedingte Veränderungen und nicht geschlechtsspezifisch. Sie betreffen Männer der gleichen Altersgruppe ganz genauso. Die Zuordnung zur »Ovarialinsuffizienz« und zum

»Östrogenmangelsyndrom« deutet aber an, daß es sich angeblich um ein spezifisches Gesundheitsproblem der Frau in den Wechseljahren handeln soll. Die Folge dieser Pathologisierung eines physiologischen und damit normalen Vorganges ist folgende Empfehlung: »Viele Gynäkologen, Osteologen und Endokrinologen empfehlen heute, jeder Frau in der Postmenopause – etwa vom 50. Lebensjahr an – Östrogene lebenslang zu geben. In diesem Sinne beraten werden … leider nur etwa 30% aller Patientinnen nach der Menopause, die wegen einschlägiger Beschwerden den Arzt aufsuchen. Hier könnte Aufklärung der Öffentlichkeit und auch der Ärzte die Situation verbessern.«[14]
Als Objekt medizinischer »Hilfe« bei der Behandlung der Krankheit Klimakterium, und bei der kosmetischen Chirurgie zum Raffen und Straffen wird die Frau in den Wechseljahren durchaus ernstgenommen. Als Konsumentin von Hormonen, Psychopharmaka und kosmetischen Präparaten ist sie zudem ein nicht zu vernachlässigender Wirtschaftsfaktor.

Aber sehen wir uns nun weitere Mitteilungen des Körpers in den Wechseljahren genauer an.

Hitzewallungen	60 – 70%
Schlaflosigkeit	50 – 70%
Reizbarkeit	90%
Kopfschmerzen	40 – 80%
Lethargie/Müdigkeit	50 – 90%
Schwindel	20%
Herzklopfen	20 – 50%
Gelenk- und Muskelschmerzen (Arthralgie/Myalgie)	40 – 55%
Depressionen	20 – 80%
Parästhesie	25%
Vergeßlichkeit	65 – 80%
Weinkrämpfe	40%
Libidoverlust	20 – 80%

Häufigkeit klimakterischer Beschwerden bei Frauen zwischen 45 und 54 Jahren[15]

Am häufigsten werden Beschwerden genannt, die auf eine Veränderung der vegetativen Steuerung, auf psychosomatische Hintergründe und seelische Reaktionen zurückzuführen sind.

An der Regulation der verschiedenen vegetativen Funktionen sind sehr komplizierte Regelkreise beteiligt, die von bestimmten Teilen des Gehirns gesteuert und mit Hilfe von vielen verschiedenen Botenstoffen übermittelt werden. Sie sind bis heute noch nicht in ihrem ganzen Ausmaß und komplizierten Aufbau erforscht. Rein anatomisch liegen sie in der Nähe derjenigen Steuerungszentren, die auch den Ablauf der weiblichen Funktionen regeln.

Die bekanntesten und häufigsten unter diesen Symptomen sind die sogenannten Hitzewallungen. Sie werden als Östrogen-Entzugssyndrom gedeutet – damit wären sie etwa dem Delirium nach Alkoholentzug zu vergleichen. Kann denn ein natürlicher und sinnvoller Vorgang, der sich zudem langsam entwickelt und somit nicht plötzlich – außer bei operativer Entfernung der Eierstöcke – auftritt, wirklich eine derartige Krankheit sein?

Bei den Hitzewallungen handelt es sich um kurzdauernde charakteristische, wellenartige Temperaturanstiege der Körperoberfläche mit Rötung im Bereich von Brust, Hals, Gesicht, Armen, auch von Händen und Füßen. Die Hitzewallungen dauern etwa ein bis sechs Minuten. Starke Gefühle wie Ärger, Angst, Freude oder Aufregung können das Auftreten von Hitzewallungen fördern. Danach kommt es meist zu Schweißausbrüchen. Die betroffenen Frauen selbst schildern ihr Erleben der Hitzewallungen und Schweißausbrüche meist als verunsichernd, beschämend, peinlich, bloßstellend und verräterisch.

Die Verunsicherung besteht oft darin, daß kaum unterschieden werden kann, ob es objektiv heiß ist oder ob nur der eigene Körper heiß wird und damit offenbar nicht mehr zuverlässig funktioniert. Ist es außen heiß – oder innen? Was ist dann außen, was ist innen? Häufig stellen sich Selbstzweifel ein, die bis hin zur Selbstwertkrise führen können, wenn unsicher wird, was wirklich ist und was nicht. Hier geht also etwas vor, das signalisiert, daß eine neue Orientierung nötig ist, daß neue Regelungen und Grenzen gefunden werden müssen. Es geht offenbar um ein Signal, das die Notwendigkeit der Neuorientierung und der neuen Selbstfindung aufzeigt.

Viele Frauen schildern zusätzlich das Gefühl, daß alle Anwesenden die Rötung bemerken und daß sie sich deswegen beobachtet fühlen. Was wäre denn da an Beschämendem zu beobachten – wer hat sich blamiert oder einen Fehler gemacht? Hitzewellen stehen im Zusammenhang mit der Funktion bzw. hier dem »Versagen« der Eierstöcke, also mit einem verborgenen weiblichen Organ, das nur in der Fortpflanzungsphase hoch geschätzt wird und danach, wie die Gebärmutter auch, als mögliche Zeitbombe für die Entstehung von Krebs gilt. Es ist das Organ, das nach den Normen unserer Gesellschaft ganz wesentlich Wert und Schicksal der Frau bestimmt. Mit den Hitzewallungen wird etwas sehr Intimes und in dieser Wertung zugleich Abwertendes verraten, nämlich das Nachlassen der geschätzten Funktion. Sie verraten Alter und Lebensphase und damit die vermeintliche Mangelhaftigkeit der betroffenen Frau. Hier zeigt sich wieder einmal, wie schnell Frauen dazu bereit sind, sich zu schämen und in Frage zu stellen, gerade auch, wenn es um ihre weiblichen Organe geht. Aber das Geschlechtsorgan der Frau wird ja nicht umsonst »Scham« genannt … Wir können das Gefühl der Peinlichkeit aber auch besser verstehen, wenn wir Wertungen und Zuordnungen zum Gegensatzpaar Kühle-Hitze betrachten. Es gilt als positiv, einen kühlen Kopf zu behalten, kühle Zurückhaltung zu üben, kühle Kalkulation walten zu lassen, cool zu bleiben, d.h. ruhig, konzentriert und besonnen. Weniger geschätzt wird es, wenn die kühle Zurückhaltung verloren geht, wenn wir Dampf ablassen, wenn der Zorn aufflammt, wenn wir vor Wut kochen oder rot sehen. Mit der Eigenschaft »kühl« werden also positive, mit der Eigenschaft »heiß« negative Wertungen verknüpft. Wer kühl bleibt, behält die Kontrolle, hat sich und andere damit in der Gewalt. Wer hitzig wird, verliert die Kontrolle und ist damit ausgeliefert und ohne Macht. Genauso wird ja auch die Botschaft der Wechseljahre gedeutet, die scheinbar mit dem Verlust der Kontrolle über die Hormonproduktion einhergehen, obwohl sie lediglich eine Übergangsphase zur Einstellung eines neuen Gleichgewichts darstellen.

Dabei heißt Hitze auch, daß etwas besonders lebendig ist, denn alle Lebensvorgänge laufen in der Hitze beschleunigt ab. Und bei Wallungen gerät etwas in Wallung, es bleibt nicht, wie es ist, es gerät in Bewegung und verändert sich. Normalerweise wird uns heiß, wenn wir uns anstrengen und hart arbeiten, aber auch bei starken Gefühlen wie Zorn, Angst, Freude oder auch sexueller Erregung, also in Zeiten von großer Aktivität. Hier wird Hitze keineswegs als Labilität verstanden, sondern als Zeichen lebendiger Lebensvorgänge. Mit den Hitzewallungen signalisiert der Körper also sehr deutlich seine Lebendigkeit und seine Veränderungsbereitschaft, er signalisiert also nicht nur die Notwendigkeit der Neuorientierung, sondern gleichzeitig auch die Fähigkeit dazu.

Ähnlich können wir die Schweißausbrüche verstehen, wenn wir sie ebenfalls als Mitteilung des Körpers ansehen. Wann schwitzen wir normalerweise? Zum einen, wenn wir uns sehr anstrengen, wenn wir arbeiten oder Sport treiben, aber auch im sexuellen Erleben. Zum anderen gibt es den Angstschweiß. Auf jeden Fall ist die Schweißbildung ebenfalls Zeichen großer Aktivität, es kommt etwas »in Fluß«. Das mit den Hitzewallungen oft auftretende Herzklopfen und Herzrasen finden wir ebenso bei Anstrengung, bei Arbeit, Sport, Wut oder Angst. Aber auch Verliebtsein und sexuelle Gefühle machen Herzklopfen, es begleitet also ebenfalls sehr aktive und lebendige Situationen.

Diese Sichtweise, die zu einem anderen Verständnis des Erlebens der Wechseljahre beitragen kann, steht zudem in Einklang mit unserem Wissen um Steuerung, Regelkreise und die Wechselwirkung zwischen seelischen und körperlichen Vorgängen.

Ein weiteres Symptom, über das Frauen häufig klagen, sind Schwindelgefühle, manchmal auch Unsicherheitsgefühle ohne organische Ursache. Dies können wir leicht verstehen, wenn wir uns die Verunsicherung der Frau im Übergang von der zyklischen zur nichtzyklischen Lebensphase ansehen. Normales wird für krankhaft und damit behandlungsbedürftig erklärt. Unsere Kultur bietet kaum sachliche Verständnishilfen an, wenig Neuorientierungsmöglichkeiten und kaum Perspektiven für Frauen. Sie haben es wirklich schwer, einen festen Standpunkt und einen neuen Standort zu finden. Und die Schwierigkeiten der Umstellung stellen sich körperlich ganz konkret dar.

Auch die häufig vorhandenen Blutdruckschwankungen sind Ausdruck einer Umstellung der Regelsysteme, aber auch der Orientierung zu einem neuen Gleichgewicht hin.

Oft stellen sich Beschwerden ein, die nicht organischer Natur sind, aber auch wenig mit der Umstellung der Regelvorgänge zu tun haben. Wir können sie als psychosomatische Symptome im engeren Sinne verstehen.

Sehr häufig treten Schlafstörungen auf, die teilweise auf nächtliche Hitzewallungen und Schweißausbrüche zurückzuführen sind. Da die Gabe von Östrogenen die Umstellung der Regelvorgänge verhindert und damit die Hitzewallungen ausbleiben, kann dadurch ein etwas ruhigerer Schlaf erreicht werden. Oft schildern die betroffenen Frauen aber auch ein Gefühl von Unruhe, sie können nicht mehr so leicht einschlafen und wachen, auch ohne Hitzewallungen, öfter nachts auf. Nun brauchen wir bei zunehmendem Alter tatsächlich etwas weniger Schlaf und gewinnen dadurch mehr Zeit für uns.

Manchmal ist es vielleicht nicht einmal negativ, eine heilsame Unruhe zu verspüren, aus dem alten Trott aufzuwachen, für uns selbst und für neue Gedanken und Möglichkeiten wach zu werden, sofern die Schlafpausen nicht *erlitten*, sondern genutzt werden. In der Ruhe der Nacht ist es leichter möglich, sich Gedanken um die eigene Situation zu machen und die anstehenden Veränderungen zumindest gedanklich zu erarbeiten. Die Nacht ist aber auch die Zeit sexueller Gefühle. Im Gegensatz zur gängigen Meinung berichten sehr viele Frauen über vermehrte Wünsche bei gleichzeitig verminderten Möglichkeiten. Die vorhandene Libidosteigerung und die erhöhte Triebstärke erfordern wie in der Pubertät wirksame Formen der Verarbeitung. In den Wechseljahren ist die Situation allerdings schwieriger, denn der erhöhten sexuellen Ansprechbarkeit stehen oft keine Lebensmöglichkeiten gegenüber, zumal Frauen ab »einem gewissen Alter« sexuell nicht mehr aktiv zu sein haben. Damit müssen Frauen auch die Spannung der Diskrepanz zwischen der erlebten Steigerung der sexuellen Wünsche und dem Mythos von der Minderung der Libido aushalten. Auch da liegt nicht selten ein Grund für das nächtliche Wachliegen.
Die Müdigkeit am nächsten Tag, sofern sie nicht zu den »Antriebsstörungen« zu rechnen ist, kann Folge eines tatsächlichen Schlafmangels sein. Das Schlafbedürfnis wird aber häufig eher überschätzt.

Auch vermehrte Kopfschmerzen werden oft geschildert. Wenn körperliche Ursachen ausgeschlossen werden können, sind die Kopfschmerzen meist auf starke seelische Anspannung zurückzuführen, die häufig mit der Situation der Wechseljahre zusammenhängt. Oft versuchen die betroffenen Frauen, das Unmögliche möglich zu machen und mehr zu leisten, um trotzdem ihren Wert zu beweisen. Viele berufstätige Frauen setzen sich außerdem noch mit Veränderungen in Familie und Haushalt auseinander, pflegen vielleicht kranke Eltern und beginnen oft zusätzlich pflichtgemäß mit einem Hobby, Gymnastik oder ähnlichem. Statt dessen wäre es jetzt erforderlich, die Leistung zurückzuschrauben, mehr Ruhe einzuplanen und Zeit für sich selbst zu gewinnen. Eine Rolle spielt hier sicherlich auch die bereits geschilderte erhöhte Triebstärke und die damit verbundenen Spannungen.

Nicht selten bereitet auch die Blase Beschwerden. Wir unterscheiden dabei zwischen Inkontinenz, also der Unfähigkeit, den Urinabgang willentlich zu steuern, und der Reizblase, bei der das starke Gefühl, häufig Wasser lassen zu müssen, und ein Brennen oder Stechen bis zu krampfartigen Beschwerden in der Harnröhre im Vordergrund stehen. Organische Faktoren wie der Zustand des Beckenbindegewebes oder schwere körperliche Belastung wie auch die Beschaffenheit der Harnröhrenschleimhaut können dabei eine Rolle spielen. Nicht selten sind auch Operationen wie die Hysterektomie mitverursachend, weil die Kontinuität der tragenden Muskulatur des Beckenbodens durch den Eingriff verändert wird und Narben entstehen, die die Lage der Blase und die Funktion des Schließmuskels beeinträchtigen können. Eine Blaseninfektion muß selbstverständlich ausgeschlossen werden. Wir sehen hier wieder, wie die Grenze zwischen organischen und psychosomatischen Beschwerden unscharf ist. Es ist wichtig, daß die Beckenbodenmuskulatur durch Gymnastik gekräftigt wird. Zudem sind Frauen noch heute oft gehemmt, wenn es um den Bereich des Beckens geht, um »da unten«. Unter Umständen tauchen alte Ängste wieder auf, die mit Masturbationsverboten zu tun haben können. Hinzu kommt, daß Frauen es aus verschiedenen Gründen schwerer haben, ihr eigenes Geschlechtsorgan sich zu eigen zu machen – ihre »Scham«, das kaum positiv Benannte, das nur zur Verfügung zu stehen hat. Die Blasenbeschwerden können damit auch sexuelle Wünsche widerspiegeln, die nicht wahrgenommen oder nicht erfüllt wurden.

Auch das Körpergewicht verändert sich oft in den Wechseljahren. Meist handelt es sich um eine Gewichtszunahme, die dazu führt, daß die betroffene Frau das Gefühl hat, noch weniger den Normen von Attraktivität zu entsprechen.
Alt und dick, das ist geradezu ein Synonym. Übergewicht ist zudem ein Risikofaktor für verschiedene Erkrankungen, aber Schlankheit oder gar Untergewicht bringen bei zunehmendem Alter ebenfalls Nachteile. Im Fettgewebe findet ein Umbau statt, bei dem eine Form des Östrogens entsteht. Untergewichtige Frauen verfügen im Klimakterium über weniger Östrogene als normal- oder leicht übergewichtige Frauen. Das macht sich auch bei der Entstehung der Osteoporose bemerkbar, von der leicht übergewichtige Frauen seltener betroffen werden. Die Gewichtszunahme kann jedoch auch eine Reaktion darauf sein, daß die Frau im Klimakterium abgewertet und unsichtbar wird, sie versteckt damit ihre äußere Weiblichkeit. Andererseits erscheinen uns »gewichtige Persönlichkeiten« stabiler und wahrnehmbarer. Essen kann außerdem dazu dienen, Frustrationen und die Unerfüllbarkeit anderer Wünsche zu kompensieren.

Die häufig auftretende Verstopfung läßt sich natürlich durch eine ungesunde, sitzende Lebensweise und falsche Ernährung erklären. Psychosomatisch gesehen kann Verstopfung ein Zeichen dafür sein, daß die Betroffene nicht noch mehr hergeben will und endlich etwas für sich behalten möchte.

Unter den psychischen Symptomen der Wechseljahre stehen depressive Verstimmungen an erster Stelle. Sie werden sogar als eigenständiges Krankheitsbild klassifiziert und »Involutionsdepression« genannt. Dieser Zustand geht einher mit Desinteresse, Apathie, Niedergeschlagenheit, Resignation, Unzufriedenheit und Klagsamkeit. Geklagt wird über die drohende Leere, über Verunsicherung, Vereinsamung und über bestehende Abhängigkeit. Es zeigt sich eine traurig-ängstliche Grundhaltung mit herabgesetzten Außenkontakten. Mimik, Gestik und die gesamte Motorik erscheinen reduziert und das Denken gehemmt. Wenn wir uns diese Beschreibung ansehen, so unterscheidet sich dieses spezielle und fast schon als regelhaft angesehene Krankheitsbild kaum von den Depressionen anderer Lebensphasen. Trotzdem ist der Begriff *Involutionsdepression* nach wie vor gebräuchlich, das heißt also, daß hier eine besondere seelische Kränklichkeit und Labilität von älter werdenden Frauen angenommen wird.
In der Regel wird diese Depression mit Psychopharmaka behandelt, auch Östrogene werden zunehmend eingesetzt. Es steht außer Frage, daß Östrogene sich auch auf das seelische Befinden auswirken. Frauen behaupten ihrerseits oft sogar nachdrücklich, daß ihre depressive Verstimmung organisch bedingt sei, und verlangen Medikamente. Eine Behandlung mit Medikamenten oder Hormonen bedeutet prinzipiell, daß eigene Kräfte nicht mobilisiert und eigene Möglichkeiten nicht ausgeschöpft werden, daß sich weder die innere noch die äußere Situation ändert, bzw. aktiv geändert wird. Passives Behandeltwerden statt aktiven Handelns führt nicht zur Umstellung und Weiterentwicklung, zum Wechsel, wie dies genau in den Wechseljahren erforderlich wäre. Die Psychotherapie könnte beispielsweise Hilfe zur aktiven Veränderung anbieten, wobei gerade vor dieser Hilfe noch große Ängste bestehen. Allerdings gibt es bisher nur wenige tragfähige, für Frauen wirklich hilfreiche theoretische Ansätze, die die besondere Situation des Wechsels berücksichtigen und auch psychosoziale Faktoren einbeziehen, die entscheidend die Möglichkeiten und Wertungen von Frauen und damit den Ablauf ihres Lebens bestimmen.

In dieser Zeit wird auch oft über die Leere geklagt, ein »Leeres-Nest-Syndrom«[16] geistert durch die Literatur. Durch diese Bezeichnung wird die Frau auf ihre Bedeutung als »Vogelmutter« reduziert. Frauen bereiten anderen ein Nest, aber was ist mit ihnen selbst? Wo ist ihr eigenes Nest? Warum ist das Nest, das in dieser Sichtweise offenbar als einziger Lebensraum von größerer Bedeutung gesehen wird, auch dann leer, wenn beispielsweise eine tragfähige Partnerschaft besteht? Oder heißt dies auch, daß die Frau als Partnerin am Ende ist? Ein merkwürdiger Ausdruck, der bei näherem Hinsehen vieles deutlich macht.

Die Meinung, daß eine Frau im Klimakterium nicht nur ihre Fruchtbarkeit, sondern auch ihre »Weiblichkeit« und Attraktivität verliert, wäre durchaus ein Grund, depressiv zu werden. Wenn Frauen diese Meinung übernehmen, tragen sie jedoch zur eigenen Abwertung und zum Entstehen ihrer Depression selbst bei. Ein Rollenverlust ist kein Identitätsverlust, sofern hinter der Rolle eine eigenständige Identität steht und nicht Selbstabwertung und Selbstzweifel. Falsche Stärke und vordergründige Tapferkeit helfen hier allerdings auch nicht weiter. Es ist daher wichtig, die Klagen wahrzunehmen und die Verletztheit, die Not, die Traurigkeit und das Weinen als Beginn einer heilsamen Trauerarbeit anzunehmen. Denn hinter den bei 40 Prozent der Frauen auftretenden »Weinkrämpfen« stehen Trauer, Ratlosigkeit und Verzweiflung, die vor allem von den betroffenen Frauen selbst, aber auch von Therapeutinnen und Therapeuten ernst genommen werden müssen. Diese Trauer darf nicht als medizinisch behandelbares »Symptom« abgetan werden. Es ist unerläßlich, daß Frauen im Klimakterium trauern, denn erst durch Trauerarbeit werden die Bewältigung von Veränderungen und ein Neubeginn möglich. Trauerarbeit heißt jedoch nicht, daß vermeintliche Verluste beklagt werden und sich eine Art Resignation entwickelt, um die jetzige, veränderte Realität zu ertragen. Statt den Verlust von Weiblichkeit zu beklagen, wäre immer wieder die Frage zu stellen, was denn Weiblichkeit heute, in dieser Lebensphase, bedeutet. Hier liegt die Chance, sich von Klischees, Stereotypen und Idealvorstellungen zu befreien, eine neue Art des Erlebens zu finden, sich durchzusetzen, alte Bindungen zu überdenken, Wertvorstellungen zu verändern und auch gesellschaftlich und politisch an Einfluß zu gewinnen. Dazu ist es erforderlich, Zugang zu eigenen Kräften zu finden, insbesondere zu aggressiven, verändernden Kräften. Zudem sollte die Besinnung auf Werte, nicht die Klage um Verluste oder Defizite, im Vordergrund einer Therapie klimakterischer Beschwerden stehen. Spätestens jetzt sollte das Bild der Frau als verletzlich, kränklich, seelisch, geistig und körperlich irritierbar, stimmungslabil, unberechenbar und leidend in Frage gestellt werden, ebenso wie die Definition der Frau über ihre Eierstöcke beziehungsweise Hormone. Die Entpathologisierung des Erlebten ist erforderlich. Spätestens jetzt erweist sich die Wichtigkeit tragfähiger Ich-Funktionen, die dazu beitragen, sich nicht wertlos, bedrückt, antriebslos, überflüssig und allein gelassen zu fühlen. Frauen sind auch in den Wechseljahren heil, unverletzt, unbeschädigt und wertvoll, wenn sie sich nicht durch eigene Abwertung, Selbstaufgabe, fruchtloses Grübeln und Festhalten an Idealbildern von Weiblichkeit in unserer Kultur, durch Operationen, durch körperliche und seelische Verletzungen beschädigen lassen. Die unverwechselbare, einmalige Identität als geschlechtsspezifisches, als weibliches Wesen bleibt erhalten.[17]

Auch die Symptome der häufig auftretenden Ängste können damit behandelt werden: die Angst vor dem Verlust der Attraktivität und Jugendlichkeit, vor dem Weggehen der Kinder und dem Ende der Mutterrolle, die Angst davor, daß die Partnerschaft zu Ende geht, weil er »eine jüngere hat«, weil er »mit dem Beruf verheiratet ist« oder weil er »ganz sicher einen Herzinfarkt bekommt, wenn er so weitermacht«. Hinter der letzten Aussage wird bereits eine latente Aggressivität sichtbar. Die Angst vor der Verarmung ist oft realistisch, weil viele Frauen keine ausreichende Altersversorgung haben. Die Furcht vor zunehmenden Beschwerden und scheinbar unausweichlichen Krankheiten, vor allem vor Krebs, ist in dieser oft ausweglos erscheinenden Lebenssituation ebenfalls zu beobachten. Auch die Angst vor dem Ende aller Möglichkeiten und vor dem eigenen Ende kann sich einstellen. Denn das Ende des Zyklischen macht auch die Stellung im eigenen Lebenszyklus deutlich. Es gibt also eine Fülle von Ängsten, hinter denen Verunsicherung und Abhängigkeiten stehen. Bei näherem Hinschen zeigt sich auch oft die zugrundeliegende Angst, jetzt zur »häßlichen Alten«, zur bösen Schwiegermutter oder zur egoistischen, bösen, alternden Frau zu werden, die niemand mehr mag. Dieses Bild wird der Frau in Märchen und Dichtung, Witzen und Werbung nachdrücklich nahe gebracht. Es gibt eine Fülle von Schwiegermutterwitzen – aber Schwiegervaterwitze gibt es keinen einzigen. Der alternde Mann erlebt keine vergleichbare Abwertung, während die alternde Frau im Spiegel der Meinungen zu einer Karikatur ihrer selbst wird. Eine derartige entstellte, unrealistische und ganz offensichtlich abwertende Sicht der Frau mobilisiert unbewußte Aggressionen. Sie nimmt wahr, wie mit ihr umgesprungen wird, und verspürt häufig ohnmächtige Wut, denn sie kann diese Einstellung insgesamt doch nicht ändern. Aber muß sie selbst diese Haltung übernehmen? Bedauerlich ist, daß Frauen in der Identifikation mit dem Aggressor ihrerseits härteste Kritik an anderen Frauen üben, nur um zu zeigen, daß sie die herrschende Meinung einer patriarchalen Kultur teilen und sich damit identifizieren. Dahinter steht der meist unbewußte Wunsch, durch diese Identifikation die eigene Abwertung abzuwenden. Durch solche Mechanismen wird die Lebenskette, also der Zusammenhalt von Frauen, wirksam gestört, und sie richten ihre Aggressionen teilweise gegeneinander. Zu den vielfachen Ängsten kommt noch die Furcht vor der eigenen Wut, denn Aggressionen sind in unserem Spaltungs- und Zuordnungsdenken unweiblich und führen zu weiterer Abwertung. Eine böse Frau ist erst recht keine »richtige Frau« und wirkt manchmal sogar lächerlich. Außerdem ist die Wut oft so stark, daß die Angst vor der Triebstärke der eigenen Aggression hinzukommt. Nun haben leider Frauen für sich einen gängigen Weg entdeckt, der sie »gut« und eine »richtige Frau« bleiben läßt, sie jedoch krank macht: Sie richten ihre unbewußte Wut selbstzerstörerisch gegen sich selbst und betrachten sich selbst als unzulänglich, wertlos, schwächlich und kränklich. Und auch davor haben sie Angst. Wieder ist ein Teufelskreis entstanden, der jede Veränderung erschwert. Hier gilt das gleiche wie für die Depression: nur ein Infragestellen der geltenden Werte und eine Umwertung kann zum Erleben neuer, tragfähiger Werte führen. Aber das ist schwierig und erfordert oft Hilfe.

Infolge ihrer Autoaggressivität können Frauen eine Fülle von Beschwerden entwickeln, sie gelten dann als »hypochondrisch«. »Die hypochondrische Fehlhaltung ist durch eine abnorm besorgte Einstellung des Menschen auf seinen Leib, durch ängstliche Selbstbeobachtung und Krankheitsfurcht gekennzeichnet. Hypochondrie ist keine Krankheit, sondern eine Reaktionsform, ein Symptom.«[18]

Wenn wir uns in den Wartezimmern von Hausärzten und -ärztinnen umsehen, in denen sehr viele ältere Frauen sitzen, müssen wir feststellen, daß diese Haltung weit verbreitet ist. Dabei wird allerdings die Funktion des Wartezimmers als Treffpunkt übersehen. Hier treffen sich Frauen, die in der gleichen Situation sind. Die endlosen Gespräche älterer Frauen über ihre Krankheiten dienen einerseits dem Kontakt zwischen Leidenden, die sich gegenseitig verstehen, andererseits der Konkurrenz, wem es denn schlechter gehe. Aus der Not der Frau heraus

kann ein hochneurotischer Teufelskreis entstehen, vor dem nur zu warnen ist. Krankheit hat hier auch die Funktion einer Botschaft, sie signalisiert Leiden und Zuwendungswünsche, sie ist ein Hilferuf des Opfers und dient manchmal auch der Erpressung. Die Krankheit ermöglicht aber auch das Aussteigen aus der Welt oder die Flucht aus einer sonst aussichtslosen Situation.
»Hypochondrie« entsteht dann, wenn die Unbefangenheit dem eigenen Körper gegenüber verloren gegangen ist, wenn sich die Aufmerksamkeit mißbilligend und kontrollierend auf die eigenen Organe richtet und der eigene Körper zum Feind wird. Viele Frauen im Klimakterium erleben vergleichbares. Die Eierstöcke, die angeblich den Hauptwert der Frau ausgemacht haben, funktionieren nun nicht mehr in der gewohnten Weise, sie lassen sie in Stich. Außerdem verändert sich die Steuerung der vegetativen Funktionen, alles ist im Umbruch und wird damit zum Unsicherheitsfaktor. Die selbstzerstörerische Haltung, mit der Aggressionen nach außen vermieden werden, tut das Übrige – und schon schließt sich der Teufelskreis. Hypochondrische Befürchtungen können durch ärztliches Verhalten noch verstärkt werden, wenn beispielsweise überflüssige Untersuchungen angeordnet – »es muß doch etwas Organisches zu finden sein« – oder unnötige Medikamente verschrieben werden, seien es Hormone oder Psychopharmaka. Denn was mit Medikamenten behandelt werden muß, kann, im Umkehrschluß, nur eine Krankheit sein. Wenn wir überlegen, mit welcher Fülle von Medikamenten Frauen in dieser Altersklasse fast routinemäßig behandelt werden, sollte uns das nachdenklich stimmen.
Nur das aktive Erarbeiten einer neuen Einstellung gegenüber dem eigenen Körper, das Annehmen von Veränderungen als natürlich und normal, die Integration der Veränderungen in ein neues Körper-Bild, die Entwicklung eines neuen »Körper-Selbst-Vertrauens« und der Umgang mit neuen Situationen kann hier weiterhelfen.

Die weiteren Symptome wie Leistungsminderung, Antriebsstörungen, Reizbarkeit und Vergeßlichkeit, die immer wieder angeführt werden, sind nach dem Gesagten leicht zu verstehen. Wenn wir glauben, daß wir nichts ändern können, so bedeutet eine Antriebsstörung ein Verdrängen der unerfüllbar scheinenden Veränderungswünsche und wird damit, allerdings in krankmachender Weise, sinnvoll. Ähnliches gilt für die Vergeßlichkeit – was wir vergessen haben, kann uns nicht mehr beschäftigen und stören. Die Vergeßlichkeit kann aber auch den Hintergrund haben, daß die Gedanken mit etwas anderem, wichtigerem beschäftigt sind. Zudem verändern sich im Klimakterium die Denkvorgänge. Diese Veränderung zeigt sich als scheinbare Zerstreutheit und wird oft als »Abbau« mißverstanden. Zugangsart und Zugangsweg werden anders, ältere Frauen finden häufig wieder zu zirkulärem oder zyklischem Denken, hier werden die Erfahrungen der körperlich zyklischen Phase auf einer anderen Ebene, der geistig-seelischen, weitergelebt und fortgeführt.[19]

Sichtbar wird dies im Erfassen ganzheitlicher Zusammenhänge; größeren Überblick zeigen gerade ältere Frauen, die sich ihrer Weiterentwicklung bewußt sind und die früher das Bild der »weisen Alten« ausmachten.

Die Reizbarkeit ist als latente Aggressivität, die nicht gelebt werden kann, zu verstehen – konstruktiv eingesetzt wäre sie für innere und äußere Veränderungen dringend erforderlich.

Die Vereinsamungsgefühle, die oft geklagt werden, entsprechen nicht selten der realen Lebenssituation.

Dies führt zu einem wichtigen sozialen Symptom der Frau in den Wechseljahren, nämlich dazu, daß sich Frauen zurückziehen und isolieren. Dahinter steht häufig die Angst, nicht mehr akzeptiert und gemocht zu werden, eine Erfahrung, mit der Frauen, die nur in ihren Rollen erwünscht waren, auch tatsächlich konfrontiert werden. »Bevor ich abgelehnt werde, ziehe ich mich lieber selbst zurück«, formulierte es eine Frau.

Ein weiteres dunkles Kapitel in dieser Lebensphase ist die operative Entfernung der Gebärmutter, die Hysterektomie, und ihre Folgen.

In einer Zeit, in der es ohnehin schwierig, aber notwendig ist, die eigene Identität neu zu finden und zu bestimmen, erleben viele Frauen einen weiteren, in mindestens 50, wahrscheinlich 60 bis 80 Prozent der Fälle unnötigen Verlust. Etwa jede sechste Frau über fünfunddreißig Jahren hat keine Gebärmutter mehr. Neben den Veränderungen und Umstellungen der Wechseljahre müssen die betroffenen Frauen einen Eingriff verarbeiten, der in den meisten Fällen medizinisch nicht unbedingt notwendig wäre. Das ist ein Vorgehen und ein Umgang mit einem Organ, das in der gesamten Medizin einmalig ist.

Wie sich auch bei unseren Patientinnen zeigt, entwickelt sich häufig ein Post-Hysterektomie-Syndrom. Die Betroffenen klagen vor allem über Unterleibsbeschwerden, Störungen der sexuellen Erlebnisfähigkeit, depressive Verstimmungen, Rückenschmerzen und Kopfschmerzen.

1. *Körperlich:*
   Schmerzen verschiedener Art (Unterbauch)
   Früheres Klimakterium
   Geringere Feuchtigkeit der Vaginalschleimhaut
   Rückenschmerzen, Kopfschmerzen
2. *Seelisch:*
   Depressionen und andere
   psychische Erkrankungen
3. *Sexuell:*
   Störung der Libido
   Störung des Koitus
   durch verminderte Sekretion und Verwachsungen
   Störung des Orgasmuserlebens
   durch verändertes Körpergefühl
4. *Sozial:*
   Störung der Partnerschaft
   Rückzug und Isolation

Häufige Störungen und Beschwerden nach Hysterektomie

Nach Meinung von Gynäkologen ist die Entfernung der Gebärmutter ein durchaus zu befürwortender Eingriff. Frauen, die danach Beschwerden haben, sollen angeblich schon vorher »in fast allen Fällen eine präexistente Psychopathologie, wie Pelvipathie, Libidodysfunktion, hysterisches oder schwer neurotisches Verhalten, Depression oder psychosomatische Störungen ...«[20] aufweisen. Damit wird behauptet, daß nur psychisch kranke Frauen unter den Folgen dieser Operation leiden, ein erstaunliches Ergebnis. Ist nicht vielmehr diejenige Frau gesünder, die unter der Beschädigung ihres Genitales, unter der Kastration und unter dem unnötigen Verlust eines Organs tatsächlich *leidet*?
Angeblich wird weder das allgemeine Befinden noch die sexuelle Erlebnisfähigkeit und die »weitere Lebensgestaltung«[21] durch die Operation beeinträchtigt oder negativ beeinflußt.
Frauen schildern das ganz anders. Sie haben zwar weniger Angst vor einer immer noch möglichen Schwangerschaft, das kann für viele Frauen, die über ihren Körper und die Ausübung ihrer Sexualität nicht selbst bestimmen, eine Erleichterung sein. Viele Frauen begrüßen auch »ausdrücklich«[22] das Ende der Menstruation, weil sie die übliche Wertung als unrein und schmutzig übernommen und ihren Zyklus nicht

bewußt gelebt haben. Für Frauen, die ihrem Körper, seinen Funktionen und ihrem Erleben vertrauen, sieht das ganz anders aus. Sie schildern häufig einen sehr großen Verlust an lustvollen, tiefen, warmen und erfüllenden Gefühlen im Erleben der Sexualität, die von ihnen jetzt eher als mechanisch und »oberflächlich, weil das Tiefe fehlt« erlebt wird.

Bei Frauen mit sogenannter »absoluter Indikation«, bei der schwere Erkrankungen die Operation dringend nötig machen, gibt es weniger Beschwerden. Ohne Zweifel erforderlich ist eine Hysterektomie bei bösartigen Erkrankungen, sehr großen Myomen, erheblicher Senkung und meist bei Eierstocktumoren. Frauen mit »relativer Indikationsstellung« haben dagegen sehr häufig Beschwerden. Eine Hysterektomie kann dabei aus folgenden Gründen durchgeführt werden: abgeschlossene Familienplanung, Alter von mindestens fünfunddreißig (!) Jahren,[23] als Schwangerschaftsabbruch mit gleichzeitiger Sterilisation,[24] als Krebsvorbeugung, wegen Blutungsstörungen im Klimakterium und wegen unklaren Unterbauch- und Kreuzbeschwerden. In den letzten zehn Jahren ist eine erhebliche Zunahme der Hysterektomien zu verzeichnen, die Erkrankungshäufigkeit, die Schwere der Erkrankung von Frauen in diesem Bereich hat im gleichen Zeitraum aber nicht zugenommen. Aus der Vorsorgepatientin ist offenbar das Operationsobjekt geworden. Psychosomatische Hintergründe der Beschwerden bleiben außer acht, weil sie immer noch kaum gelehrt werden und weil sie in der Wertung des Medizinsystems einen geringeren Stellenwert hat als das operative Vorgehen. Psychosomatisch zu arbeiten wertet einen Gynäkologen noch heute eher ab, operativ zu arbeiten wertet ihn auf.

Ein fünfzigjähriger Mann wäre sehr erstaunt, wenn ihm zugemutet würde, seine gering vergrößerte Prostata sicherheitshalber entfernen zu lassen. Er würde den Arzt wechseln.

Wenn wir in der psychotherapeutischen Behandlung nach einer Hysterektomie genauer nachfragen, ergibt sich ein merk-würdiges Bild von der Zufriedenheit mit der Gebärmutteroperation. Frauen bejahen oft die Frage, ob sie mit der Operation zufrieden seien. Auf die Frage, ob sie das noch einmal machen lassen würden, antworten die meisten Frauen sehr nachdrücklich und lebhaft: Nein, niemals. Auf die Frage, ob sie denn Nachteile davon hätten, erfolgt aber oft wiederum ein Nein. Erst zögernd kommen dann Schilderungen der Reaktionen des Partners, dabei werden sehr häufig Äußerungen berichtet wie: »hohler Vogel«, »ausgeräumtes Suppenhuhn«, oder »bei dir muß man jetzt in einer Turnhalle spielen« oder »total ausgeleiert und leer«, »leere Bierflasche« oder »die hat ihre Garage vom Schlamm befreien lassen«, »die hat entrümpelt«, »die Müllabfuhr war da«,[25] also zusätzlichen demütigenden Erfahrungen. Erst dann berichten die betroffenen Frauen vielleicht auch über eigene Bedenken. Eine Frau begründet die Operation so: »Der Doktor war so nett, er hat mir alles lieb erklärt, auch daß es das Beste ist so, und die Gebärmutter ist doch nur so was wie der Blinddarm, und den habe ich auch raus. Deshalb finde ich das auch in Ordnung, das muß doch wohl richtig sein.« Eine andere, zweiundvierzigjährige Frau, deren Operation vor zwei Jahren erfolgte, berichtet: »Mein Frauenarzt hat gesagt, von dem Geld, das ich jetzt für Binden spare, kann ich mir doch ein schönes Kleid kaufen. Das habe ich gemacht, das war gut – oder?« In der kleinen Pause vor dem »oder« stecken die Zweifel, aber auch die Bereitschaft, nun auch das zu übernehmen, was die neue Autorität, die Therapeutin nämlich, sagen wird. Diese Frau hat seit der Operation, die wegen unscharf formulierter Unterbauchbeschwerden vorgenommen wurde, jetzt zunehmend bohrende, drückende, stechende, brennende Schmerzen, wie sie bei Frauen in dieser Situation nicht selten auftreten. Nach jeder gynäkologischen Untersuchung mit normalem Befund verschwinden die Schmerzen für ein paar Stunden oder Tage, um dann, im wesentlichen unverändert, wieder aufzutreten. Die Beschwerden vor der Operation, die »wegoperiert« werden sollten, sind zu starken Schmerzen geworden, die jetzt angeblich von »den Verwachsungen« herrühren. Statt dessen hätte von Anfang an die Ursache behandelt werden müssen. Angst vor erneuter Schwangerschaft bei fünf Kindern und zwei Fehlgeburten, keine Verhütung, weil »der Herr Pfarrer sagt, es ist eine Sünde und ich soll dann den Verkehr lassen« und ein Ehemann, der unter Alkoholeinfluß auch mit erheblicher Gewaltanwendung auf seinen »Rechten« über den Körper »seiner« Frau besteht. Jetzt kann sie nicht mehr schwanger werden – und so gibt es keinen einsehbaren Grund mehr, dem Ehemann Sexualität zu verweigern, auch wenn sie sich noch so sehr davor ekelt. Nur die »Verwachsungsschmerzen« helfen ihr manchmal, sich zurückzuziehen. Ein Schicksal, das für viele exemplarisch ist.

Über die körperlich-anatomischen Folgen der Hysterektomie ist offenbar wenig bekannt. Viele Frauen berichten, daß ihre Wechseljahre bald nach der Operation eingetreten seien. Dies ist bislang häufig in der Fachliteratur bestritten worden: »Häufig wird von jungen Frauen nach Uterusextirpation die Frage nach Vorverlegung des Klimakteriums infolge dieses Eingriffs gestellt. Das sollte vom Arzt eindeutig verneint werden, um unnötige psychosoziale Belastung zu verhindern.«[26] Ein wirklich aufschlußreicher Satz. Das Klimakterium tritt bei hysterektomierten Frauen früher ein, da jede Hysterektomie durch das Unterbinden von Gefäßen, die auch die Eierstöcke versorgen, zu einem Ovarialinfarkt führt, so daß die Funktion der Eierstöcke in jedem Fall gestört ist. Neuere Forschungen zeigen, daß die Gebärmutter selbst offenbar Gewebshormone produziert, die ihrerseits die Funktion gesunder Eierstöcke beeinflussen. Nach Hysterektomie kommt es viel häufiger zu Eierstockzysten. Zudem wird die Statik des Beckenbodens durch den Operationsschnitt erheblich gestört, und es werden perizervikale Nerven durchtrennt, so daß eine Minderung der sexuellen Empfindungsfähigkeit die Folge ist. Zudem fehlen die Kontraktionen des Uterus beim Orgasmus.

Daß die »Totaloperation«, bei der »vorsorglich« auch die Eierstöcke entfernt werden, zum sofortigen Östrogenmangel führt, ist bekannt. In der Gynäkologie wird demnach die Gebärmutter nur in der Phase der Fruchtbarkeit geschätzt und geschützt. Allerdings gilt sie ohnehin als kränkelndes, weil monatlich blutendes Organ, vom »vulnerablen Genitale« der Frau ist immer noch die Rede. Die enormen, einmaligen, bei keinem anderen Organ derart ausgeprägten Regenerations- und Selbstheilungskräfte werden nicht bewußt wahrgenommen und benannt. Folglich haben es Frauen schwer, einen positiven Zugang zum besonderen Wert ihrer Gebärmutter zu finden. Wenn sie tatsächlich nach der letzten Schwangerschaft nur noch ein nutzloses, blutendes und damit Krankheit signalisierendes und ekelerregendes Organ wäre, das noch dazu wie eine Zeitbombe früher oder später von Krebs befallen werden kann und deshalb möglichst rasch entfernt werden sollte, wären die noch Jahre nach der Hysterektomie auftretenden Reaktionen vieler Frauen völlig unerklärlich. Untersuchungen zeigen, daß etwa dreimal so viele Frauen nach der Hysterektomie in ein psychiatrisches Krankenhaus aufgenommen werden wie aus dem vergleichbaren Bevölkerungsdurchschnitt. Von den Patientinnen, die ohne harte Indikation operiert worden waren, mußten doppelt so viele psychiatrisch stationär behandelt werden wie Patientinnen mit absoluter Indikation zur Operation[27]. Diese Zahlen sollten uns zu denken geben.

In jedem Fall stellt die Hysterektomie eine Kastration dar. Sie beeinträchtigt das Selbstwertgefühl der Frau erheblich, zumal wenn sie ohne wirkliche medizinische Begründung vorgenommen wird. Für viele Frauen bleibt dies unbewußt und wirkt im Verborgenen um so nachdrücklicher. Frauen mit beschädigtem Genitale, beschädigter Sexualität und beschädigtem Selbstwertgefühl leiden verständlicherweise an einem Gefühl des fehlenden Wertes und der fehlenden und doch so dringend gebrauchten Wertschätzung, wie es sich in dem Post-Hysterektomie-Syndrom zeigt.

In der Therapie mit klimakterischen Frauen lassen uns die psychoanalytischen Theorien völlig in Stich. Weiblichkeit ist in der Sicht der Psychoanalyse eine Kompensation der Penislosigkeit der Frau durch die Gebärfähigkeit. Beim Fortfall dieser Funktion soll die Frau wieder die alten Kränkungen ihres Mangels erleben und sich als kastriertes Wesen fühlen. Ein solches Bild von Weiblichkeit führt nicht weiter und ist für die Therapie unbrauchbar.

In der psychosomatischen Therapie geht es erst einmal darum, die körperlichen Beschwerden besser verstehen zu lernen. Durch mehr Körperwahrnehmung können wir spüren und deuten, was in Ordnung ist an diesem Körper, was noch stimmt und was sich verändert. Das Ziel ist, die Symptome nicht mehr als Krankheit aufzufassen, sondern im eigentlichen Sinne als Zeichen und Symbole für Neubeginn, Umstellung und für die Suche nach einem neuen Gleichgewicht. Das sind aktive, lebendige Vorgänge.

Dann müssen die erlebten Verluste daraufhin überprüft werden, ob es sich um Realverluste, um phantasierte Verluste oder um Verluste handelt, die durch die Situation der Frau in unserer Kultur bedingt sind. Wichtig ist auch, welches Bild von Weiblichkeit die Patientin hat. Die Frage nach Vorbildern, nach der Mutterbindung und nach dem eigenen Muttersein ist ebenfalls von Bedeutung. Bei kinderlosen Frauen geht es häufig um den Abschied von der körperlichen Fruchtbarkeit. Übrigens deuten sehr oft klimakterische Frauen das Ausbleiben der Menstruation als Schwangerschaft. Eine siebenundfünfzigjährige Frau berichtete, sie habe nach sechs Wochen erst einmal einen Schwangerschaftstest machen lassen. Erst als dieser negativ ausfiel, dachte sie daran, sie könnte vielleicht in den Wechseljahren sein.

Oft geht es darum, von der Vorstellung der »persönlichen Lebenskette« Abschied zu nehmen – nach mir geht es nicht mehr weiter – und um die Teilhabe an der Vorstellung, daß das Leben durch Frauen weitergegeben wird, so daß sich auch kinderlose Frauen als Teil einer übergeordneten Lebenskette fühlen können.

Manchmal tauchen hier auch Schwangerschaftsphantasien auf, wobei das erwartete Kind im Sinne des »Selbstobjekts« eine Aufwertung der Frau bedeuten kann oder aber, als Symbol des Neubeginns, ihre Chance zur Weiterentwicklung darstellt. Wie bei der ersten Regel und dem Beginn des Zykluserlebens werden Frauen auch in den Wechseljahren von ihrem Körper darauf hingewiesen, in welcher Phase des Lebenszyklus sie sich augenblicklich befinden. Nun signalisiert ihnen der Körper, daß die Lebensphase körperlicher Fruchtbarkeit beendet ist und die Ernte bevorsteht, zu der jede Frau, wie im Jahreszyklus, letztlich hinwachsen kann. Was die »Ernte« bringt, welche »Frucht« da seelisch ausgereift ist, kann jede Frau selbst herausfinden – ob sie ernten will, ob sie die Möglichkeit überhaupt für sich wahrnimmt, läßt sich auch mit Hilfe einer Therapie überprüfen. Diese Bilder sind für uns nicht mehr leicht nachvollziehbar, nicht mehr selbstverständlich, weil wir dem Zyklus des Jahres entfremdet sind. Aber Frauen, die einen Garten haben, können mit diesen Bildern oft noch etwas anfangen. Das zeigt der folgende Traum einer sechsundfünfzigjährigen Frau in der Therapie:

Ich stehe an eine Hausecke gelehnt und sehe zu, wie die Obstbäume geschnitten werden. Es ist Frühling und die richtige Zeit dafür, zwei Männer auf Leitern sind fleißig an der Arbeit. Trotzdem bin ich irritiert. An den Zweigen hängen Früchte, Äpfel, Birnen und Mirabellen. Ich denke, sie müssen faul sein, wenn sie den ganzen Winter an den Ästen waren, vielleicht innen, denn außen sehen sie sehr gut aus, reif und saftig. Ich zeige den beiden Männern die Früchte und bitte sie, vorsichtig damit umzugehen. Sie schütteln die Köpfe und sagen, sie sehen nichts. Da tippt mir um die Hausecke herum eine alte, unscheinbare Frau auf die Schulter, sie sieht wie eine Spitzmaus aus, sehr listig, das fällt mir auf. »Laß sie nur, sie sehen das nicht«, sagt sie. »Hol sie dir.« Dann ist sie weg. Obwohl die Männer sagen, daß ich spinne, hole ich mir die reifen Früchte, die mir gehören.

Hinter der Angst vor dem Klimakterium kann auch die unbewußte Angst stehen, so zu werden wie die eigene Mutter, während die Rivalität mit der Tochter dazu führen kann, die Wechseljahre unbewußt als Strafe für den eigenen Neid zu erleben. In Phantasien und Träumen lassen sich solche unbewußten Zusammenhänge aufspüren, wie der Traum einer neunundvierzigjährigen Frau zeigt:

Ich räume ein Zimmer auf, es ist nicht mein Zimmer, aber ich bin irgendwie dafür verantwortlich. Ich entdecke hier Dinge, die mir gehören: eine kleine Opalbrosche von meiner Großmutter, ein heißgeliebtes Bilderbuch »Die Hasenschule« aus meiner Kinderzeit, eine kleine Puppe mit einem selbstgehäkelten hellblauen Röckchen und einen Liebesbrief aus der Zeit nach der Tanzstunde, in dem mir ein Junge schrieb, er kann mich vom Abschlußball her nicht vergessen in meinem türkisfarbenen Kleid. Alles sentimentales Zeug. Zuerst will ich das meiste wegwerfen, dann tue ich es in eine Plastiktüte. Aber es wird immer mehr: ein kleiner, holzgerahmter Vergrößerungsspiegel, vor dem ich die ersten Pickel ausgedrückt habe und ein grün-orange geblümter Bikini ohne Träger, auf den ich besonders stolz war, weil ich ihn von meinem eigenen Taschengeld gekauft hatte. Meine Mutter kaufte mir nur einen einteiligen Badeanzug, dunkelblau mit weißen Tupfen, sehr solide, der zu ihr selbst besser gepaßt hätte. Vielleicht ist dies doch mein Zimmer? Da ist meine alte Häkeldecke für den (erzwungenen) Mittagsschlaf auf dem Bett. Jetzt sind es schon viele Plastiktüten, die ich nicht mehr tragen kann. Es werden immer mehr. Da geht die Tür auf. Meine Mutter steckt den Kopf hinein; wie immer irgendwie ironisch: Na, wirst du wieder mal nicht fertig. Ich werde wütend, denn ich weiß jetzt, daß es ihr Zimmer war und daß ich jetzt darin wohnen soll. Sie hat es mir eingebrockt.

Diese Frau kommt mit Ängsten und körperlichen Beschwerden in den Wechseljahren zur Therapie. Sie träumt von einem Zimmer, das sie aufräumen muß. Woher diese Verantwortung kommt, weiß sie erst einmal nicht. Jedenfalls entdeckt sie Dinge, die ihr gehört haben und die sie, wie ihr bei der Arbeit mit dem Traum einfiel, heute nicht mehr in Besitz hat. Sie haben Bezug zu einzelnen Personen oder Lebensphasen der Vergangenheit. Sie liebte die Großmutter sehr, die ihr die Opalbrosche schenkte, diese hatte sie auch vor der strengen Mutter in Schutz genommen. »Die Hasenschule« war das erste Buch, das sie ganz alleine lesen konnte, sie erinnert sich noch genau an den Stolz und das Hochgefühl, nun Zugang zu Büchern zu haben und die Mutter nicht mehr um das Vorlesen bitten zu müssen. Für das hellblaue Röckchen hatte sie im Handarbeitsunterricht eine gute Note bekommen, die Wolle stammte von einem aufgezogenen Kindermützchen der Patientin, sie hatte also auch den Aspekt des Neunutzens von Überlebtem, von Kleidungsstücken, aus denen sie herausgewachsen ist. Der Liebesbrief, die Pickel, der Bikini gehören in die Phase der Pubertät, der wachsenden Selbständigkeit. Wieder wird die Mutter als hemmend geschildert, ein hausbackener Badeanzug stammt von ihr und wird durch den eigenen Bikini der Tochter ersetzt. Die Tochter setzt sich gegen die Mutter durch, wie sie es auch früher mit Hilfe der

Großmutter tat. Sie beweist sich, daß sie stärker ist. Auch in der Häkeldecke für den erzwungenen Mittagsschlaf wird noch einmal die Ablehnung des Zwangs durch die Mutter deutlich. Aber letztlich soll sie dann doch das Zimmer der Mutter bewohnen, über das diese offenbar noch bestimmt. Sie bekommt die immer noch abgelehnte Behausung der Mutter zugewiesen. Darauf reagiert sie mit Wut – wie ein Kind – statt sich endlich mit dem Bild der Mutter auseinanderzusetzen. Sie empfindet in kindlicher Weise noch, daß die Mutter letztlich Siegerin bleiben könnte. Aber wenn sie wirklich ihr »eigenes Zimmer« finden will, wird es ihr nicht erspart bleiben, sich mit ihrer Bindung an die Mutter und mit ihren eigenen Qualitäten auseinanderzusetzen. Der Vater spielt keine Rolle in diesem Traum, es ist eine Auseinandersetzung unter Frauen mit einer als mächtig phantasierten Mutter, gegen die die Patientin Verbündete sucht, bislang außen, in der Großmutter und jetzt in der Therapeutin. Sie benötigt eigene seelische Repräsentanzen, um ihr Bild von sich selbst zu korrigieren. Zum Zeitpunkt des Traumes war die reale Mutter übrigens schon mehr als zehn Jahre tot, aber die »unaufgeräumte« Situation der klimakterischen Frau reaktiviert die Auseinandersetzung mit der Mutter. In diesem Traum wird auch sehr deutlich, daß Erlebnisse früherer Lebensphasen nicht einfach aufgegeben werden können. Wichtige Ereignisse aus Kindheit und Pubertät fließen ein und erhalten bei der jetzigen Aufgabe des Aufräumens wieder Bedeutung. Sie werden in die neue Lebensphase mithineingenommen. Allerdings werden sie von der Träumerin noch nicht neu genutzt, aber sie entscheidet sich immerhin, nichts wegzuwerfen, sondern erst einmal alles in Tüten zu verpacken. In der Therapie wird es wichtig sein, wieder auszupacken, zu sortieren und genau zu betrachten. Es geht darum, das Erleben von Schutz und Autonomie, das in diesem Traum geschildert wird, die Fähigkeit, Neues aus Überlebtem zu machen, die erlebte Bewunderung, aber auch den erlebten Druck, in die jetzige Phase zu integrieren und »alte Badeanzüge« abzulegen und eigene zu erwerben.
Dabei ist es gerade für die klimakterische Frau wichtig, daß sie ihr Selbstbild weder ausschließlich in der Identifikation mit der Mutter sucht, noch in der angeblich so wichtigen Bewunderung durch den Vater in der sogenannten »ödipalen Phase«. Denn dann bleibt sie im üblichen Bild der Frau als bewundertes, attraktives Mädchen stecken, das ihr unweigerlich spätestens im Klimakterium verloren gehen oder sie in der Entwicklung hemmen wird, wie dies am Beispiel von Julia P., neunundfünfzig Jahre, deutlich wird.

Sie kommt wegen einer sogenannten Involutionsdepression und vielen körperlichen Beschwerden zur Behandlung. Sie ist auffallend attraktiv, sehr zierlich und klein, braungebrannt und gut geschminkt. Ihre langen, rotbraunen Haare werden manchmal von einer Spange gehalten, meist fliegen sie lose auf ihre Schultern. Ihre Stimme ist lebhaft und jung. Sie wirkt sehr viel jünger, vielleicht wie Anfang vierzig. Beim Erstgespräch weint sie recht bald. Ihr acht Jahre älterer Mann hat sie vor sieben Monaten wegen einer viel jüngeren Frau verlassen, darüber kommt sie nicht hinweg. Und das Schlimmste: Diese Frau ist jetzt schwanger, es sei schon deutlich zu sehen. »Und mit mir wollte er kein Kind, ich sollte schön bleiben für ihn«. Sie hat sich diesem Wunsch gefügt und zwar so sehr, daß »mein Körper mitspielte und ich einfach nicht mehr schwanger wurde.« Sie brauchte nach einigen Jahren Ehe keine Verhütungsmittel mehr, obwohl sie organisch gesund war. »Vielleicht wollte ich es ja doch darauf ankommen lassen. Eigentlich wollte ich eine Tochter. Aber er war eben mein alles.« Ihr Haß gilt jetzt ausschließlich der Frau, die ihren Mann »mit List und Tücke verführt« habe. »Aber irgendwann wird er das merken, was das für eine ist. Die nutzt ihn ja nur aus. Und dann kommt er wieder zu mir.« Sie trocknet energisch ihre Tränen und erzählt, daß sie schon Pläne für eine gemeinsame Reise macht, allen Urlaub hat sie gespart dafür und auch genügend Geld. Sie will ihm seinen Wunsch erfüllen, endlich Südamerika zu sehen, besonders den Zuckerhut. »Er hat geschworen, er stirbt nicht, ehe er nicht in Rio war.«

Auf die Frage, ob sie denn noch Kontakt mit ihm habe, verneint sie dies. Das sei auch gut so, um so eher werde er seine Enttäuschung bemerken und zurückkommen.

Auf die Frage nach ihrem Beruf meint sie: »Das ist auch so ein trauriges Kapitel.« Sie hat im Labor einer großen pharmazeutischen Firma eine leitende Stellung, auf die sie mit Recht stolz ist. Aber »vorher war ich der Liebling meines Chefs, da gab es ein gutes Arbeitsklima.« Nach dessen Pensionierung zieht der »junge Chef« – er ist etwa so alt wie sie selbst – die »jungen Dinger« vor, obwohl sie »so nichtssagend sind«. Das geht nun schon seit fünf Jahren so. »Bei mir ist immer alles rein beruflich, aber der hat mit denen sicher mehr im Sinn. Und die bieten sich ja auch richtig an.«

Die Eltern werden wie folgt beschrieben: Die Mutter war tüchtig, sie dominierte und hielt das Geld zusammen, das sie von ihren eigenen Eltern bekam. Der Vater war Musiker, er hatte keine feste Stelle, aber er war schon früh »mein Schwarm«. Er hatte »so etwas Siegerisches«

an sich, so »wie Lohengrin«. Er war ein Vater aus dem Märchen. Er liebte sein einziges Kind und nahm sie häufig in Opern und Operetten mit, auf die billigsten Plätze, »weil die Mutter kein Geld rausrückte für die Karten. Da hat mich mein Vater einfach auf seine Schultern gesetzt, und dann konnte ich alles sehen. Und wenn die Leute schimpften, weil sie hinter mir nicht mehr sahen, dann sagte er, es ist wichtiger, daß in Kindern die Liebe zur Musik geweckt wird.« Sie versteht nicht, daß der Vater bei der Mutter blieb, »die hatte ja immer nur das Geld im Kopf«. Sie phantasiert dann, daß es nur das Geld war, das den Vater hielt.

Hier haben wir eine Frau vor uns, die als einziges Kind eng an ihren Vater gebunden war und die Mutter ablehnte. Nach diesem Muster band sie sich eng an ihren Ehemann und verzichtete auf eigene Kinder, auf das eigene Mutterwerden, um ihm zu gefallen. Als er sie verläßt, gilt ihr Haß in der Wiederholung ihrer Beziehung zur Mutter nur der anderen Frau, die jetzt »Mutter« wird. So wie der Vater immer zu ihr gehalten hat, so phantasiert sie auch das Verhalten ihres Mannes, von dem sie völlig unrealistischerweise erwartet, daß er zurückkommt. Ihre Ambivalenz wird nur deutlich in ihrem Wunsch, ihm eine Reise nach Rio zu ermöglichen, da er nicht eher stirbt, bevor er nicht in Rio war. Will sie ihm deshalb Rio zeigen? Hier liegen latente Todeswünsche dem Mann gegenüber vor und damit enorme aggressive Impulse. Diese Frau ist nicht bereit, Abschied zu nehmen und sich zu trennen, weder von der phantasierten Größe des Vaters und des Ehemannes noch vom negativen Bild der Mutter. Sie bleibt in der Tochterrolle und verzichtet damit auf die möglichen Phasen ihres Erlebens als Frau, nämlich auf die Mutterschaft und auf die Erfahrung ihres eigenen Älterwerdens, das sie, auch in ihrer eigenen Erscheinung, völlig wegblendet. Sie bleibt abhängig vom Spiegel der anderen, und das ist angesichts der Wertung der Frau in unserer Kultur verhängnisvoll. Diese Haltung führt entweder in die Resignation, Depression oder in die Angst, nichts mehr zu sein, wenn dies verloren wird, oder in eine ebenso verhängnisvolle Rivalität mit männlichen Werten, wenn sie beweisen muß, daß sie, obwohl Frau, soviel wert ist, ebenso tüchtig, leistungsfähig und kompetent ist wie ein Mann. Statt dessen geht es darum, Eigenes zu entdecken und die Erfahrungen früherer Lebensphasen, die im Traum vom Zimmer durch verschiedene Gegenstände bezeichnet werden, unverlierbar in Besitz zu nehmen. Sonst wird das Klimakterium unweigerlich zur narzißtischen Kränkung. Es wird auch notwendig,

neue Formen des Umgangs mit anderen Menschen zu suchen, die nicht auf die alten Wünsche nach Schutz, Bewunderung, Durchsetzung und Normenerfüllung gerichtet sind. Von solchen kindlichen Wünschen, von solchem Ballast kann sich eine Frau wenigstens teilweise befreien, wenn sie die alten Räume aufräumt. Sie wird sich aber entscheiden müssen, was sie behält und neu für ihr Selbstverständnis nutzt und was sie wegwerfen muß. Wechseljahre sind in diesem Sinne wirklich Jahre des Wechsels, der Veränderung, des Aufräumens.
Auch der Neid auf jüngere Frauen muß wahrgenommen, zugelassen und bearbeitet werden. Natürlich macht die Abwertung der klimakterischen Frau sie »östrogen-neidisch«, hängt doch vom Haben oder Nichthaben dieses Hormons ihre übernommene und gelernte Vorstellung von Weiblichkeit ab. Jüngere Frauen schöpfen offensichtlich noch aus dem Vollen. Frauen in den Wechseljahren wird allerdings als Ersatz Östrogen aus dem unerschöpflichen Pool der Pharmaindustrie zur Verfügung gestellt. Dabei heißt Substituieren, Ersetzen auch zudecken, nichts verändern, den Wechsel nicht annehmen. Damit wird ein Teil des Neides auf jüngere Frauen verdrängt und nicht mehr wahrgenommen. Es muß also in der Therapie mit klimakterischen Frauen auch über Hormone gesprochen werden. Die Bearbeitung dieser Problematik in der Therapie und die Verarbeitung durch die betroffene Frau sowie die Wahrnehmung dessen, was jetzt durchlebt und erfahren wird, und für das nun die Zeit gekommen ist, wird erst dann möglich. Auch Trauer gehört dazu – um Vergangenes, Nichtgelebtes, auch um alte Wünsche und Ideale. Trauer ist notwendig, um frei für die neue Lebensphase zu werden. Und zur Trauerarbeit gehört der Zugang zu den eigenen aggressiven Kräften. Heilsamer Ärger auf die gesellschaftlichen Wertungen ist notwendig, um die falschen Bilder, die zu Selbstbildern geworden sind, in Frage stellen zu können. Spätestens in den Wechseljahren der Frau erweist sich die Schädlichkeit und Brüchigkeit dieser falschen Bilder. Wer daran festhält, wird so weiterleben wie bisher und wird die Folgen zu spüren bekommen.
Eine Behandlung mit Medikamenten, auch mit Hormonen, ist nur bei körperlichen oder schweren psychischen und psychiatrischen Erkrankungen erforderlich, sofern keine Motivation oder Möglichkeit für eine angemessene psychotherapeutische Behandlung besteht.

Natürlich gibt es auch Frauen, die mit ihrem Leben rundherum zufrieden sind. Aber auch für sie könnte sich die Frage stellen, was sie mit der Zeit anfangen, die sie jetzt zur Verfügung haben könnten. Das gilt vor allem für Familienfrauen und Frauen mit erwachsenen Kindern.

Denn bislang sind die Möglichkeiten, die sich den Frauen bieten, noch sehr begrenzt. Frauen, die in ihrer traditionellen Rolle leben, haben meist größere Schwierigkeiten als berufstätige Frauen. Bislang Kinderlose oder Unverheiratete müssen Abschied nehmen von ihrem Wunsch nach Familie oder Kindern. Aber sollen Frauen trotz der eingeschränkten Möglichkeiten auf diesen Teil ihres Lebens verzichten?

Am wenigsten sinnvoll scheint die – häufig eingeschlagene – »Karriere« der chronisch Kranken zu sein, die sich von einer Vielfalt unterschiedlicher Beschwerden geplagt, in ärztliche Behandlung begibt. Auf diese Weise finden manche Frauen Beachtung und die Möglichkeit, aus ihrer Isolation herauszukommen. Wenn die Krankheit verarbeitet wird, kann sie eine Hilfe zur Selbstwahrnehmung werden. Für die Betroffene ist es oft schon sehr hilfreich, wenn sie selbst die Sprache ihres Körpers nicht mehr als Symptomatik versteht, also als Krankheitszeichen, sondern als Zeichen von Lebendigkeit, Veränderung, von Neuwerden und von Aggressivität, die sie konstruktiv zur Umorientierung nutzen kann, und von sexuellen Wünschen, die erfüllt werden wollen. Jede Veränderung, jeder Neuanfang, jede neue Gestaltung der realen Möglichkeiten setzt aber gerade in diesem Lebensabschnitt ein verändertes Selbstverständnis, ein einigermaßen stabiles Selbst-Bewußtsein voraus, und diese Voraussetzungen müssen oft erst einmal erarbeitet werden.

Möglich ist natürlich auch der Weg ins Großmutterdasein, das die fast nahtlose Fortsetzung der bisherigen Lebensweise garantiert.

Ähnliches geschieht bei der Übernahme von ehrenamtlichen Tätigkeiten – Männer übernehmen dagegen eher »Ehrenämter«. Auch hier setzt die Frau ihr bisheriges Leben praktisch unverändert fort. Allerdings bekommt sie dafür meist ein wenig mehr Anerkennung und Dank. Dieser Weg ist konstruktiver, als die »Lebensaufgabe« in der Krankheit zu suchen.

Wechseljahre kann aber auch heißen: Besinnung auf die Entwicklung der eigenen Identität, Überprüfung und vielleicht Beendigung von inneren Abhängigkeiten, Energiegewinn zur Erfüllung eigener Bedürfnisse und Wünsche, Entwicklung der eigenen Neu-Gier, der Gier auf Neues, auf neue Betätigungsfelder, neue Kontakte und Gewohnheiten und auf eine neue gesellschaftliche und politische Geltung.

Allerdings ist ein Einstieg in einen Beruf, sofern überhaupt einer erlernt wurde, schwer und für viele praktisch unmöglich. Berufstätige Frauen haben häufig ihre ohnehin begrenzten Karrieremöglichkeiten erschöpft, trotzdem bewältigen sie das Klimakterium oft leichter, weil es für sie nicht so viele äußere Veränderungen mit sich bringt. Sie müssen zwar von anderen Lebensmöglichkeiten Abschied nehmen, doch der Neubeginn gestaltet sich für sie oft weniger dramatisch. Allerdings geht auch für sie ein Lebensabschnitt zu Ende, und körperlich erleben sie die gleiche Umstellung wie familienorientierte Frauen.

Es gibt Frauen, die noch eine berufliche Weiterbildung oder gar Berufsausbildung wagen. Die Zahl der von Frauen neugegründeten Betriebe steigt ständig an und liegt zur Zeit weit über den Neugründungen von Männern.

Es gibt Möglichkeiten, die in spirituelle, weltanschauliche, religiöse und politische Bereiche führen.

Heute werden Frauen oft unbequem. Sie bilden Bürgerinitiativen, Frauengruppen und Frauenprojekte, das heißt neue Strukturen, die an die Stelle der verlorengegangenen Wasch- und Backhauskontakte, der Spinn- und Nähstuben treten. Dies waren die traditionellen Kontaktmöglichkeiten für Frauen, die ihnen durch die Technisierung genommen wurden, was zur weitgehenden Vereinzelung führte. Inzwischen bildet sich ein Netzwerk aus Selbsthilfegruppen und -organisationen, die allerdings, und da liegt eine Gefahr, prompt dazu benutzt werden, um die Lücken des mangelhaften Gesundheitssystems zu schließen, was den kommunikationsintensiven Bereich betrifft. Aber hier liegt auch eine Herausforderung für die Fachleute, und damit eine Chance zum Bewußtseinswandel. Frauen müssen sich allerdings ihre neuen Tätigkeits- und Kontaktfelder oft erst selbst schaffen.

Im körperlichen Bereich entdecken immer mehr Frauen die Selbstbefriedigung als Hilfe zur sexuellen Selbstannahme und Selbstwahrnehmung. Viele Frauen berichten, daß sie dabei ihren ersten Orgasmus erlebten. Frauen suchen sich zunehmend jüngere Partner oder bauen Beziehungen zu anderen Frauen auf.

So gibt es letztlich doch einige Möglichkeiten für Frauen in den Wechseljahren. Aber die meisten sind mit einem Aussteigen aus dem bisherigen Rollenverständnis und aus der Fremddefinition verbunden und deshalb sehr schwierig zu verwirklichen. Aber Frauen sind je kreativ, und zwar nicht nur körperlich, und sie können sehr aktiv und unternehmungslustig sein. Sie sind flexibel und gewohnt, neue Wege zu suchen und oft auch zu finden. Frauen müssen nur aufhören zu warten, auf morgen, auf nächstes Jahr, wenn der Junge studiert oder wenn ein neuer Chef kommt, oder wenn die Kinder aus dem Haus sind, oder wenn Enkel kommen, oder, oder, oder … Über das Warten auf das Neue werden nicht selten kostbare Jahre verpaßt. Wir sehnen uns oft nach dem, was hinter den Türen liegt, die sich bereits hinter uns geschlossen haben. Warum sind wir nicht neu-gierig auf die Türen, die sich nun vor uns öffnen? Erforderlich ist meist eine Überprüfung und Korrektur der eigenen Einstellung, eine neue, positive Selbst-Definition, die Entwicklung eines neuen Körper-Selbst-Bewußt-Seins und der Aufbau eines nicht negativ definierten Körper-Bildes, in das die körperlichen Veränderungen als natürlich und normal einbezogen werden. Dazu gehört auch eine Rücknahme der Pathologisierungen und der Definition über Eierstöcke und Hormone. Es geht nämlich der Frau in den Wechseljahren nichts verloren, was sie nicht selbst hergibt. Sie ist weiterhin liebenswert, anziehend, unbeschädigt und unverletzt, wenn sie die üblichen Wertungen nicht mehr für wahr hält, sondern in Frage stellt. Und sie kann etwas hinzugewinnen: ein neues, nicht mehr durch Abhängigkeiten bestimmtes Lebensgefühl, das Beziehungen und Partnerschaften nicht etwa ausschließt, sondern ihnen eine neue Qualität verleiht. Sie ist wissender geworden, sie weiß um die Erlebensmöglichkeiten und Erfahrungen der vergangenen Phasen und kann damit die dritte Phase, die immerhin ein Drittel ihres Lebens ausmachen kann, für sich neu gestalten. Denn Wechseljahre bedeuten auch Wechsel aus der zyklischen Phase der Zukunftssicht in die nichtzyklische Phase der Gegenwartsintensivierung.

6 *Frau und Alter*

Das Alter und die Alten treten immer deutlicher in Erscheinung. Immerhin beträgt der Anteil der über sechzigjährigen Menschen derzeit 23 Prozent, er wird im Jahr 2000 auf etwa 28, im Jahr 2040 voraussichtlich auf 36 Prozent ansteigen. Die Zahlenverhältnisse verschieben sich immer mehr zugunsten der Alten.

	über 65	unter 14
1910	5	34
1988	15	16
2040	29	12 (geschätzt)

Altersverteilung auf je 1000 Einwohner

Dennoch ist das Alter in seiner Bedeutung in unserer Kultur eine eher unsichtbare Zeit geworden. Jugendlichkeit, Schönheit, Aktivität, Beweglichkeit, Gesundheit, Energie, Dynamik, Vitalität, Fortschrittlichkeit und Autonomie sind die Ideale unserer Zeit. Dies ist ein weiteres Zeichen für die Wirksamkeit der Spaltung, die im Gegensatzpaar alt-jung die Jugend zum aufgewerteten Teil gemacht hat. Trotz mangelnder Lebenserfahrung spielt die Jugend eine entscheidende Rolle. Dem Alter wird hingegen Häßlichkeit, Passivität, Unbeweglichkeit, Krankheit und Behinderung, Energielosigkeit, Verfall, Rückschrittlichkeit und Abhängigkeit zugeordnet, also höchst abgewehrte und deshalb abgewertete Eigenschaften. Alt und häßlich, alt und krank, alt und gebrechlich, aber auch alt und einsam, alt und arm, sind geradezu synonym gebrauchte Ausdrücke. In dieser Sichtweise wird das Alter durch Verfall, Degeneration, Verschleiß, Niedergang, Versagen und Verlust gekennzeichnet, eine Entwicklung, die sich bereits in der Einstellung zum Klimakterium abzeichnet. Das Alter ist angeblich geprägt durch einen Verlust an Werten, Kompetenz, Zukunft und Hoffnung, und dementsprechend wird mit allen Mitteln versucht, das Alter aufzuschieben, sei es mit Hilfe von Kosmetika, Hormonen und anderen Medikamenten oder durch Verdrängen, Verleugnen und Vergessen. Das Alter wird allerdings auch als eine Zeit propagiert, in der Versäumtes nachgeholt werden sollte – eine Verpflichtung für unruhige

Senioren, die sich damit auch überfordern können. Der Körper wird durch Behandlung zum Funktionieren gezwungen, und diese Behandlung wird vom Medizinsystem eingefordert. Der Kampf gegen das Alter ist der Kampf gegen den eigenen Körper, die eigene Befindlichkeit und letztlich gegen die eigene Weiterentwicklung. Dahinter steht die Angst vor der Endlichkeit und vor dem Tod als nur noch beängstigendes Ereignis, an das uns nichts erinnern soll.

Diese Haltung hat eine lange Tradition in unserer Kultur. Die Suche nach dem Lebenselexir, dem Jungbrunnen, dem Trank der ewigen Jugend ist bis in die Neuzeit hinein ein in Dichtung und Philosophie oft behandeltes Thema. Anfang dieses Jahrhunderts wurde die Geriatrie als Zweig der Medizin begründet, der sich mit der Pathologie des Alters befaßt. Die Gerontologie hingegen untersucht die Vorgänge des Alterns selbst, sie hat durch die Zunahme der Alten neues Interesse gefunden.

Aber wie ist das Alter überhaupt definiert? Teilweise hängt dies von der Lebenserwartung ab. Bei Völkern mit geringer Lebenserwartung gilt bereits ein Mensch von fünfzig Jahren als hochbetagt. Der Beginn des Alters wird subjektiv sehr verschieden beurteilt, wie es bei lebendigen Zusammenhängen stets der Fall ist. Das Alter ist jedoch kein »mechanischer Zwischenfall …«, sondern die unausweichliche Folge (s)einer Vollendung«.[1]

Das Alter führt zu körperlichen, seelischen, geistigen und sozialen Veränderungen – und Veränderung ist etwas Lebendiges. Nur Lebendiges kann sich verändern. Körperlich ändert sich die Elastizität der Haut, die Farbe der Haare, es kann zum Verlust der Zähne und zur Verschmälerung der Oberlippe kommen und damit verändert sich das Aussehen. Auch die Sehkraft läßt nach. Die Bandscheiben und die Gelenkknorpel werden dünner, dazu entwickelt sich häufig eine Wirbelsäulenverkrümmung, und so sind alte Menschen kleiner. Eine Verminderung der Knochensubstanz erfolgt bei Frauen wie bei Männern. Durchblutung und Stoffwechselaktivität verändern sich, fast regelmäßig tritt in hohem Alter eine Atherosklerose auf. Auch die Zellstruktur verändert sich, Zellteilungen werden seltener und damit verlangsamt sich die Zellerneuerung. Das stoffwechselaktive Gewebe nimmt ab, Bindegewebe und Fett nehmen zu. Diese körperlichen Veränderungen machen erneut die Integration eines veränderten Körper-Bildes erforderlich, um ein neues Körper-Selbst-Bewußtsein auszubilden.

Auch das Verhalten ändert sich, alte Menschen zeigen häufig mehr Empfindlichkeit, Mißtrauen, Starrsinn und Reizbarkeit. Dies wird ver-

ständlich, wenn wir die gesellschaftliche Wertung des alten Menschen betrachten.
Die geistige Leistungsfähigkeit, Gedächtnis und Konzentrationsfähigkeit sollen nachlassen, allerdings zum Teil nur sehr selektiv. Dafür sind zum einen körperliche Faktoren ausschlaggebend, die Gehirnstoffwechsel und Gehirndurchblutung beeinflussen; zum anderen spielt es eine Rolle, ob geistige Fähigkeiten lebenslang geübt und weiterentwickelt wurden. Auch die Anpassung an neue Situationen wird schwieriger, es sei denn, sie wurde schon immer geübt. Frauen werden oft besser damit fertig, sie sind dank ihres vielfältigen Körpererlebens meist flexibler. Die geistige Frische hat auch etwas mit Aufgeschlossenheit, mit Interesse am Leben und am Lebendigen zu tun. Viele Menschen sind bis zu ihrem letzten Tag geistig klar.
Im sozialen Bereich können sich, abhängig von der bisherigen Lebensgeschichte und Lebenssituationen, die Beziehungen zu Menschen verändern; aber auch verschiedene andere Bereiche wie Zeit, Vergangenheit und Zukunft, Erinnerungen und äußere aktuelle Ereignisse, gewinnen einen anderen Stellenwert.

Altern ist ein Vorgang, der beide Geschlechter gleichermaßen betrifft. Aber es gibt dabei auch Unterschiede, denn Frauen leben etwa sieben Jahre länger als Männer.
Insgesamt hat sich die Lebenserwartung in den Industrieländern gegenüber 1890 fast verdoppelt. Für Frauen ist dabei der Anstieg deutlicher. Die Gründe dafür sind vielschichtig, sie liegen u.a. auch in dem verminderten Risiko von Schwangerschaft und Geburt. 50% aller Todesursachen gehen auf Herz-Kreislauf-Krankheiten zurück, von denen Männer wesentlich häufiger betroffen sind. Das gilt auch für Veränderungen des Kohlehydrat- und Fettstoffwechsels und für das Blutdruckverhalten.
Auch bei bösartigen Tumoren liegt die Sterberate des Mannes höher. Allem Anschein nach läuft bei Frauen der Funktionsverlust des Immunsystems langsamer ab.
Aber auch soziale Faktoren spielen eine Rolle. Bei Gewalteinwirkungen wie auch bei Unfällen und Selbstmorden liegt die Sterblichkeit des Mannes ebenfalls höher, wobei die Zahl der *vollendeten Suizide* bei Menschen über 65 insgesamt deutlich zunimmt; während die Zahl der *Suizidversuche* abnimmt.
Bei Frauen ist die Selbstwahrnehmung offenbar besser ausgebildet, sie achten mehr auf sich und ihre Befindlichkeit, sie neigen mehr zum

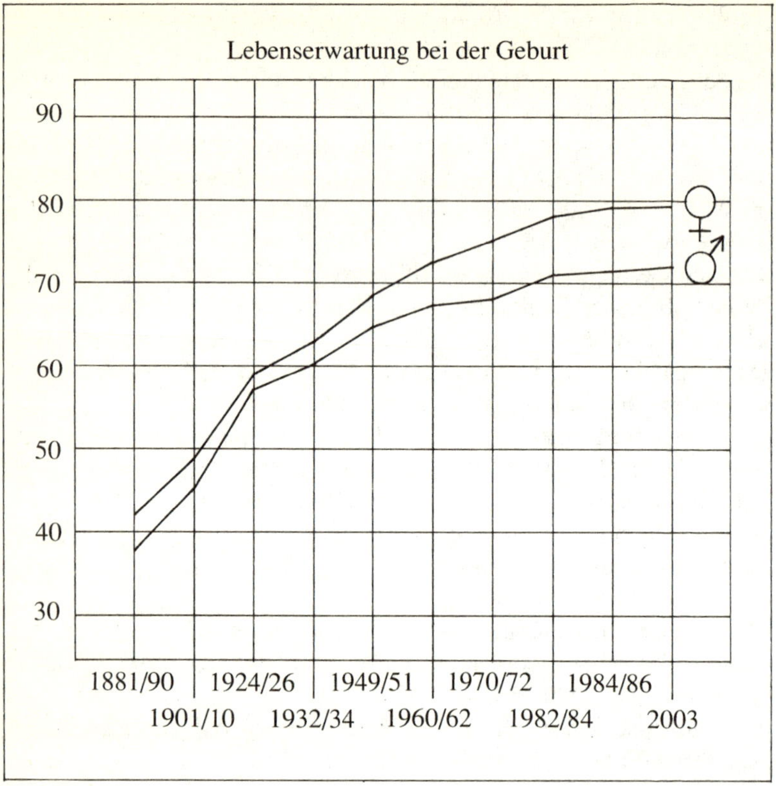

Selbstschutz und weniger zur direkten Selbstzerstörung.[2] Das ist kein Widerspruch zu ihrem häufig autoaggressiven Verhalten, denn damit wird lediglich die Lebens*qualität*, meist aber nicht die Lebens*dauer* reduziert. Frauen suchen auch eher ärztliche Hilfe wegen Befindlichkeitsstörungen und nicht erst bei schweren Krankheiten. Jedenfalls zeigt sich hier deutlich, daß nicht die »versagenden« Eierstöcke die Länge des Lebens determinieren und daß deren Wichtigkeit offenbar weit überschätzt wird.

Allerdings werden ältere und alte Frauen häufiger mit Psychopharmaka behandelt. In der Altersstufe der 65- bis 74jährigen werden 25 Prozent der Frauen und 12 Prozent der Männer verschreibungspflichtige Beruhigungsmittel verordnet.[3]

Ein wichtiges Thema, das bislang tabuisiert war, ist die Sexualität im Alter. Dabei spielen die Moralvorstellungen der Kirche, die Sexualität im wesentlichen nur als erlaubt ansieht, wenn sie der Fortpflanzung dient, sicherlich eine große Rolle. Aber Sexualität bedeutet gerade für den alten Menschen sehr viel mehr als das. Sie ist Lusterfahrung und damit auch wichtig für das Erleben des eigenen Körpers und seine Reaktionen, also für die Selbsterfahrung. Sie kann kommunikative und partnerschaftliche Funktionen erfüllen, zärtliches und liebevolles Halten vermitteln und zu einer wesentlichen Quelle menschlicher Existenzerfahrung werden. Ältere Menschen, gerade auch Frauen, haben sexuelle Bedürfnisse und Wünsche, aber »ältere Menschen wurden noch nie über ihre sexuellen Aktivitäten befragt, weil jeder annahm, sie hätten keine – und jeder nahm an, sie hätten keine, weil man sie nie befragt hat«[4]. Mit solchen Vorurteilen haben sich gerade auch Frauen auseinanderzusetzen. Männern wird Sexualität noch bis ins hohe Alter eher zugebilligt, obwohl das Alter die Sexualität der Frau weniger beeinträchtigt. Bei Männern geht, zwar ohne deutlichen Einschnitt, die Hormonproduktion ebenfalls zurück, vor allem aber nimmt ihre Erektionsfähigkeit ab, an die die Fähigkeit zum Orgasmus geknüpft ist. Damit beeinflussen körperliche Gegebenheiten die Triebwünsche sehr. Bei der alten Frau nimmt die Intensität der sexuellen Reaktionsfähigkeit ebenfalls langsam ab, die Triebwünsche bleiben jedoch erhalten, sofern sie nicht durch seelische Faktoren beeinflußt waren. Auch ihre Orgasmusfähigkeit bleibt, wenn sie vorhanden war. Nichts hindert sie, außer ihrer sozialen Wirklichkeit und den seelischen Folgen, bis zuletzt ein sexuelles Wesen mit sexueller Erlebnisfähigkeit zu bleiben. In dieser Hinsicht sind die Möglichkeiten jedoch für viele Frauen sehr begrenzt, zumal Frauen auch weiterhin als Objekte abhängig sind und wenig eigene aktive Handlungsmöglichkeiten haben. Bei lesbischen Frauen ist allerdings bekannt, daß ihre sexuelle Aktivität oft über das achtzigste Lebensjahr hinaus andauert. Neue Aktivität ist also gefragt, oder aber Verzicht, aufgedrängte oder resignative Enthaltsamkeit und Verdrängen der sexuellen Energie. Das Thema der Sexualität alter Frauen ist nach wie vor stärker tabuisiert als bei alten Männern.[5] Vitalität, Aktivität und Sexualität sind Begriffe, die eng miteinander verbunden sind und Frauen traditionell eher nicht zugeordnet werden.

Eine weitere Realität ist der erbärmliche Lebensstandard gerade älterer Menschen, wobei besonders Frauen betroffen sind.

Ihre Renten liegen nach wie vor sehr niedrig, so betrug 1991 das Altersruhegeld von Frauen im Durchschnitt DM 664,- monatlich gegenüber DM 1798,- bei Männern.[6] Frauen leben zwar länger, aber sie sind sehr viel schlechter versorgt. Das ist die Folge der Weiblichkeits-

stereotypen und der gängigen Normen, die Frauen auf die unbezahlte und nicht abgesicherte Familienarbeit verweisen.
Schwierig sind auch die Wohn- und Versorgungsprobleme alter Menschen. Männer werden oft durch ihre Frauen versorgt, die meist jünger sind und im Durchschnitt länger leben. Frauen hingegen sind häufiger auf Alten- und Pflegeheime angewiesen, wenn sie nicht von ihren Töchtern oder Schwiegertöchtern versorgt werden – praktische Altersversorgung ist offenbar ganz überwiegend die Pflicht von Frauen. Auch hier wird wieder die Spaltung sichtbar.

Altern trifft Frauen mehr, da sie länger leben, es trifft sie aber auch existentieller. Der alte Mann hat immer noch einen höheren Stellenwert, von ihm hat man nie Attraktivität und Anmut erwartet. Der »schöne Greis«, die »Weisheit des Alters«, die »reifen Alterswerke« werden kaum je Frauen zugeschrieben. In unserer Kultur ist höchstens von der komischen, verrückten, exzentrischen Alten die Rede – von ihr können wir uns gut abgrenzen und müssen das Thema des Alterns nicht ernst nehmen. Die »ganz normale« alte Frau ist unsichtbar und unbedeutend.
Frauen, durch Schönheit definiert, verlieren ganz entscheidend an Wert, wenn sich Fältchen und Falten bilden, wenn sie Altersflecken bekommen und ihre Formen sich verändern. Allerdings bedeutet Veränderung Lebendigkeit, sich nicht zu verändern heißt in letzter Konsequenz, nicht zu leben. Es wird also darum gehen, Schönheit neu zu definieren: als gelebtes Leben, als Schönheit der Erfahrung, als Fähigkeit zur Selbstachtung und Weiterentwicklung.
Das Alter verweist vermehrt auf die Sorgfalt für den eigenen Körper, es erzwingt geradezu vermehrte Zuwendung, obwohl der alternde Körper doch in unserer Kultur als weniger liebens-würdig erscheint. Der Körper wird wichtiger denn je – oder so wichtig, wie er immer schon war. Auf jeden Fall bestimmt er das weitere Lebensschicksal mit. Altwerden, das kann heißen, die eigene Einzigartigkeit zu erfahren, wahrzunehmen und zu vertiefen. Es könnte heißen, aus dem Kontakt mit der Realität durch Annehmen und Erfahrungen, Ängste zu reduzieren, statt sie zu verdrängen, Kompetenzen wiederzugewinnen und zu vertiefen. Es könnte bedeuten, Erkrankungen durch das Vertrauen in den eigenen Körper zu vermindern, der schon wissen wird, wie zu altern ist, auch durch Anpassung der Leistung an die Leistungsfähigkeit. Es wird darum gehen, Vorurteile, Klischees und Spaltungsphänomene, die die Sicht verstellen, aufzuspüren, denn sie erschweren das

Erleben des Alters, entstellen es und wirken daher kränkend. Es wird darum gehen, Beziehungen zu verändern, zu vertiefen, Gefühle von Zuwendung und Zärtlichkeit zu intensivieren, aber auch die Freiheit der eigenen Wahrheit – denn das Alter bietet tatsächlich mehr Freiheit, weil weniger Folgen zu befürchten sind. Wichtig wäre es auch, neugierig zu bleiben auf das, was kommt, auf das eigene persönliche Altern, auf die Veränderungen, die es mit sich bringt, und damit lebendig zu bleiben und das Leben zu vertiefen, statt abzuwehren. Die Erfahrung von Verlusten, Krankheit, Gebrechlichkeit und Einsamkeit können alte Menschen als Teil des eigenen Schicksals zumindest teilweise annehmen, andererseits können sie ihr durch eigene Aktivität begegnen. Das Alter ist die letzte Möglichkeit, zu sich zu kommen, sich selbst zu entdecken, sich neu zu bewerten und damit der Abwertung entgegenzuwirken. Bei uns werden erst die über Hundertjährigen wieder als Vorbilder interessant, weil sie es scheinbar geschafft haben, dem Tod zu trotzen. Es geht jedoch um das Annehmen des Todes als natürliches Ereignis, als Teil des Lebens und vielleicht um das Verständnis, daß er wie jedes Ende einen neuen Anfang möglich macht – denn warum sollte es hier anders sein als bei allen anderen Lebenserfahrungen? Die Entwicklung oder Wiederentdeckung des zyklischen Denkens erst macht das Erleben des Alters zum Gewinn, zur Weiterentwicklung und nicht zum traurigen, endgültigen Abschluß. Und wir sollten *endlich* die »weise Alte« in uns entdecken. Das hieße auch, die eigene Weisheit nutzbar zu machen für sich selbst und in eine innere Unabhängigkeit zu finden, die nicht Einsamkeit bedeutet.

»Krankheit ist ein Zwischenfall, Altern ist ein Gesetz des Lebens.«[7]
Es geht also darum, das Alter als eine Lebensphase, die zum Leben gehört, zu begreifen und die Spaltung und Entwertung rückgängig zu machen, damit der Sinn des eigenen Lebens die Weiterentwicklung bis zum letzten Augenblick bleiben kann.

Zum Abschluß möchte ich ein Gedicht zitieren:

Von einer weißen Rose löst sich Blatt um Blatt
und fällt zu Boden, leicht und ohne Klage.
Wie etwas, das sich ganz in sich vollendet hat,
im Einklang tief mit sich und ohne Frage.

Nur wer sein Leben voll entfaltet, ganz und reich,
wird sich nicht ängstlich sagen, ich muß enden.
Und wird sich fallen lassen, vogelfedergleich,
und dann im Lösen erst sich selbst vollenden.[8]

Anhang

Anmerkungen

Einführung

1 v. Uexküll, Th., in: *Psychosomatische Medizin*, S. 1 f.
2 ebd., S. 15 f.
3 Olbricht, I.: »Psychosomatik: Ökologie – die vierte Wurzel«, in: *Natur und Ganzheitsmedizin*, S. 155 ff.
4 Rohde-Dachser, Ch.: »Von der Spaltung zur Ganzheit«, in: Hartmann-Kottek-Schroeder, L. (Hrsg.): *Spaltung und Ganzheit*, S. 11 ff.
5 Rohde-Dachser, Ch.: *Expedition in den dunklen Kontinent*, S. 96 ff.
6 Kernberg, O.F. (1975), zit. n. Rohde-Dachser, Chr., u. R. Meyer zur Capellen: »Prothesengott und Muttermacht«, in: *Zerstörter Spiegel*, S. 168.
7 Voss, J.: *Das Schwarzmond-Tabu*, S. 278 ff.
8 Kluitmann, A.: »Klagemänner – Klageweiber«, in: *Psychologie heute Special*, S. 22 f.
9 *PKV Publik* 9/1991, S. 100.
10 *Deutsches Ärzteblatt*, Heft 38, 19.9.91.
11 Mitteilung von Prof. Dr.med. Dr.rer.nat. Henning Beier, Vorstand der Abteilung Anatomie u. Reproduktionsbiologie der Medizinischen Fakultät, Rhein.-Westf. Technische Hochschule Aachen.
Chancen Mensch und Gesundheit, 2/1989, S. 21 ff. *Natur*, 6/1989, S. 54 ff.
Die Neue Ärztliche, Nr. 81, S. 9.
12 Gemeinsame Empfehlung der Abteilungen für Pädiatrie und für Toxikologie der Universität Kiel zur Schadstoffbelastung der Muttermilch.
Deutscher Bundestag, 11. Wahlperiode, Drucksache 11/1568: Umweltgutachten 1987, Organohalogenverbindungen in der Frauenmilch.
Informationen des Deutschen Kinderschutzbundes, Drostestr. 14-16, 3000 Hannover 1, *Kranke Umwelt – kranke Kinder*, 16. März 1987.
13 Dorsch, F.: *Psychologisches Wörterbuch*, 9. Auflage, Bern: Huber 1976.

Kapitel 1

1 *Duden, Herkunftswörterbuch.*
2 ebd.
3 Welpe, I.: »Weiblichkeit als Geschlechtskrankheit«, in: *Ärztin*, 11/1991, S. 6 ff.
4 Papoušek, H., M. Papoušek u.a.: »Neue wissenschaftliche Ansätze zum Verständnis der Mutter-Kind-Beziehung«, in: Stork, J. (Hrsg.): *Zur Psychologie und Psychopathologie des Säuglings*, S. 53 ff.
5 Rohde-Dachser, Ch.: *Expedition in den dunklen Kontinent*, S. 222 ff.

6 dies., S. 222 ff.
7 Scheu, U.: *Wir werden nicht als Mädchen geboren …*, S. 52 ff.
8 Belotti, E.G.: Zit. n. S. Knoff: *Entwicklung des weiblichen Körperbildes und der weiblichen Identität*, Semesterarbeit Psych. Inst. FU Berlin.
9 Knoff, S.: *Die Entwicklung des weiblichen Körperbildes und der weiblichen Identität, S. 6 ff.*
10 Gambaroff, M.: »Der Einfluß der frühen Mutter-Tochter-Beziehung auf die Entwicklung der weiblichen Sexualität«, in: *Utopie der Treue*, S. 87 f.
Olivier, Ch.: *Jokastes Kinder*, S. 97.
11 Scheu, U., S. 63.
12 Olivier, Ch.: *Jokastes Kinder*, S. 72 ff.
13 dies., S. 74 ff.
14 dies., S. 82 ff.
15 Groen-Prakken, H.: »Nicht sehen, nicht verstehen und die weibliche Identität«, in: *Zeitschrift für psychoanalytische Theorie und Praxis* V, 4/1990, S. 301 f.
Rohde-Dachser, Ch., S. 56 f.
16 Rohde-Dachser, Ch., S. 221 f.
17 Steinhage, R.: »Sexueller Mißbrauch an Kindern in der Familie …« in: *Sexueller Mißbrauch von Mädchen. Eine Dokumentation der Bevollmächtigten der Hessischen Landesregierung für Frauenangelegenheiten,* S. 5 ff.
18 Rohde-Dachser, Ch., S. 190 ff.
19 Baumgardt, U.: *Kinderzeichnungen – Spiegel der Seele*, S. 35 ff.;
dies.: *Psychotherapie bei sexuell ausgebeuteten Kindern*, SKSB Bulletin 1/89.
20 Wirtz, U.: *Seelenmord*, S. 138 ff. modif.
21 *extracta psychiatrica*, Jg. 6, Heft 11 1992, S. 11 f.

Kapitel 2

1 *Pons Wörterbuch: Lateinisch/Deutsch*, bearbeitet von R. Hau, 1. Aufl., Stuttgart: Klett 1984.
2 Dorsch, *Psychologisches Wörterbuch*, 9. Aufl. 1976.
3 Federn, P.: *Ichpsychologie und die Psychosen*, Frankfurt: Suhrkamp 1989.
4 zit. n. Welpe, I.: »Weiblichkeit als Geschlechtskrankheit«, *Ärztin*, 11/1991, S. 8.
5 Haug, F. (Hrsg.): *Frauenformen 2*, S. 100 ff.
6 Brownmiller, S.: *Weiblichkeit*, S. 27/28.
7 Haug, F., S. 55 ff.
8 dies., S. 55 f.
9 *Medical Tribune*, Nr. 12, 28.6.88.
10 Stichwort in: *Frauenlexikon*, Herder 1988.
Bornemann, E.: *Lexikon der Sexualität*, Pawlak 1984.
11 Mulack, Ch.: »Was Gretchen nicht lernt«, S. 20 (*Psychologie heute Special*, Heft 3).

12 zit. n. Welpe, S. 8 ff.
13 Orbach, S.: *Anti Diät Buch*, S. 139.
14 Klessmann, E.: »Anorexie – das heilige Fasten«, *Schlesw.-Holstein. Ärzteblatt*, Heft 10/1985, S. 626.
15 Olbricht, I.: *Alles psychisch?*, S. 67 f.

Kapitel 3

1 Dorsch, Psychologisches Wörterbuch, 9. Aufl. 1974.
2 Gattermann, M.: »Menstruation«, *Deutsches Ärzteblatt*, 84, Heft 27/1987, S. 1305.
3 *Duden, Fremdwörterbuch.*
4 Püschel, E.: *Die Menstruation und ihre Tabus*, S. 1 ff.
5 Voss, J.: *Das Schwarzmond-Tabu*, S. 42.
6 Bettelheim, B.: *Die symbolischen Wunden.*
7 Voss, J., s.o., S. 63.
8 Grzimek, B., *Grzimeks Tierleben*, dtv Bd. 10, S. 499.
9 *Duden Herkunftswörterbuch.*
10 ebd.
11 Bächtold-Stäubli, H. (Hrsg.): *Handwörterbuch des deutschen Aberglaubens* (Stichwort Hexenmilch), Berlin 1942
12 Olivier, Ch.: *Jokastes Kinder*, S. 82.
13 Gebrauchsmuster G 88 04 406.
14 Olbricht, I.: *Verborgene Quellen*, S. 116.
15 ebd., S. 127-134.
16 Salmon, Y.M. et al, Kandrang Kerbau Hospital for Women, Singapur Curtis, P. et al, Dept. of Family Medicine, Univ. of N. Carolina, USA, in: *Obstetrics & Gynecology*, Bd. 64, 1/1986, S. 21-28.
17 Knuf, J.: »Milchmagie: ›Laktationsamulette‹«, in: *Der Allgemeinarzt*, 1/1986, S. 6-8.
18 Deutscher Bundestag, 11. Wahlperiode, Drucksache 11/1568: Umweltgutachten 1987, Organohalogenverbindungen in der Frauenmilch; Gemeinsame Empfehlung der Abteilungen für Pädiatrie und für Toxikologie der Universität Kiel zur Schadstoff-Belastung der Muttermilch; Informationen des Deutschen Kinderschutzbundes, Drostestr. 14-16, 3000 Hannover 1: *Kranke Umwelt – kranke Kinder*, 16. Mai 1987.
19 Petri, H.: »Zur Psychoanalyse der vergifteten Kindheit«, in: *Psychotherapie, Psychosomatische Medizin, Psychologie*, 41 Jg., 5/1991, S. 155 ff.
20 Kockott, G.: *Weibliche Sexualität*, S. 32.
21 *Gewalt gegen Frauen*, Schriftenreihe des Bundesministeriums für Jugend, Familie, Frauen und Gesundheit, Bd. 212, Stuttgart: Kohlhammer 1987.
22 Remschmidt, H.: »Gewalt in Familien«, in: *Deutsches Ärzteblatt*, 87, Heft 44/1990.
23 Brinkmann, B. u.a.: »Vergewaltigung – auch ein medizinisches Problem?« in: *Deutsches Ärzteblatt*, 82, Heft 16/1985, S. 1157-1162.

24 ebd., S. 1160.
25 Zusammengestellt aus Sichrowsky, P.: *Krankheit auf Rezept*, S. 109-112, S. 156-160.
26 aus Lauritzen, Ch.: *Jetzt, da ich älter bin*, S. 197.
27 Zitat nach Sichrowsky, P., S. 125.
28 Welpe, I.: »Weiblichkeit als Geschlechtskrankheit?« in: *Ärztin*, 11/1991, S. 6.
29 Arzneimittelverordnung 6/1989, S. 62 u. 64.
30 Hennings, R.: »Medikamentenabhängigkeit ist eine ›Frauensucht‹«, in: *Ärztin*, 12/1990, S. 6.

Kapitel 4

1 *Duden, Herkunftswörterbuch.*
2 Olbricht, I., *Verborgene Quellen der Weiblichkeit*, S. 128 f.
3 Roskamp, H. in: Loch, W. (Hrsg.): *Die Krankheitslehre der Psychoanalyse.*
4 Eicher, W.: »Gynäkologie und Geburtshilfe«, in: *Psychosomatik*, Bd. 2, Kindlers Psychologie des 20. Jahrhunderts, S. 113.
5 Freud, S.: *Die menschliche Sexualität*, Werkausgabe Bd. 1, S. 338.
6 modifiziert nach Gambaroff, M.: »Das emotionale Erleben von Generativität«, in: *Utopie der Treue*, S. 174 ff.
7 Olbricht, I.: *Alles psychisch?*, S. 176.
8 Herkunft unbekannt, mündliche Mitteilung. Soll aus einer öffentlichen Toilette stammen.
9 Gambaroff, M.: *Utopie der Treue*, S. 181.
10 Borkowsky, M.: *Ärztliche Vorschriften …*, S. 201.
11 Richtlinien des Bundesausschusses der Ärzte und Krankenkassen über die Betreuung während der Schwangerschaft und nach der Entbindung in der Neufassung vom 10. Dezember 1985, in: *Deutsches Ärzteblatt*, 83, Heft 47/1986.
12 »Das Verordnungsverhalten niedergelassener Ärzte bei Schwangeren«, *Ärztin* 6/1985, S. 10 f.
13 *extracta psychiatrica*, 6. Jg., Heft 6, S. 31.
14 *Duden, Herkunftswörterbuch.*
15 Saner, H.: *Geburt und Phantasie*, S. 11 ff.
16 Miss Murphy's Gesetze, S. 19.
17 1. Mose 3, 16 (Luther-Übersetzung, 1909).
18 Kuntner, L.: »Die Gebärhaltung der Frau«, in: *Ärztin*, 9/1981, S. 4 ff. Rausch, H. in *Selecta* 1/1987, S. 6 f.
19 *Deutsches Ärzteblatt*, 85, Heft 47/1988, S. 238 ff.
20 ebd., S. 348 ff.
21 *Duden, Fremdwörterbuch.*
22 Janus, L.: »Vorgeburtliche Lebenszeit und Geburtserleben«, in: *Praxis der Psychotherapie und Psychosomatik*, Bd. 32, Heft 5/1987, S. 229 ff.

23 Gélis, J.: *Die Geburt*, S. 293 f.
24 Olbricht, I.: *Verborgene Quellen der Weiblichkeit*, S. 121.
25 ebd., S. 198.
26 Enzo Butera, zit. n. Borkowsky, M.: *Ärztliche Vorschriften …*, S. 245.
27 French, M.: *Frauen*, S. 59.
28 Beckmann, D.: »Selbst- und Fremdbild der Frau«, in: *Familiendynamik*, 2/1977, S. 35 ff.
29 *Stern*, 9/1986
30 ebd.
31 Saner, H.: *Geburt und Phantasie*, S. 45.
32 ebd., S. 52.
33 ebd., S. 53
34 ebd., S. 63
35 Statistisches Bundesamt, in: *Deutsches Ärzteblatt*, 89, Heft 28/29, S. B-15 12.
36 Medical Tribune, Jg. 10/13/14 1987: Anenzephale Feten austragen! Prof. Beller räumt Bedenken aus.
37 Schulte, R.-M., Quellmann, H.-R.: »Rechtsmedizin, Schwangerschaftsabbruch«, in: *FA*, Heft 13/1987, S. 424.
38 nach Heiss, zit. n. Trube-Becker, E.: »Die Rolle des Mannes bei ungewollter Schwangerschaft«, in: *Ärztin*, 9/1991, S. 6.
39 ebd., S. 8.
40 zit. nach Winkler, U. u.a.: *Broschüre für ungewollt kinderlose Frauen*, S. 40; dort Hinweis auf Bestätigung durch Pressedienst des Bundesministeriums für Jugend, Familie, Frauen und Gesundheit Nr. 91/1988.
41 Beier, H.M., Rhein.-Westf. Technische Hochschule: *Umweltbelastung und Fortpflanzung* (unveröffentlicht).
Chancen, 2/1989, S. 21.
42 *Chancen*, 2/1989, S. 24.

Kapitel 5

1 *Duden, Herkunftswörterbuch* und *Fremdwörterbuch*.
2 Lauritzen, Ch.: *Jetzt, da ich älter bin*, S. 9.
3 Kuhl, H., Taubert, H.-D.: *Das Klimakterium*, S. 28.
4 ebd., S. 17
5 Wenderlein, M.: *Psychosomatik in der Gynäkologie und Geburtshilfe*, S. 64.
6 ebd., S. 64
7 ebd., S. 64
8 Gregl, Prof. Dr.med. Antol, in: *Der Allgemeinarzt*, 9/1985.
9 Reuben, D.: *Alles, was Sie schon immer über Sex wissen wollten*, Knaur, München 1973.
10 Alle Literaturbeispiele aus Lauritzen, Ch.: *Jetzt, da ich älter bin*, S. 97, S. 110 f., S. 30, S. 39.

11 *Selecta Supplement*, Heft 5/1988.
12 Siegrist, K.: »Frauen und Koronare Herzkrankheit«, in: *Ärztin* 2/1987, S. 4 ff.
Runge, D. u.a.: »Gefäßprotektion«, in: *Deutsches Ärzteblatt*, 86, Heft 34/35, 1989, S. 1676 ff.
13 *Deutsches Ärzteblatt*, 86, Heft 34/35, 1989.
14 *Selecta Supplement*, Heft 5/1988, S. 4.
15 Nach Kuhl, H.: *Das Klimakterium*, S. 149.
16 Kuhl, H.: *Das Klimakterium*, S. 16 u. 28.
Hertz, D.G. u. Molinski, H.: *Psychosomatik der Frau*, S. 138.
17 nach Sies, C. u. Nestler, V.: »Soll und Haben«, in: *Psyche*, 46. Jg., 4/92, S. 376.
18 Schulte, W., Tölle, R.: *Psychiatrie*, S. 56.
19 nach Sies, C. u. Nestler, V., s.o., S. 384.
20 Eicher, W., Referat: *Sexuelle Dysfunktion nach gynäkologischen Operationen und Möglichkeiten der Vermeidung* (Sonderdruck ohne Angabe).
21 Klapp, W.: *Zur Frage der psychischen und somatischen Veränderungen nach Hysterektomie*, Dissertation im Fachbereich Humanmedizin der Philipps-Universität Marburg 1980.
22 ebd., S. 58.
23 S. Sievers zitiert in ders., S. 7.
24 ebd., S. 7.
25 z.T. zitiert nach Ehret, B.: »Die Psychodynamik der Hysterektomie bei relativer Operationsindikation«, in: *Ärztin*, 1/1989, S. 4 u. eigene Patientinnen.
26 Wenderlein, M.: *Psychosomatik in der Gynäkologie und Geburtshilfe*, S. 68.
27 Dmoch, W.: *Psychische Folgen nach Hysterektomie*, Vortrag auf dem Wildunger Wochenendworkshop 1982.

Kapitel 6

1 Beauvoir, S.de: *Das Alter*, S. 23.
2 Platt, D.: »Warum leben Frauen länger als Männer?«, in:*Deutsches Ärzteblatt*, 88, Heft 24/1991.
3 Studie des BGA, zit. in: *Ärzte Zeitung*, Jg. 10, Ausg. 23/1991, S. 1.
4 zit. nach Platt, D., Interview in: *Neurologie*, 7/Heft 5, 1991b.
5 Beauvoir, S.de: s.o., S. 297.
6 Geschäftsbericht 1991 der Bundesversicherungsanstalt für Angestellte (Kurzfassung).
7 Beauvoir, S.de: s.o., S. 26.
8 zit. nach Olbricht, I.: *Dem Virus auf der Spur*, S. 216.

Literatur

Adler, N.E./David H.P. u.a.: »Psychological Responses After Abortion«, in: *Science* 248, Heft 6/1990.

Anselm, Sigrun: *Angst und Solidarität*, München: Kindler 1979.

Auhagen-Stephanos, Ute: »Zur Psychosomatik der weiblichen Sterilität«, in: *Praxis der Psychotherapie und Psychosomatik*, Bd. 34, 4/1989.

Dies.: *Wenn die Seele nein sagt. Vom Mythos der Unfruchtbarkeit*, Reinbek: Rowohlt 1991.

Ayalah, Daphna/Weinstock, Isaac J.: *Brüste*, Berlin: Courage Frauenverlag 1983.

Bach, Carla/Weil, Claudia: *Das Buch vom Busen*, Playboy, Band Nr. 6565, Rastatt: Moewig 1986.

Bahnson, Claus Bahne: »Das Krebsproblem in psychosomatischer Dimension«, in: Uexküll, Thure von (Hrsg.): *Psychosomatische Medizin*, München: Urban & Schwarzenberg 1986.

Barber, Jill/Watson, Rita: *Frau gegen Frau, Rivalinnen im Beruf*, Reinbek: Rowohlt 1991.

Bass, Ellen/Davis, Laura: *Trotz allem. Wege zur Selbstheilung für sexuell mißbrauchte Frauen*, Berlin: Orlanda 1990.

Baumgardt, Ursula: *Kinderzeichnungen – Spiegel der Seele*, Zürich: Kreuz 1985.

Dies.: *König Drosselbart und C.G. Jungs Frauenbild*, Olten: Walter 1987.

Beauvoir, Simone de: *Das andere Geschlecht. Sitte und Sexus der Frau*, Reinbek: Rowohlt 1968.

Dies.: *Das Alter*, Reinbek: Rowohlt 1991.

Belotti, Elena G.: *Was geschieht mit kleinen Mädchen?* München: Frauenoffensive 1975.

Bettelheim, Bruno: *Die symbolischen Wunden*, Frankfurt/M.: Fischer Taschenbuch 1982.

Ders.: *Die Geburt des Selbst*, Frankfurt/M.: Fischer 1983.

Blum, Angelika/Schneider, Sylvia: *Die Regel. Eine herbeigeredete Krankheit*, München: Mosaik 1984.

Bochnik, Peter A.: *Die mächtigen Diener. Die Medizin und die Entwicklung von Frauenfeindlichkeit und Antisemitismus in der europäischen Geschichte*, Reinbek: Rowohlt 1985.

Borkowsky, Maya: *Ärztliche Vorschriften zur Schwangerschaftshygiene im 19. Jahrhundert*, Zürich: Chronos 1988.

Dies.: *Krankheit Schwangerschaft?* Zürich: Chronos 1988.

Bovenschen, Silvia: *Die Listen der Mode*, Frankfurt/M.: ed. Suhrkamp 1986.

Brähler, Elmar/Meyer, Annelene (Hrsg.): *Partnerschaft, Sexualität und Fruchtbarkeit*, Berlin: Springer 1988.

Braun, Christina von: *Nicht Ich*, Frankfurt/M.: Neue Kritik 1988.

Brede, Karola u.a. (Hrsg.): *Was will das Weib in mir?*, Freiburg: Kore 1989.

Brinkmann, Bernd u.a.: »Vergewaltigung – auch ein medizinisches Problem?«, in: *Deutsches Ärzteblatt*, 82. Jg., Heft 16/1985.
Brownmiller, Susan: *Weiblichkeit*, Frankfurt/M.: Fischer 1984.
Brückner, Margrit: *Die Liebe der Frauen. Über Weiblichkeit und Mißhandlung*, Frankfurt/M.: Neue Kritik 1983.
Buddeberg, Claus: *Ehen krebskranker Frauen*, München: Urban & Schwarzenberg 1985.
Burgard, Roswitha/Rommelspacher, Birgit (Hrsg.): *Leideunlust. Der Mythos vom weiblichen Masochismus*, Berlin: Orlanda 1989.
Cadura-Saf, Doritt: *Das unsichtbare Geschlecht*, Reinbek: Rowohlt 1983.
Chasseguet-Smirgel, Janine (Hrsg.): *Psychoanalyse der weiblichen Sexualität*, Frankfurt/M.: ed. Suhrkamp 1977.
Dies.: *Wege des Anti-Ödipus*, Berlin: Ullstein 1978.
Clayton, Stanley/Lewes, Thomas u.a. (Hrsg.): *Gynaecology by Ten Teachers*, London: 14th Edition 1985.
Corea, Gena: *Mutter Maschine – Reproduktionstechnologien*, Berlin: Rotbuch 1985.
Curran, Valerie/Golomook, Susan: *Bunte Pillen – Ade! Wege aus der Sucht*, München: Piper 1991.
Cutler, Winnifred B./Minker, Margaret: *Die fragwürdige Operation*, Zürich: Kreuz 1990.
Daele, Wolfgang van den: *Mensch nach Maß?*, München: C.H. Beck 1985.
Daimler, Renate: *Verschwiegene Lust*, Köln: Kiepenheuer & Witsch 1991.
Daly, Mary: *Gyn/ökologie*, München: Frauenoffensive 1980.
Delphica: *Das Gastmahl der Xanthippe*, Prill, Vera/Rudorff, Margarethe u.a. (Hrsg.), Zürich: eFeF 1991.
Derbolowsky, Jacob: »Die Dysmenorrhoe als Ausdruck gestörter Weiblichkeit«, in: *Der Frauenarzt*, Heft 3/1990, S. 243-245.
Deutsch, Helene: *The Psychology of Women. A Psychoanalytic Interpretation*, 2 Bde., New York: Grune & Stratton 1944/45.
Dinnerstein, Dorothy: *Das Arrangement der Geschlechter*, Stuttgart: DVA 1979.
Duden, Herkunftswörterbuch, Bd. 7.
Dührssen, Annemarie: »Die Bedeutung der frühen Kindheit für spätere Krankheitsentwicklung«, in: Jores, Arthus (Hrsg.): *Praktische Psychosomatik*, Bern: Huber 1981.
Dürmeier, Waltraud, u.a. (Hrsg.): *Wenn Frauen Frauen lieben*, München: Frauenoffensive 1990.
Dworkin, Andrea: *Pornographie*, Köln: Emma-Frauenverlag 1987.
Ehrenreich, Barbara/English, Deidre: *Zur Krankheit gezwungen*, München: Frauenoffensive 1976.
Ehret, Barbara: »Die Psychodynamik der Hysterektomie bei relativer Operationsindikation«, in: *Ärztin*, Heft 12/1981 und 1/1982.
Eicher, Wolfgang: »Gynäkologie und Geburtshilfe«, in: Hahn, Peter (Hrsg.): *Psychosomatik*, Bd. 2, Kindlers Psychologie des 20. Jahrhunderts, Weinheim: Beltz 1983.

Ernst, Andreas/Füller, Ingrid: »Mit Pillen in die Anpassung«, in: *Psychologie heute Special*, Heft 1.

Dies.: *Schlucken und Schweigen*, München: Knaur 1990.

Fast, Irene: *Von der Einheit zur Differenz. Psychoanalyse der Geschlechtsidentität*, Berlin: Springer 1991.

Fausto-Sterling, Anne: *Gefangene des Geschlechts?* München: Piper 1988.

Federn, Paul: *Ichpsychologie und die Psychosen* (1952), Frankfurt/M.: Suhrkamp 1989.

Firestone, Shulamit: *Frauenbefreiung und sexuelle Revolution*, Frankfurt/M.: Fischer 1981.

Freedman, Rita: *Die Opfer der Venus*, Stuttgart: Kreuz 1989.

French, Marilyn: *Frauen*, Reinbek: Rowohlt 1982.

Freud, Sigmund: *Werkausgabe in 2 Bänden*, Gütersloh 1978.

Frick-Bruder, Viola: »Die Psychosomatik gynäkologisch Kranker«, in: Jores, Arthur (Hrsg.): *Praktische Psychosomatik*, Bern: Huber 1981.

Furch, Wolfgang: »Der selektive Schutz menschlicher Embryonen, Embryoexperimente und die Sorge um sog. ›Abtreibungs-Abfälle‹«, in: *Hessisches Ärzteblatt*, Heft 4/1989.

Gaertner, Adrian/Kothe, Birgit: »Schwangerschaft als Dialog: Eine explorative Fallstudie zur Anbahnung der Mutter-Kind-Beziehung«, in: Brähler, Elmar/Meyer, Annelene (Hrsg.): *Partnerschaft, Sexualität und Fruchtbarkeit*, Berlin: Springer 1988.

Gambaroff, Marina: *Utopie der Treue*, Reinbek: Rowohlt 1985.

Gattermann, Martin: »Menstruation, keine Kontraindikation für Operationen«, in: *Deutsches Ärzteblatt*, 84. Jg., Heft 27/1987.

Gatzweiler, Ruth: »Nach Liberalisierung der Gesetze: kurzfristig steigt die Anzahl der Abbrüche, dann bleibt sie konstant«, in: *Deutsches Ärzteblatt*, 88. Jg., Heft 12/1991.

Gélis, Jacques: *Die Geburt*, München: Diederichs 1989.

Gerdenzi, Alberto: *Bieder, brutal. Frauen und Männer sprechen über sexuelle Gewalt*, Zürich: Unionsverlag 1989.

Gerhard, Ute/Schwarzer, Alice u.a. (Hrsg.): *Auf Kosten der Frauen, Frauenrechte im Sozialstaat*, Weinheim: Beltz 1988.

Gissrau, Barbara: »Lesbische Liebe ist keine Krankheit«, in: *Psychologie heute Special*, Heft 3.

Dies.: »Weiblichkeitskonstruktionen in der Psychoanalyse heute«, in: Voigt, Diana u.a. (Hrsg.): *Von Frau zu Frau*, Wien: Wiener Frauenverlag 1991.

Glaeske, Gerd/Feser, Herbert: *Arzneimittel – Fakten, Nutzen, Risiken, Dokumentation,* Ulm: Süddeutsche Verlagsgemeinschaft 1988.

Gloger-Tippelt, Gabriele: »Die Entwicklung des Konzepts ›eigenes Kind‹ im Verlauf des Übergangs zur Elternschaft«, in: Brähler, Elmar/Meyer, Annelene (Hrsg.): *Partnerschaft, Sexualität und Fruchtbarkeit*, Berlin: Springer 1988.

Grabrucker, Marienne: *»Typisch Mädchen ...«, Prägung in den ersten drei Lebensjahren*, Frankfurt/M.: Fischer 1985.

Groen-Prakken, Han: »Nicht sehen, nicht verstehen und die weibliche Identität«, in: *Zeitschrift für psychoanalytische Theorie und Praxis* V, Heft 4/1990.
Gros, Rainer: *Die weibliche Brust*, Berlin: Walter de Gruyter 1987.
Gros, Rainer: *Gynäkologie für Frauen*, Stuttgart: TRIAS Thieme-Hippokrates-Enke 1989.
Gross, Rudolf: »Die Lebensverlängerung und ihre Grenzen«, in: *Deutsches Ärzteblatt*, 88. Jg., Heft 17/1991.
Groth, Sylvia: *Wechseljahre. Eine Broschüre zur Selbsthilfe*. Berlin: Feministisches Frauen-Gesundheits-Zentrum e.V. 1990.
Grzimek, Bernhard: *Grzimeks Tierleben*, Säugetiere 1, München: dtv Bd. 10.
Hagemann-White, Carol: *Sozialisation: weiblich – männlich*, Opladen: Leske 1984.
Hartmann-Kottek-Schroeder, Lotte (Hrsg.): *Spaltung und Ganzheit*, München: Kösel 1988.
Haug, Frigga: *Frauenformen 2, Sexualisierung der Körper*, Berlin: Argument 1983.
Heigl-Evers, Annelise/Weidenhammer, Brigitte: *Der Körper als Bedeutungslandschaft*, Bern: Huber 1988.
Henning, Gert: *Kinderwunsch = Wunschkind?*, Berlin: Dietz 1984.
Hennings, Rosemarie: »Medikamenten-Abhängigkeit ist eine ›Frauensucht‹«, in: *Ärztin*, Heft 12/1990, S. 5-8.
Hertz, Dan G./Molinski, Hans: *Psychosomatik der Frau*, Berlin: Springer 1979.
Hesch, R.O./Rittinghaus, E.F.: »Osteoporose – Neue Sicht einer alten Krankheit«, in: *Medizinische Klinik*, 82. Jg., Heft 6/1987.
Hobom, Barbara: »Naturwissenschaftliche Grundlage der Gentechnik«, in: *Ärztin*, Heft 12/1986 und 1/1987.
Hoffacker, Paul/Steinschulte Benedikt u.a. (Hrsg.): *Auf Leben und Tod*, Bergisch-Gladbach: Lübbe 1991.
Honegger, Claudia/Heintz, Bettina (Hrsg.): *Listen der Ohnmacht*, Frankfurt/M: Europäische Verlagsanstalt 1981.
Janssen-Jurreit, Marie Louise: *Sexismus. Über die Abtreibung der Frauenfrage*, München: Hanser 1976.
Janus, Ludwig: »Vorgeburtliche Lebenszeit und Geburtserleben. Ein verborgenes Thema der Psychoanalyse«, in: *Praxis der Psychotherapie und Psychosomatik* 32, Heft 5/1987.
Kaiser, Rolf/Schumacher, Gebhardt F.B. (Hrsg.): *Menschliche Fortpflanzung*, Stuttgart: Thieme 1981.
Kaplan, Louise J.: *Abschied von der Kindheit*, Stuttgart: Klett-Cotta o.J.
Kavemann, Barbara/Lohstöter, Ingrid: *Väter als Täter. Sexuelle Gewalt gegen Mädchen*, Reinbek: Rowohlt 1984.
Kemeter, Peter/Lehmann, Frank (Hrsg.): *Psychosomatik der Infertilität*, Berlin: Springer 1989.
Kickbusch, Ilona: *Vom Verlust des Kontextes und der Leere der Autonomie*, Argument, Sonderband.

Klapp, Wolfgang: *Zur Frage der psychischen und somatischen Veränderungen nach Hysterektomie*, Dissertation, Philipps-Universität Marburg 1980.
Klawitter, Uta: *Die Weisheit des Körpers befragen*, Olten: Walter 1992.
Klein, Melanie: *Die Psychoanalyse des Kindes*, München: Reinhardt 1971.
Klessmann, Edda: »Anorexie – das ›heilige Fasten‹«, in: *Schleswig-Holsteinisches Ärzteblatt*, Heft 10, 1985.
Klessmann, Edda/Klessmann, Horst-Alfred: *Heilloses Fasten – Heilloses Fressen*, Bern: Huber 1988.
Kluitmann, Annette: »Klagemänner – Klageweiber«, in: *Psychologie heute Special*, Heft 1.
Knuf, Joachim: »Milchmagie: ›Laktationsamulette‹«, in: *Der Allgemeinarzt*, Heft 1/1986.
Kockott, Götz: *Weibliche Sexualität*, Stuttgart: Hippokrates 1988.
Koedt, Anne: »Der Mythos vom vaginalen Orgasmus«, in: *1. Frauenraubdruck vom Frauenzentrum*, Berlin 1974.
Köhle, Karl/Simons, Claudia: »Anorexia nervosa«, in: Uexküll, Thure von (Hrsg.): *Psychosomatische Medizin*, München: Urban & Schwarzenberg 1986.
Kopecky, Marie: »Mißhandlungen von Kindern und Jugendlichen«, in: *Ärztin*, Heft 1/1989.
Koransky, Wolfgang/Forth, Wolfgang: »Fremdstoffe in der Muttermilch«, in: *Deutsches Ärzteblatt*, Heft 39/1985.
Kramer, Herbert J.: »Schwangerschaftshochdruck«, in: *Deutsches Ärzteblatt*, 88. Jg., Heft 36/1991.
Kuhl, Herbert/Taubert, Hans-Dieter: *Das Klimakterium*, Stuttgart: Thieme 1987.
Kuhn, W.: »Karzinomrisiko bei der normalen Substitionstherapie mit Östrogenen/Gestagen Präparaten in der Postmenopause«, in: *Arzneimittelversorgung in der Praxis*, Heft 2/90, Kassenärztliche Bundesvereinigung.
Kummer, Irène: *Wendezeiten im Leben der Frau*, München: Kösel 1989.
Kuntner, Lieselotte: »Die Gebärhaltung der Frau«, in: *Ärztin*, Heft 8 und 9/1981.
Landau, Erika/Maoz, Benjamin: »Continuity of Self-Actualization. Womanhood in the Climacterium and Old Age«, in: Sonderdruck: *Sexuality in the later Years*, 1983.
Langenmayr, Arnold: *Familienkonstellation, Persönlichkeitsentwicklung, Neurosenentstehung*, Göttingen: Hogrefe 1978.
Langer, Marie: *Mutterschaft und Sexus* (1953), Freiburg: Kore 1988.
Lau, Susanne/Boss, Sieghild u.a.: *Aggressionsopfer Frau: Körperliche und seelische Mißhandlung in der Ehe*, Reinbek: Rowohlt 1979.
Lauritzen, Christian: *Jetzt, da ich älter bin*, Ulm: Universitätsverlag 1990.
Leboyer, Frédérick: *Das Fest der Geburt*, München: Kösel 1982.
Leist, Anton (Hrsg.): *Um Leben und Tod*, Frankfurt/M.: Suhrkamp 1990.
Lenz, Ilse/Luig, Ute (Hrsg.): *Frauenmacht ohne Herrschaft*, Berlin: Orlanda 1990.

Liepmann, Wilhelm: *Psychologie der Frau*, München: Urban & Schwarzenberg 1922.
Löw, Reinhard: *Genmanipulation*, Rastatt: Moewig 1985.
Loewit, Kurt: »Zur Psychosomatik der sexuellen Störungen«, in: Uexküll, Thure von (Hrsg.): *Psychosomatische Medizin*, München: Urban & Schwarzenberg 1986.
MacLeod, Sheila: *Hungern, meine einzige Waffe*, München: Kösel 1985.
Mahler, Margaret S./Pine, Fred u.a.: *Die psychische Geburt des Menschen*, Frankfurt/M.: Fischer 1990.
Mampell, Klaus: »Von der Züchtung zur Gentechnologie«, in: *Deutsches Ärzteblatt*, 85 Jg., Heft 47/1988.
Markale, Jean: *Die keltische Frau*, München: Trikont 1984.
Martin, Emily: *Die Frau im Körper*, Frankfurt/M.: Campus 1989.
Meier-Seethaler, Carola: »Abschied von den Polaritäts-Spekulationen in der Geschlechterpsychologie«, in: *Praxis der Psychotherapie und Psychosomatik*, Heft 35/1990.
Meinhold, Marianne/Kunsemüller, Andrea: *Von der Lust am Älterwerden*, Frankfurt/M.: Fischer 1979.
Messenger, Máire: *Stillen*, Ravensburg: Otto Maier 1987.
Mettler, Liselotte/Michelmann, H.W.: »Möglichkeiten der In-vitro-Fertilisation und des Embryotransfers – Eine Reflexion über Manipulation und Keimzellen«, in: *Ärztin*, Heft 9 und 10/1987.
Meulenbelt, Anja: *Wie Schalen einer Zwiebel oder Wie wir zu Frauen und Männern gemacht werden*, München: Frauenoffensive 1984.
Mies, Maria: »Sexistische und rassistische Grundfragen der neuen Fortpflanzungstechnologie«, in: *Und er sprach: lasset uns Menschen machen ..., Frauen in der Auseinandersetzung mit Reproduktionstechnologien*, Dokumentation der 5. Frauenakademie in der Evangelischen Akademie Bad Boll, 28.10. – 1.11.1987.
Miller, Jean Baker: *Die Stärke weiblicher Schwäche*, Frankfurt/M.: Fischer 1979.
Möbius, Paul Julius: *Über den physiologischen Schwachsinn des Weibes* (1905), München: Matthes und Seitz 1990.
Molinski, Hans: »Archaische Mütterlichkeit«, in: *Sexualmedizin*, Heft 1/1972.
Müller-Küppers, M.: »Die Psychosomatik im Kindesalter«, in: Jores, Arthur (Hrsg.): *Praktische Psychosomatik*, Bern: Huber 1981.
Mulack, Christa: »Was Gretchen nicht lernt ...«, in: *Psychologie heute Special*, Heft 3.
Dies.: *Natürlich weiblich*, Stuttgart: Kreuz 1990.
Offit, Avodah: *Das sexuelle Ich*, Stuttgart: Klett-Cotta 1979.
Olbricht, Ingrid: *Die Brust. Organ und Symbol weiblicher Identität*. Reinbek: Rowohlt 1989.
Dies.: »Wozu braucht der Mann die Reproduktionstechnologie?«, in: *Und er sprach: lasset uns Menschen machen ..., Frauen in der Auseinandersetzung mit Reproduktionstechnologien*, Dokumentation der 5. Frauenakademie in der Evangelischen Akademie Bad Boll, 28.10. – 1.11.1987.

Dies.: *Alles psychisch? Der Einfluß der Seele auf unsere Gesundheit*, München: Kösel 1989.

Dies.: »Der Mensch als Schöpfer – Konsequenz der Vertreibung?« in: Baumgardt, Ursula/Olbricht, Ingrid (Hrsg.): *Die Suche nach dem Paradies*, München: Kösel 1989.

Dies.: »Frauen sind häufiger psychosomatisch krank – warum eigentlich?« in: *Praxis der Psychotherapie und Psychosomatik*, Bd. 35/2 1990a.

Dies.: »Ökologie – die 4. Wurzel der Psychosomatik«, in: *Natur- und Ganzheitsmedizin*, 5/1990b.

Olivier, Christiane: *Jokastes Kinder. Die Psyche der Frau im Schatten der Mutter*, München: dtv Bd. 15083.

Dies.: *F wie Frau: Psychoanalyse und Sexualität*, Düsseldorf: Econ 1991.

Onken, Julia: *Feuerzeichenfrau*, München: C.H. Beck 1988.

Orbach, Susie: *Anti Diät Buch*, München: Frauenoffensive 1979.

Dies.: *Anti Diät Buch II*, München: Frauenoffensive 1983.

Paczensky, Susanne von: *Verschwiegene Liebe: Lesbische Frauen in unserer Gesellschaft*, Reinbek: Rowohlt 1984.

Petersen, Peter: »Schwangerschaftsabbruch und Todesbewußtsein«, in: *Deutsches Ärzteblatt*, 82. Jg., Heft 46/1985.

Ders.: »Künstliche Befruchtung: schöner, geplanter, neuer Mensch?«, in: *Universitas*, 45. Jg., Heft 11/1990.

Pfarr, Heide M./Bertelsmann, Klaus (Hrsg.): *Gleichbehandlungsgesetz*, Hessendienst der Staatskanzlei 1985.

Pflüger, Peter (Hrsg.): *Wendepunkte Erde Frau Gott*, Olten: Walter 1987.

Pieper, Werner: *Aus den Vorhaut Akten. Werner Pieper's Medienexperimente*, Alte Schmiede, D-6941 Löhrbach.

Pines, Dinora: »Schwangerschaft, Fehlgeburt und Abtreibung: eine psychoanalytische Perspektive«, in: *Zeitschrift für psychoanalytische Theorie und Praxis* V, Heft 4/1990.

Pizzey, Erin: *Schrei leise. Mißhandlungen in der Familie*, Frankfurt/M.: Fischer 1978.

Platt, Dieter: »Warum leben Frauen länger als Männer?«, in: *Deutsches Ärzteblatt*, 88. Jg., Heft 24/1991a.

Prokop, Ulrike: *Weiblicher Lebenszusammenhang*, Frankfurt/M.: ed. Suhrkamp 1977.

Pross, Helge: *Die Männer*, Reinbek: Rowohlt 1984.

Püschel, Erich: *Die Menstruation und ihre Tabus*, Stuttgart: Schattauer 1988.

Raguse-Stauffer, Betty: »Psychoanalytische Überlegungen zu Klimakterium und Menopause«, in: *Zeitschrift für psychoanalytische Theorie und Praxis* V, Heft 4/1990.

Rausch, H.: in *Selecta* 1/1987.

Rehder, Helga: »Embryonenforschung aus naturwissenschaftlicher Sicht«, in: *Ärztin*, Heft 12/1988.

Reith, Rosetta: *Wechseljahre*, Reinbek: Rowohlt 1990.

Remschmidt, Helmut: »Differentialdiagnose und -therapie der Pubertätsmagersucht«, in: *Deutsches Ärzteblatt*, 82. Jg., Heft 48/1985.

Ders.: »Gewalt in der Familie«, in: *Deutsches Ärzteblatt*, 87. Jg., Heft 48/1990.

Richter, Dietmar/Stauber, Manfred: »Psychosomatik in Gynäkologie und Geburtshilfe«, in: Uexküll, Thure von (Hrsg.): *Psychosomatische Medizin*, München: Urban & Schwarzenberg 1986.

Rijnaarts, Josephine: *Lots Töchter*, Düsseldorf: Claassen 1989.

Ringe, Johann D./Greten, Heiner u.a.: »Gefäßprotektion. Ein zusätzliches Argument für die Östrogen/Gestagen-Substitution in der Postmenopause?«, in: *Deutsches Ärzteblatt*, 86. Jg., Heft 34/35/1989.

Rohde-Dachser, Christa: *Expedition in den dunklen Kontinent,* Berlin: Springer 1991.

Dies. (Hrsg.): *Zerstörter Spiegel. Psychoanalytische Zeitdiagnosen*, Göttingen: Vandenhoeck & Ruprecht 1990.

Saling, Erich: »An einer Subspezialisierung führt kein Weg vorbei«, in: *Deutsches Ärzteblatt*, 86. Jg., Heft 23/1989.

Saner, Hans: *Geburt und Phantasie*, Basel: Lenos 1977.

Scheu, Ursula: *Wir werden nicht als Mädchen geboren – wir werden dazu gemacht*, Frankfurt/M.: Fischer 1989.

Schindler, Adolf E.: *Prävention in Gynäkologie und Geburtshilfe*, Überlingen: terra med 1986.

Schlesier, Renate: *Konstruktionen der Weiblichkeit bei Sigmund Freud*, Frankfurt/M.: Europäische Verlagsanstalt 1981.

Schmid-Heinisch, Ruth: *Frauenwende*, München: Knaur 1988.

Schmidt, Martin H./Blanz, Bernd: »Spezifische Angstsyndrome im Kindes- und Jugendalter«, in: *Deutsches Ärzteblatt*, 88. Jg., Heft 45/1991.

Schmitt, Marianne: *Fliegende Hitze*, Frankfurt/M.: Fischer 1986.

Schneider, Ulrike (Hrsg.): *Was macht Frauen krank?* Frankfurt/M.: Campus 1981.

Schöck, Gerhard: »Leitsätze zur Säuglingsernährung«, in: *Deutsches Ärzteblatt*, 82. Jg., Heft 22/1985 und 42/1985.

Schröter, Marion: *Das diskrete Tabu*, Ravensburg: Otto Maier 1984.

Schubnell, Herrmann: »Psychoanalytische Überlegungen zum Schwangerschaftskonflikt«, in: *Ärztin*, Heft 6/1983.

Schulte, Ralph-M./Quillmann, Hella-Regina: »Rechtsmedizin: Schwangerschaftsabbruch«, in: *Zeitschrift für Allgemeinmedizin* 63, Heft 13/1987.

Sevely, Josephine Lowndes: *Evas Geheimnisse. Neue Erkenntnisse zur Sexualität der Frau*, München: Droemer-Knaur 1988.

Shorter, Edward: *Der weibliche Körper als Schicksal*, München: Piper 1984.

Shuttle, Penelope/Redgrove, Peter: *Die weise Wunde Menstruation*, Frankfurt/M.: Fischer Taschenbuch 1982.

Sichrovsky, Peter: *Krankheit auf Rezept*, Köln: Kiepenheuer & Witsch 1984.

Siegrist, Karin: »Frauen und koronare Herzkrankheit – einige Paradoxien der Emanzipation«, in: *Ärztin*, Heft 2/1987.

Sies, Claudia/Nestler, Veronica: »Soll und Haben. Die Wechseljährige zwischen Illusion und Wirklichkeit«, in: *Psyche*, 46. Jg., Heft 4/1992.

Sieverding, Monika: *Psychologische Barrieren in der beruflichen Entwicklung von Frauen. Das Beispiel der Medizinerinnen*, Stuttgart: Enke 1990.
Sigusch, Volkmar: *Exzitation und Orgasmus bei der Frau*, Stuttgart: Enke 1970.
Sigusch, Volkmar (Hrsg.): *Ergebnisse zur Sexualmedizin*, Köln: Wissenschafts-Verlag 1972.
Springer-Kremser, Marianne/Ringler, Marianne u.a. (Hrsg.): *Patient Frau. Psychosomatik im weiblichen Lebenszyklus*, Wien: Springer 1991.
Stark, Eva-Maria: *Geboren werden und gebären*, München: Frauenoffensive 1986.
Stauber, Manfred: »Zur Psychosomatik der modernen Reproduktionsmedizin«, in: *Praxis der Psychotherapie und Psychosomatik*, Bd. 31/6/1986.
Stauber, Manfred/Diederichs, Peter (Hrsg.): *Psychosomatische Probleme in der Gynäkologie und Geburtshilfe*, Berlin: Springer 1987.
Steinhage, Rosemarie: *Sexueller Mißbrauch an Mädchen*, Reinbek: Rowohlt 1990.
Stern, Daniel N.: *Die Lebenserfahrung des Säuglings*, Stuttgart: Klett-Cotta 1992.
Stork, Jochen (Hrsg.): *Zur Psychologie und Psychopathologie des Säuglings*, Stuttgart-Bad Canstatt: Problemata fromman-holzboog 1986.
Tannen, Deborah: *Du kannst mich einfach nicht verstehen*, Hamburg: Kabel 1991.
Thürmer-Rohr, Christina: »Feminisierung der Gesellschaft – Weiblichkeit als Putz- und Entseuchungsmittel«, in: *Beiträge zur feministischen Theorie und Praxis*, Bd. Politik, 1986.
Dies.: »Frauen in Gewaltverhältnissen – Frauen als Opfer – Frauen als Mittäterinnen«, in: *Zeitschrift für Sexualforschung*, 2. Jg., März 1989.
Trube-Becker, Elisabeth: »Zum sexuellen Mißbrauch von Kindern und seinen Folgen«, in: *Ärztin*, Heft 5/1983 und 6/1983.
Dies.: »Die Rolle des Mannes bei ungewollter Schwangerschaft«, in: *Ärztin*, Heft 9/1991.
Trube-Becker, Elisabeth/Ehrentreich, Sabine: »Sexueller Mißbrauch an Mädchen und dessen Prävention«, in: *Ärztin*, Heft 12/1991.
Uexküll, Thure von (Hrsg.): *Psychosomatische Medizin*, München: Urban & Schwarzenberg 1986.
Vaerting, M. u. M.: »Die weibliche Eigenart im Männerstaat und die männliche Eigenart im Frauenstaat«, Bd. I, in: *Neubegründung der Psychologie von Mann und Weib*, (Karlsruhe 1921), 1. Frauenraubdruck vom Frauenzentrum Berlin 1974.
Valverde, Marianne: *Sex, Macht und Lust*, Berlin: Orlanda 1989.
Vinnai, Gerhard: *Das Elend der Männlichkeit*, Reinbek: Rowohlt 1980.
Voigt, Diana/Jawad-Estrak, Hilde (Hrsg.): *Von Frau zu Frau*, Wien: Wiener Frauenverlag 1991.
Voss, Jutta: *Das Schwarzmond-Tabu*, Stuttgart: Kreuz 1988.
Welpe, Ingelore: »Weiblichkeit als Geschlechtskrankheit?«, in: *Ärztin*, Heft 11/1991.

Wenderlein, Matthias: *Psychosomatik in der Gynäkologie und Geburtshilfe*, Stuttgart: Thieme 1981.
Wenner, Robert: *Die Laktation. Verhinderung und Unterdrückung*, Basel: Sandoz-Broschüre o.J.
Werlhof, Claudia von: *Männliche Natur und Künstliches Geschlecht*, Frauenforschung Bd. 15, Wien: Wiener Frauenverlag 1991.
Wickler, Wolfgang/Seilt, Uta: *Männlich weiblich*, München: Piper 1983.
Wirtz, Ursula: *Seelenmord: Inzest und Therapie*, Stuttgart: Kreuz 1990.
Wolf, Inge: »Ein selbstgeschaffenes ethisches Dilemma?«, in: *Ärztin*, Heft 1/1991.
Wolff, Charlotte: *Psychologie der lesbischen Liebe*, Reinbek: Rowohlt 1973.
Dies.: *Bisexualität*, Frankfurt/M.: Fischer 1979.
Zimmer, Dirk: *Sexualität und Partnerschaft*, München: Urban & Schwarzenberg 1985.

Weitere Literatur

Arzneiverordnung in der Praxis 6/89, verteilt von der Kassenärztlichen Bundesvereinigung.
Deutscher Bundestag, 11. Wahlperiode, Drucksache 11/1568: Umweltgutachten 1987, Organohalogenverbindungen in der Frauenmilch.
Deutscher Kinderschutzbund, Informationen des Deutschen Kinderschutzbundes, Drostestr. 14-16, 30161 Hannover: *Kranke Umwelt – kranke Kinder*, 16. Mai 1987.
Die Bevollmächtigte der Hessischen Landesregierung für Frauenangelegenheiten (Hrsg.): Sexueller Mißbrauch von Mädchen, Dokumentation.
Die Bevollmächtigte der Hessischen Landesregierung für Frauenangelegenheiten (Hrsg.): Vergewaltigung, Eine Dokumentation, Juni 1988.
Gemeinsame Empfehlung der Abteilungen für Pädiatrie und für Toxikologie der Universität Kiel zur Schadstoff-Belastung der Muttermilch.
Psychosoziale Hintergründe des Schwangerschaftsabbruchs heute, XVI. Wissenschaftliche Tagung des Deutschen Ärztinnenbundes e.V., 19.-21.10.1979, Verlag Deutscher Ärztinnenbund e.V.
»Richtlinien zur Durchführung der In-vitro-Fertilisation mit Embryonentransfer und des intratubaren Gameten- und Embryotransfers als Behandlungsmethode der menschlichen Sterilität«, in: *Deutsches Ärzteblatt*, 85. Jg., Heft 50/1988.
Selecta Supplement, Nach der Menopause weiter aktiv, Heft 5/1988.

Register